W0255850

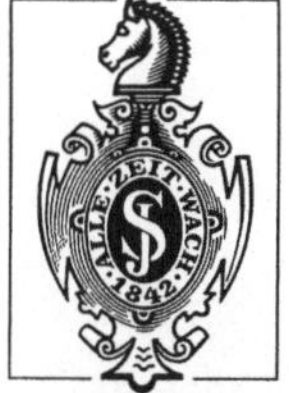

PVP-Jod in der operativen Medizin

Grundlagen, klinische Anwendung und Ergebnisse

Herausgegeben von
G. Hierholzer und G. Görtz
unter Mitarbeit von S. Hierholzer

Mit 123 teilweise farbigen Abbildungen
und 79 Tabellen

Springer Verlag
Berlin Heidelberg New York Tokyo 1984

Prof. Dr. med. Günther Hierholzer

Ärztlicher Direktor der Berufsgenossenschaftlichen
Unfallklinik Duisburg-Buchholz, Großenbaumer Allee 250
D-4100 Duisburg

Ass.-Prof. Dr. Günter Görtz

Chirurgische Klinik, Klinikum Steglitz
der Freien Universität, Hindenburgdamm 30
D-1000 Berlin 45

ISBN-13:978-3-642-69444-8 e-ISBN-13:978-3-642-69443-1
DOI: 10.1007/978-3-642-69443-1

CIP-Kurztitelaufnahme der Deutschen Bibliothek. PVP-Jod in der operativen Medizin: Grundlagen, klin. Anwendung u. Ergebnisse/ G. Hierholzer u. G. Görtz. – Berlin; Heidelberg; New York; Tokyo: Springer, 1984
ISBN-13:978-3-642-69444-8

NE: Hierholzer, Günther [Hrsg.]

Softcover reprint of the hardcover 1st edition 1984

2124/3140-543210

Vorwort

Die Geschichte der operativen Medizin ist eng verbunden mit der Entwicklung der Vorstellungen über die Wundbehandlung. Die Verhaltensweise und die Behandlungsmaßnahmen gründeten sich in früher Zeit zwar auf die Empirie, immerhin kannte man aber bereits vor mehreren tausend Jahren die Notwendigkeit zur Einhaltung von Sauberkeit bei „chirurgischen Eingriffen". Die Grundlagen der Krankenhaushygiene, der Mikrobiologie und der naturwissenschaftlich begründeten Medizin sind aber hauptsächlich in den letzten Jahren erarbeitet worden.

In der operativen Medizin zählen die bakteriellen Infektionen zu den wichtigsten und häufigsten Komplikationen. Es besteht damit auch für den Kliniker die Aufgabe, sich mit den Grundlagen der Pathogenese, der Vermeidung und der Behandlung einer erregerbedingten Entzündung auseinanderzusetzen. Nach der Einführung der Antibiotika und der Chemotherapeutika wurde eine Phase durchlaufen, in der man den sich daraus ergebenden Behandlungsmöglichkeiten zu Unrecht mehr Beachtung schenkte als der Einhaltung der Regeln der Asepsis und der Desinfektion. Es ist diesbezüglich zwar eine Korrektur eingetreten. Aus unserer Sicht wird jedoch die Indikation zur Anwendung von Antibiotika, insbesondere aber zur lokalen Form dieser Therapie, immer noch zu großzügig gestellt.

Bei der Suche nach Alternativen zu der Antibiotikatherapie zeigt sich, daß auch diese Bemühungen nicht sehr neu sind. Experimentell und klinisch wurde der Gedankengang bekanntlich durch Lister verfolgt, in dem er Antisepsis, d.h. die Abtötung von Infektionserregern in einer Wunde, betrieb. Er verwendete damals allerdings die stark toxische Karbolsäure in Sprayform. Für die klinische Tätigkeit benötigen wir heute bekanntlich nicht nur Desinfektionsmittel, um die Entstehung einer Infektion zu vermeiden. Es gibt aber auch für die Wundbehandlung nach aufgetretener Komplikation eine Indikation für die lokale Therapie mit Substanzen, die eine chemotherapeutische Wirkung haben, parenteral nicht verabreicht werden können und nicht zur Resistenzentwicklung der Antibiotika beitragen.

In den letzten Jahrzehnten sind umfangreiche wissenschaftliche Bemühungen zur Weiterentwicklung und Neuentwicklung von Antibiotika unternommen worden. Das Interesse für ausschließlich lokal anwendbare Chemotherapeutika war im Vergleich dazu wesentlich geringer. Immerhin wurden einige Substanzgruppen entwickelt, wie z.B. das komplexgebundene Polyvinylpyrrolidonjod (PVP-Jod). In der Krankenhausmedizin, insbesondere aber in der operativen Medizin, hat das PVP-Jod als lokales Chemotherapeutikum und als Desinfektionsmittel eine sprunghafte Verbreitung gefunden. Aus unserer Sicht erfolgte diese schneller und umfangreicher, als es die experimentellen Daten und die objektivierbaren Untersuchungsbefunde erwarten ließen. Es ist deshalb um so erfreulicher, daß sachkundige Theoretiker und Kliniker sich bereit gefunden haben, den derzeitigen Wissensstand über die Grundlagen von PVP-Jod zu formulieren und Fragen der therapeutischen Indikation, der Wirksamkeit und der Nebenwirkungen zu diskutieren.

Günther Hierholzer
Günter Görtz

Anschriften der Vortragenden

Benker, G., Priv.-Doz. Dr.
Abteilung für Endokrinologie in der Medizinischen Klinik
Universitätsklinikum Essen, Hufelandstraße 55, D-4300 Essen

Borchard, F., Prof. Dr.
Institut für Pathologie der Universität, Moorenstraße 5
D-4000 Düsseldorf

Brinkkötter, U., Dr.
Abteilung für Allgemein-, Gefäß- und Thoraxchirurgie, Klinikum Steglitz
der Freien Universität Berlin, Hindenburgdamm 30, D-1000 Berlin 45

Browne, M. K., Dr.
Monklands District General Hospital, Airdie, Scotland

Brückl, R., Dr.
Orthopädische Klinik und Poliklinik, Ludwig-Maximilians-Universität
München, Klinikum Großhadern, Marchioninistraße 15
D-8000 München 70

Charissis, G., Dr.
Abteilung für Kinderchirurgie, Klinikum Steglitz der Freien Universität
Berlin, Hindenburgdamm 30, D-1000 Berlin 45

Düngemann, H., Prof. Dr.
Dermatologische Klinik und Poliklinik der Technischen Universität
München, Biedersteiner Straße 29, D-8000 München 40

Franke, J.
Abteilung für Nuklearmedizin, Klinikum Steglitz der Freien Universität
Berlin, Hindenburgdamm 30

Gelbke, H.-P., Priv.-Doz. Dr.
Toxikologie, BASF AG, D-6700 Ludwigshafen

Glöbel, B., Priv.-Doz. Dr.
F. R. 3.6 Biophysik und Physikalische Grundlagen der Medizin
Universität des Saarlandes, D-6650 Hamburg/Saar

Görtz, G., Ass. Prof. Dr.
Abteilung für Allgemein-, Gefäß- und Thoraxchirurgie, Klinikum Steglitz
der Freien Universität Berlin, Hindenburgdamm 30, D-1000 Berlin 45

Gundermann, K.-O., Prof. Dr.
Abteilung für Hygiene, Sozialhygiene und Gesundheitswesen, Medizinialuntersuchungsamt, Brunswicker Straße 2–6, D-2300 Kiel

Henckel, M., Dr.
Abteilung für Allgemein-, Gefäß- und Thoraxchirurgie, Klinikum Steglitz der Freien Universität Berlin, Hindenburgdamm 30, D-1000 Berlin 45

Hettich, R., Priv.-Doz. Dr.
Abteilung für Allgemeine Chirurgie und Unfallchirurgie Eberhard-Karls-Universität Tübingen, Calwersstraße 7, D-7400 Tübingen

Hierholzer, G., Prof. Dr.
Berufsgenossenschaftliche Unfallklinik, Großenbaumer Allee 250 D-4100 Duisburg 28

Hierholzer, S., Dr.
Berufsgenossenschaftliche Unfallklinik, Großenbaumer Allee 250 D-4100 Duisburg 28

Hoffmann, H., Dr.
Urologische Klinik, Städtische Kliniken, D-4600 Osnabrück

Horn, D., Dr.
BASF AG, Unternehmensbereich Ernährung, Carl-Bosch-Straße 36 D-6700 Ludwigshafen

Hubmann, R., Priv.-Doz. Dr.
Urologische Abteilung, Allgemeines Krankenhaus St. Georg Lohmühlenstraße 5, D-2000 Hamburg 1

Kallenberger, A., Priv.-Doz. Dr.
Abteilung Histologie/Zytologie, Zahnärztliches Institut der Universität Basel, Petersplatz 14, CH-4051 Basel

Koppensteiner, G., Dr.
Forschungslaboratorium, Braun Melsungen AG, Postfach 110 D-3508 Melsungen

Lilius, G., Dr.
Abteilung für Handchirurgie, Plastische Chirurgie und Brandverletzte Berufsgenossenschaftliche Unfallklinik, Großenbaumer Allee 250 D-4100 Duisburg 28

Matthias, R., Dr.
Abteilung für Hals-, Nasen-, Ohrenkrankheiten, Klinikum Steglitz der Freien Universität Berlin, Hindenburgdamm 30, D-1000 Berlin 45

Meiser, G., Dr.
Chirurgische Abteilung, A. ö. Krankenhaus Tamsweg, D-5590 Tamsweg

Mutschler, W., Dr.
Klinik für Unfallchirurgie, Hand-, Plastische- und Wiederherstellungschirurgie, Klinikum der Universität Ulm Steinhövelstraße 9, D-7900 Ulm

Pfeufer, W., Dr.
Abteilung für Allgemein-, Gefäß- und Thoraxchirurgie, Klinikum Steglitz der Freien Universität Berlin, Hindenburgdamm 30, D-1000 Berlin 45

Reidemeister, J., Prof. Dr.
Klinik für Thorax- und Kardiovaskuläre Chirurgie, Universitätsklinikum Essen, Hufelandstraße 55, D-4300 Essen

Rossegger, W., Dr.
Orthopädische Klinik, Universitätsklinikum Essen, Hufelandstraße 55 D-4300 Essen

Schwarz, W., Dr.
Unternehmensbereich Ernährung, BASF AG, Carl-Bosch-Straße 36 D-6700 Ludwigshafen

Sonntag, H.-G., Prof. Dr.
Hygiene-Institut, Rupert-Karls-Universität Heidelberg, Im Neuenheimer Feld 324, D-6900 Heidelberg 2

Sourgens, H., Dr.
Institut für Pharmakologie und Toxikologie der Universität Münster Domagstraße 12, D-4400 Münster

Tiedtke, R., Dr.
Abteilung für Unfall- und Wiederherstellungschirurgie, Klinikum Steglitz der Freien Universität Berlin, Hindenburgdamm 30, D-1000 Berlin 45

Tung, L. C., Priv.-Doz. Dr.
Abteilung für Allgemein-, Gefäß- und Thoraxchirurgie, Klinikum Steglitz der Freien Universität Berlin, Hindenburgdamm 30, D-1000 Berlin 45

Walz, K. A., Priv.-Doz. Dr.
Frauenklinik, Universitätsklinikum Essen, Hufelandstraße 55 D-4300 Essen

Werner, H.-P., Prof. Dr.
Hygiene-Institut, Johannes-Gutenberg-Universität, Hochhaus am Augustusplatz, D-6500 Mainz

Wondzinski, A., Dr.
Abteilung für Allgemein-, Gefäß- und Thoraxchirurgie, Klinikum Steglitz der Freien Universität Berlin, Hindenburgdamm 30, D-1000 Berlin 45

Zühlke, H., Dr.
Abteilung für Allgemein-, Gefäß- und Thoraxchirurgie, Klinikum Steglitz der Freien Universität Berlin, Hindenburgdamm 30, D-1000 Berlin 45

Inhaltsverzeichnis

Teil I. Theoretische Grundlagen

Teil II. Klinische Anwendung

Teil III. Experimentelle Beiträge, klinische Untersuchungsergebnisse

Teil I. Theoretische Grundlagen

Zur Chemie des PVP-Jods

W. Schwarz[1] und H. U. Schenk[2]

1 Unternehmensbereich Ernährung, BASF AG, Carl-Bosch-Straße 36, D-6700 Ludwigshafen
2 Research and Development, BASF Wyandotte Corporation, 1609 Biddle Avenue, Wyandotte, Michigan 48192, USA

Polyvinylpyrrolidon, auch Polyvidon oder kurz PVP genannt, welches das Gerüst des PVP-Jod-Komplexes darstellt, ist eines von vielen Produkten, die wir den bahnbrechenden Arbeiten von Walter Reppe zu verdanken haben.

Durch Umsetzung von Acetylen mit Formaldehyd entsteht 1,4-Butindiol, welches zu Butandiol hydriert wird. Nach der Zyklisierung zum Butyrolacton wird mit Ammoniak umgesetzt, wobei unter Wasserabspaltung das in Abb. 1 dargestellte Pyrrolidon gebildet wird. Eine anschließende Vinylierung mit Acetylen führt zu dem monomeren Vinylpyrrolidon.

Die Polymerisation dieses Monomeren erfolgt vornehmlich in Lösung unter Verwendung radikalbildender Initiatoren (Abb. 2). Dieses Verfahren hat heute die

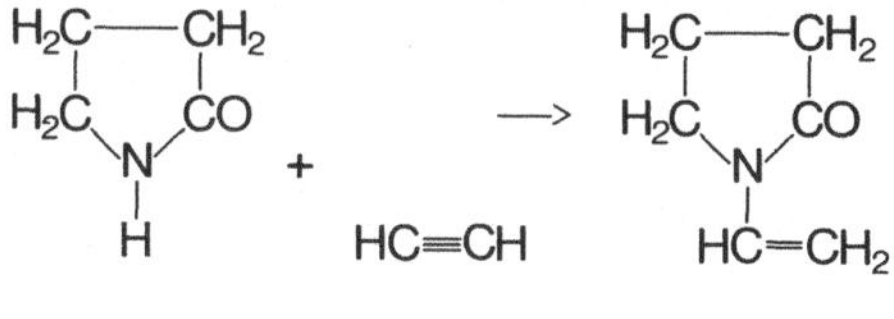

$$H_2C{-}CH_2,\ H_2C{-}CO,\ N{-}H \quad + \quad HC{\equiv}CH \quad \longrightarrow \quad H_2C{-}CH_2,\ H_2C{-}CO,\ N{-}HC{=}CH_2$$

Abb. 1. Vinylierung von Pyrrolidon zu Vinylpyrrolidon

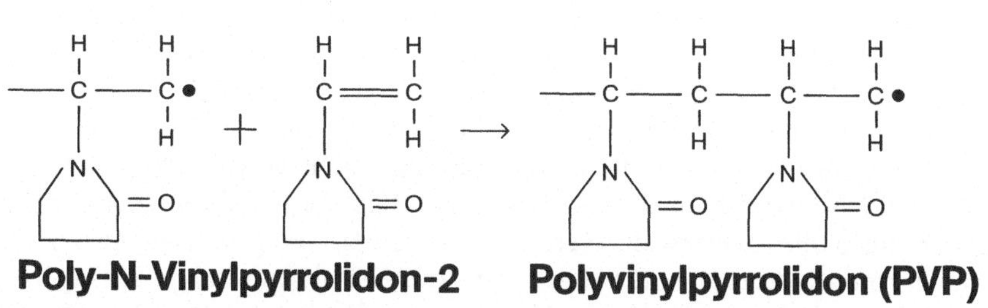

Poly-N-Vinylpyrrolidon-2 Polyvinylpyrrolidon (PVP)

Abb. 2. Polymerisation von Vinylpyrrolidon

PVP-Jod in der operativen Medizin
Herausgegeben von G. Hierholzer und G. Görtz

```
— CH2 — CH — CH2 — CH — CH2 — CH — CH2 — CH — CH2 — CH —
        |           |           |           |           |
        N           N           N           N           N
      /   \       /   \       /   \       /   \       /   \
   H2C     CO  H2C     CO  H2C     CO  H2C     CO  H2C     CO
    |      |    |      |    |      |    |      |    |      |
   H2C —— CH2  H2C —— CH2  H2C —— CH2  H2C —— CH2  H2C —— CH2
```

Abb. 3. Lineare Kette von PVP

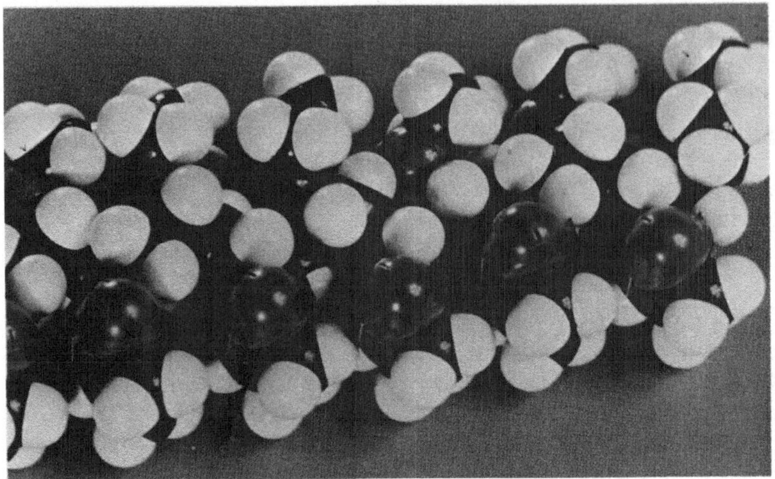

Abb. 4. Kalottenmodell von PVP

größte technische Bedeutung. Da geeignete Radikalbildner sowie bestimmte Lösungsmittel eine stark regelnde Wirkung ausüben können, gelingt es durch entsprechende Dosierungen sowie die geeignete Wahl zusätzlicher Reaktionsparameter, Polymerisate mit unterschiedlichen Molekulargewichten herzustellen, wobei es sich wie in Abb. 3 dargestellt, im wesentlichen um lineare Ketten handelt. Das in Abb. 4 gezeigte Kalottenmodell gibt einen kleinen Ausschnitt einer derartigen PVP-Kette wieder.

Polymerisate verschiedenen Molekulargewichtes zeichnen sich durch eine unterschiedliche Viskosität ihrer wäßrigen Lösungen aus. Zur Charakterisierung des Molekulargewichts wird deshalb allgemein der viskosimetrisch ermittelte K-Wert nach Fikentscher [4] angegeben. Es handelt sich hierbei um eine dimensionslose Größe, die einen Zusammenhang zwischen Eigenviskosität und Molekulargewicht herstellt. Heute im Handel befindliche PVP-Typen haben K-Werte von ca. 12–90, entsprechend einem mittleren Molekulargewicht von ca. 2000 bis ca. 1000000. Die Abb. 5 zeigt den Zusammenhang zwischen K-Wert und Molekulargewicht. Ein PVP mit K-Wert 30, das dem heute am weitest verbreiteten PVP-Jod-Typ zugrundeliegt, hat beispielsweise ein mittleres Molekulargewicht von ca. 40000. Dieser K-Wert sagt jedoch lediglich etwas aus über das mittlere Molekulargewicht, nicht hingegen über die Molekulargewichtsverteilung in einem Polymerisat, also z. B. über die hoch- und niedermolekularen Anteile. Auch ist hiermit keine Aussage möglich, ob es sich um eine enge oder breite Verteilung im Polymerisat handelt. Zur Charakteri-

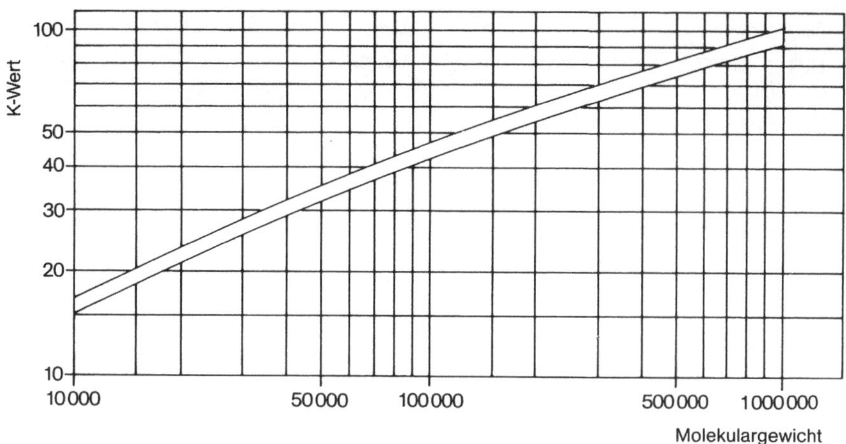

Abb. 5. Zusammenhang zwischen K-Wert und mittlerem Molekulargewicht von PVP

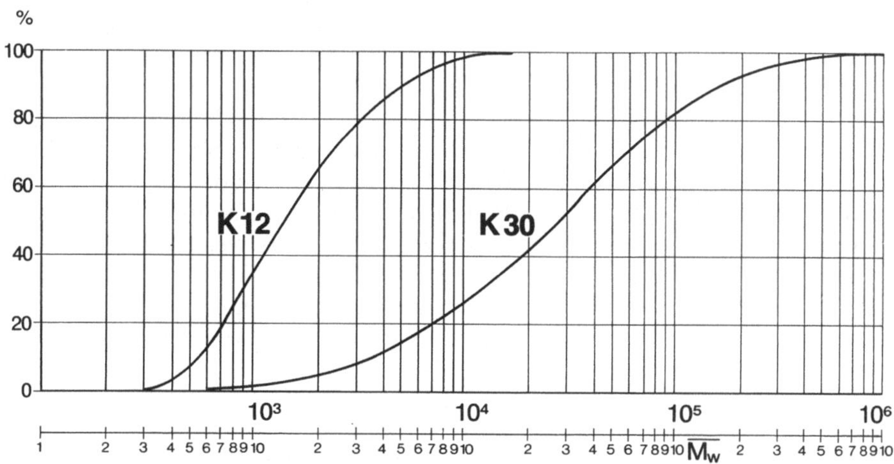

Abb. 6. Molekulargewichtsverteilung von PVP mit K-Wert 12 und 30

sierung dieser Eigenschaften dient heute u. a. die Gelpermeationschromatographie. Abbildung 6 zeigt die typischen Verteilungskurven von PVP mit K-Wert 12 und 30, wobei die breitere Verteilung des Produktes mit höherem K-Wert deutlich wird.

Die vielfältigen Eigenschaften von PVP, das u. a. im letzten Weltkrieg unter der Bezeichnung „Periston“ als Blutplasmaersatz Verwendung fand und heute nicht nur in der galenischen Praxis, z. B. als Tablettenbindemittel oder Filmbildner, sondern auch auf dem kosmetischen Sektor sowie in einzelnen technischen Bereichen eingesetzt wird, haben wohl auch Shelanski Ende der 40er Jahre dazu verleitet, es

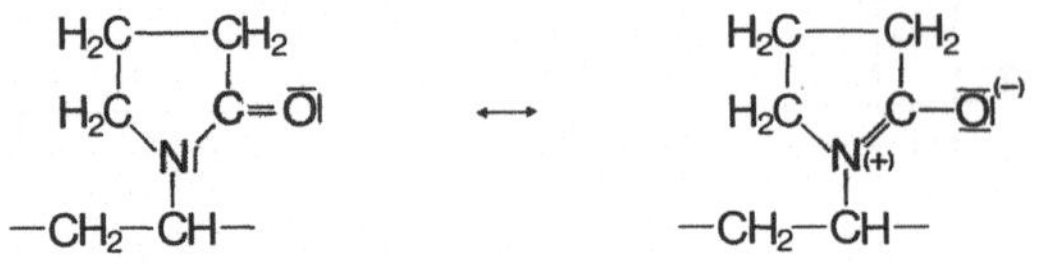

Abb. 7. Mesomere Grenzstrukturen von PVP

Modellverbindungen

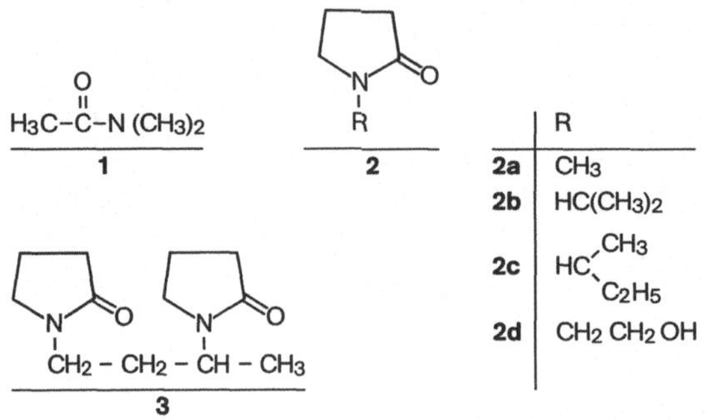

$H_3C-C(=O)-N(CH_3)_2$

1

2

	R
2a	CH_3
2b	$HC(CH_3)_2$
2c	$HC(CH_3)(C_2H_5)$
2d	CH_2CH_2OH

$CH_2-CH_2-CH-CH_3$

3

Abb. 8. Modellsubstanzen für PVP mit wachsender Annäherung an dessen Struktur

einer Lugolschen Lösung zuzusetzen und ein sog. „Verfahren zum Entgiften von halogenhaltigen pharmazeutischen Präparaten" zum Patent anzumelden [7].

Heute wird PVP-Jod großtechnisch praktisch nur über einen trockenen Prozeß durch Umsetzung von PVP mit Jod hergestellt. Bei dieser Umsetzung wird ⅓ des Jods in Jodid bzw. Jodwasserstoffsäure übergeführt, wodurch auch der saure Charakter von PVP-Jod erklärt wird. Wir haben somit im handelsüblichen PVP-Jod entsprechend den Monographien der United States Pharmacopeia [8] oder des Deutschen Arzneimittel-Codex [3] ca. 10% Jod, das mit Thiosulfat titrierbar ist und auch als verfügbares Jod bezeichnet wird, sowie ca. 5% Jodid, welches sich indirekt als Differenz aus Gesamtjod und verfügbarem Jod ermitteln läßt und das keine mikrobiziden Eigenschaften aufweist. Der Gehalt an freiem, nicht komplex gebundenem Jod ist als Teil des verfügbaren Jods anzusehen und kann beispielsweise durch Extraktion ermittelt werden.

Aufgrund seiner Mesomeriemöglichkeiten (Abb. 7) ist PVP befähigt, mit vielen Verbindungen Komplexe oder Addukte zu bilden. Daher wurde dem PVP-Jod in der Literatur schon bald eine Struktur zugeschrieben, bei der das Jod z. B. in Form von J_2 an einen Ring gebunden ist und mit der Amidgruppe einen 5-Ring bildet. Andere Autoren wiederum machten lediglich die Stickstoffatome zweier benachbarter Pyrrolidonringe für die Komplexierung des Jods verantwortlich, ohne jedoch eine Aussage über den Verbleib des Jodids zu treffen [1].

Anhand von Untersuchungen an Modellverbindungen haben auch wir versucht, einen Beitrag zur Klärung der Struktur von PVP-Jod zu liefern, zumindest was die Verhältnisse im festen Zustand anbelangt [5]. Als Modellsubstanzen für PVP wurden mit wachsender Annäherung an dessen Struktur die in Abb. 8 gezeigten Verbindungen gewählt, beginnend mit Dimethylacetamid, über verschieden substituierte Pyrrolidone und endend mit dem Zweierausschnitt aus der PVP-Kette [6]. Mit allen Verbindungen konnten nach der Umsetzung mit Jod und Jodwasser-

Gemittelte Bindungslängen (Å) und Bindungswinkel (Grad)

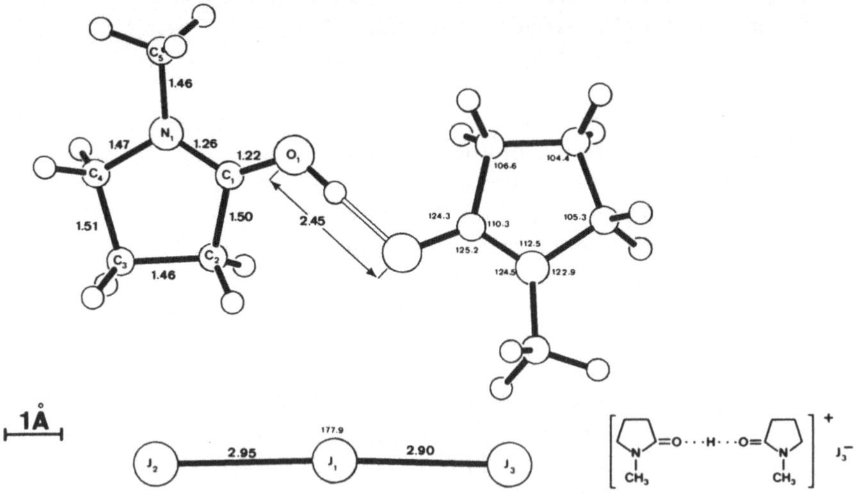

Abb. 9. Aus der Röntgenstrukturanalyse gemittelte Bindungslängen

m ~ 18n

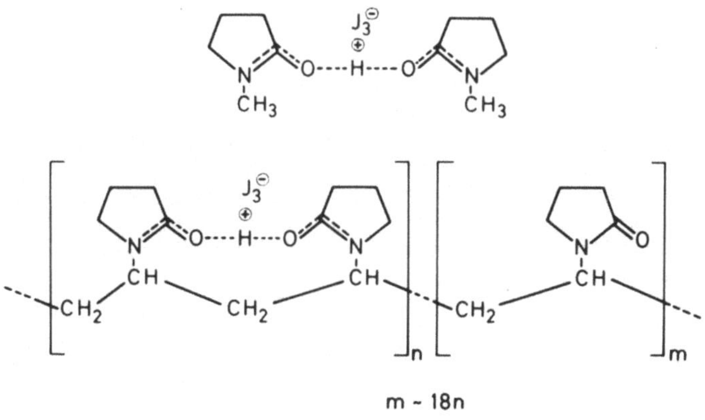

Abb. 10. Strukturvorschlag für PVP-Jod im festen Zustand

stoff wohldefinierte Addukte erhalten werden. Die Modellverbindungen 1 sowie 2a–c liefern bei der Umsetzung mit Jod und Jodwasserstoff Addukte im Molverhältnis 2:1:1, die Modellverbindung 3 hingegen ein 1:1:1-Addukt, selbst bei Anwendung eines Ligandenüberschusses. Die erhaltenen Addukte sind in der Regel in stark polaren organischen Lösungsmitteln wie Methanol löslich, in Wasser jedoch nur wenig. Im Falle der N-Methylpyrrolidonverbindung erfolgte eine 3 dimensionale Röntgenstrukturanalyse des Jodkomplexes, mit der die räumliche Struktur dieser Verbindung eindeutig aufgeklärt werden konnte. Wie in Abb. 9 dargestellt, wird ein Proton über eine extrem kurze Wasserstoffbrückenbildung zwischen den Carbonylsauerstoffatomen fixiert, was durch die starke Verschiebung der Carbonylbande im Infrarotspektrum bestätigt wird. Das $J_3^{(-)}$-Anion ist diesem komplexen Kation ionisch zugeordnet. Aufgrund dieser Ergebnisse haben wir für den Komplex des PVP-Jods im *festen* Zustand die in Abb. 10 gezeigte Struktur vorgeschlagen. Dabei kommen im handelsüblichen PVP-Jod auf 2 an der Komplexierung beteiligte Pyrrolidonringe ca. 18 freie Pyrrolidoneinheiten, wobei nicht gesagt werden kann, ob die in die Komplexierung einbezogenen Pyrrolidonringe in der Polymerkette benachbart stehen. Durch die größere Anzahl an freien, also nicht an der Komplexierung beteiligten Pyrrolidonringen ist die gute Wasserlöslichkeit des Produktes gewährleistet. Wird der HJ_3-Anteil im Produkt erhöht, wobei sich in zunehmendem Maße weitere Pyrrolidonringe an der Komplexierung beteiligen, verliert der Komplex seine guten Löslichkeitseigenschaften. Sind schließlich keine freien Ringe mehr vorhanden, so haben wir praktisch die Verhältnisse wie in den vorher besprochenen Modellverbindungen, die in Wasser praktisch unlöslich sind.

Für ein Postulat von Cournoyer u. Siggia [2], nach dem sich an der Komplexierung neben Jodid auch Hypojodit beteiligen soll, konnten von uns keine Anhaltspunkte gefunden werden.

Literatur

1. Broussoulaux C (1965) Un nouvel antiseptique: La Polyvinylpyrrolidone Iodée (PVP-I). Thèse pour le doctorat en médecine, Faculté de Médecine de Paris
2. Cournoyer RF, Siggia S (1974) Interaction of Polyvinylpyrrolidone and Iodine. J Polym Sci Polym Chem Ed 12: 603–612
3. Deutscher Arzneimittel-Codex (1979) Govi, Pharmazeutischer Verlag, Frankfurt, Deutscher Apotheker-Verlag, Stuttgart
4. Fikentscher H (1932) Systematik der Cellulosen auf Grund ihrer Viskosität in Lösung. Cellulosechemie 13: 58–64
5. Schenck HU, Simak P, Haedicke E (1979) Structure of Polyvinylpyrrolidone-Iodine (Povidone-Iodine). J Pharm Sci 68: 1505–1509
6. Schenck HU, Simak P, Haedicke E (1980) Einige Modelluntersuchungen zur Chemie und Struktur von Polyvinylpyrrolidon-Halogenophoren. Makromol Chem 181: 1871–1888
7. Shelanski HA (1954) Verfahren zum Entgiften von halogenhaltigen pharmazeutischen Produkten. Deutsche Patentschrift Nr. 902170
8. The United States Pharmacopeia (1979) Twentieth Revision, The United States Pharmacopeial Convention, Inc. 12601 Twinbrook Parkway, Rockville, Md. 20852, USA

Physikalisch-chemische Grundlagen der mikrobiziden Wirkung wäßriger PVP-Jod-Lösungen

D. Horn und W. Ditter

Hauptlaboratorium der BASF AG, Carl-Bosch-Straße 36, D-6700 Ludwigshafen

Einleitung

Polyvidon-Jod (PVP-Jod) wird seit vielen Jahren dank seiner umfassenden mikrobiziden Wirksamkeit in Form verschiedener Formulierungen als lokales Breitbandantiseptikum verwendet.

Gemäß den USP-Bestimmungen liegt in dem handelsüblichen Polymeraddukt der Gehalt an verfügbarem Jod, $^\circ I_2$, zwischen 9 und 12 Gew.-% und der von Jodid, $^\circ I^-$, bei Werten von max. 6,6 Gew.-%. Dies entspricht einem mittleren molaren Verhältnis von $^\circ I_2/^\circ I^- = 1$. Die Herstellung von Polyvidon-Jod erfolgt entweder durch Umsetzung einer mechanischen Mischung von Polyvinylpyrrolidon (PVP) und Jod bei erhöhter Temperatur, wobei ⅓ des eingesetzten Jods durch Reduktion in Jodid umgewandelt wird [5, 33, 34], oder durch Umsetzung des Polymers mit äquimolaren Mengen an I_2 und HI (bzw. KI) bei Normaltemperatur [3, 7, 8, 24].

Über die Festkörperstruktur der Verbindung bestehen fundierte Vorstellungen, die sich auf röntgenographische und IR-spektrophotometrische Modelluntersuchungen stützen [30, 31].

Das Jod-PVP-Addukt ist danach durch eine Ionenkomplexbildung zwischen dem Trijodidanion, I_3^-, und einer kationischen Funktionseinheit zweier benachbarter Pyrrolidonringe mit einem Proton charakterisiert. Vermutungen anderer Autoren [13] über eine PVP-induzierte Disproportionierungsreaktion des Jods zu Jodid, I^-, und Hypojodit, IO^-, konnten nicht bestätigt werden.

Zur Aufklärung der Struktur wäßriger PVP-Jod-Lösungen liegen zahlreiche Untersuchungsergebnisse vor [15, 16, 19, 23, 25–28, 32, 35, 36]. Die Deutung der experimentellen Befunde wird jedoch durch die Komplexität der Jodchemie in wäßrigen Systemen [2, 4, 12, 29, 36] sowie durch die Bildung von Polymerkomplexen der verschiedenen Jodspezies erschwert.

Bereits im Jahre 1953 wurde von Scholtan [32] und wenig später von anderen Autoren [28] die Koexistenz von I_2, I_3^- und Polymerjodkomplexen in PVP-haltigen, wäßrigen Lösungen von Jod postuliert. Andere Autoren versuchten die UV-spektrometrischen Befunde durch eine PVP-induzierte Disproportionierungsreaktion von Jod in Jodid und Hypojodit zu deuten [13, 23]. In ähnlicher Weise wurde die Anwesenheit von PVP für eine verstärkte hydrolytische Reaktion von Jod verantwortlich gemacht und als treibende Kraft der Reaktion die nachfolgende Komplexbildung zwischen I_3^- und PVP postuliert [35, 36]. Andere Autoren wiederum äußer-

PVP-Jod in der operativen Medizin
Herausgegeben von G. Hierholzer und G. Görtz

ten die Auffassung, daß entweder I_3^- alleine [25–27] oder sowohl I_3^- als auch I_2 zur Komplexbildung mit PVP befähigt sind [16].

Diese teils widersprüchliche Deutung des umfangreichen experimentellen Materials zeigt, daß es bisher nicht gelungen ist, die Befunde in befriedigender Weise anhand eines theoretischen Modells wäßriger PVP-Jod-Lösungen zu beschreiben.

In der vorliegenden Untersuchung sollte daher der Versuch unternommen werden, durch Kombination gleichgewichtsdialytischer und spektralphotometrischer Methoden die erforderlichen experimentellen Daten zu ermitteln, um ein Modell zur Beschreibung der Struktur wäßriger Polyvidon-Jod-Lösungen zu entwerfen. Ein solches Modell sollte auch dazu beitragen, aus physikalisch-chemischer Sicht die mikrobizide Wirksamkeit wäßriger Polyvidon-Jod-Lösungen besser zu verstehen.

Experimentelles

Substanzen

Die Untersuchungen wurden mit einem Handelsprodukt der BASF Aktiengesellschaft, Ludwigshafen/Rhein, Polyvidonjod 30-06 (Mol.-Gew. $\overline{M}_W = 49\,000$, $\overline{M}_n = 10\,000$), durchgeführt. Das molare Jodid-zu-Jod-Verhältnis, $°I^-/°I_2$, betrug 1; das molare Polymer-zu-Jod-Verhältnis, $PVP/°I_2$, lag bei 17, bezogen auf die funktionelle Monomereinheit des Polymers.

Zur Herstellung von Eichlösungen wurden Kaliumjodid (Baker, USP grade) und doppelt sublimiertes Jod (Merck AG) verwendet. Die Polyvidonjodlösungen wurden mit doppelt destilliertem Wasser angesetzt.

Analysenmethoden

In Anlehnung an die Verhältnisse bei der praktischen Anwendung von PVP-Jod-Lösungen wurden die Untersuchungen bei den pH-Werten durchgeführt, die sich bei der jeweiligen Verdünnungsstufe spontan einstellten. Innerhalb des untersuchten Konzentrationsbereichs bewegte sich der pH-Wert zwischen 2 (bei 100 g/l) und 5 (bei 0,1 g/l). Bei der Analyse der PVP-Jod-Lösungen konnten daher die Disproportionierungsprodukte von Jod, IO^- bzw. IO_3^-, unberücksichtigt bleiben, da in Anbetracht der niedrigen Werte der zugehörigen Gleichgewichtskonstanten nur verschwindend kleine Konzentrationen zu erwarten sind [4].

$$K_1 = \frac{[I^-]\,[H^+]\,[HIO]}{[I_2]}, \quad K_1 = 2{,}58 \cdot 10^{-13}\,M^2 \tag{1}$$

$$K_2 = \frac{[I^-]^5\,[H]^6\,[IO_3^-]}{[I_2]^3}, \quad K_2 = 2{,}7 \cdot 10^{-48}\,M^9 \tag{2}$$

Ebenso können als *freie* Spezies die Jodidassoziate I_5^-, I_7^- usw. neben I_3^- in der Gesamtbilanz vernachlässigt werden [29]. Die Konzentrationen der verbleibenden freien Spezies I_2, I^- und I_3^- wurden spektralphotometrisch unter Verwendung eines UV/VIS-Spektralphotometers HP 8450 (Fa. Hewlett-Packard, Frankfurt) mit 0,005–5 cm Präzisionsküvetten (Fa. Hellma, Müllheim/Baden) bei 25 °C (Temperaturkontrolleinheit HP 89100 A, Fa. Hewlett-Packard) ermittelt.

Zur Untersuchung der Komplexbildung wurden die PVP-Jod-Lösungen zunächst einer Gleichgewichtsdialyse (System Dianorm, Fa. Bachofer GmbH, Reutlingen) unterworfen. Für die Messung von freiem molekularem Jod, I_2, wurden Polyäthylenmembranen (Hochdruckpolyäthylen, Schichtdicke 50 µm, Odenwald-Chemie, Schönau) verwendet. Die Bestimmung von freiem Jodid, I^-, erfolgte unter Verwendung von Cellulosehydratmembranen (Typ 10.14, Ausschlußgrenze 5000, Fa. Bachofer GmbH).

Zur Verminderung osmotischer Störeffekte wurden die Cellulosehydratdialysen bei einem Kammervolumenverhältnis von 10:1 (20 ml Halbzelle für PVP-Jod-Einwaage, 2 ml Meßzelle) durchgeführt. Bei diesem Volumenverhältnis wird weiterhin die Störung der Gleichgewichtslage der Komplexbildung durch die Dialyse im gesamten Meßbereich vernachlässigbar klein gehalten. Aus letzterem Grunde wurden auch die Polyäthylendialysen im Konzentrationsbereich 0,1–5 g/l PVP-Jod bei einem Volumenverhältnis 10:1 durchgeführt. Dialysen bei höherer PVP-Jod-Einwaage wurden bei einem Volumenverhältnis von 1:1 (2 ml/2 ml) vorgenommen, da hier infolge der Wasserundurchlässigkeit der Membranen osmotische Störungen entfallen.

Bei einer Membranfläche von 11,3 cm^2 genügte eine Dialysezeit von ca. 5 h zur Einstellung des Gleichgewichts.

Im Falle der I_2-Analyse wurde der Kammerinhalt der polymerfreien Meßzelle unmittelbar nach Entnahme mit einer KJ-Lösung (20 g/l) versetzt und $[I_2]$ als $[I_3^-]$ bei 353 nm, $\varepsilon_{353} = 26\,400$, bzw. 288 nm, $\varepsilon_{288} = 40\,000$, bestimmt [4]. Jede Verzögerung bei der Umsetzung mit KJ führte zu Verlusten an I_2 über die Dampfphase und damit zu fehlerhaften Analyseergebnissen.

Die I^--Analyse erfolgte direkt durch Extinktionsmessung bei 226 nm, $\varepsilon_{226} = 13\,000$. Unter Berücksichtigung des Trijodidgleichgewichts [14]

$$K_3 = \frac{[I_3^-]}{[I_2]\,[I^-]} \qquad K_3 = 770\ M^{-1}\ (25\ ^\circ C) \tag{3}$$

wurde die Konzentration an freiem Trijodid $[I_3^-]$, ermittelt. Der polymergebundene Anteil an Jod bzw. Jodid folgt dann unmittelbar aus der Gesamteinwaage an PVP-Jod.

Ergebnisse

In Abb. 1 sind typische Absorptionsspektren von Jod, PVP-Jod und der Lugolschen Lösung zusammengestellt. Die Abb. 1a zeigt die charakteristischen Banden einer gesättigten Lösung von Jod, in der neben I^- (226 nm) die Komponenten I_2 (460 nm)

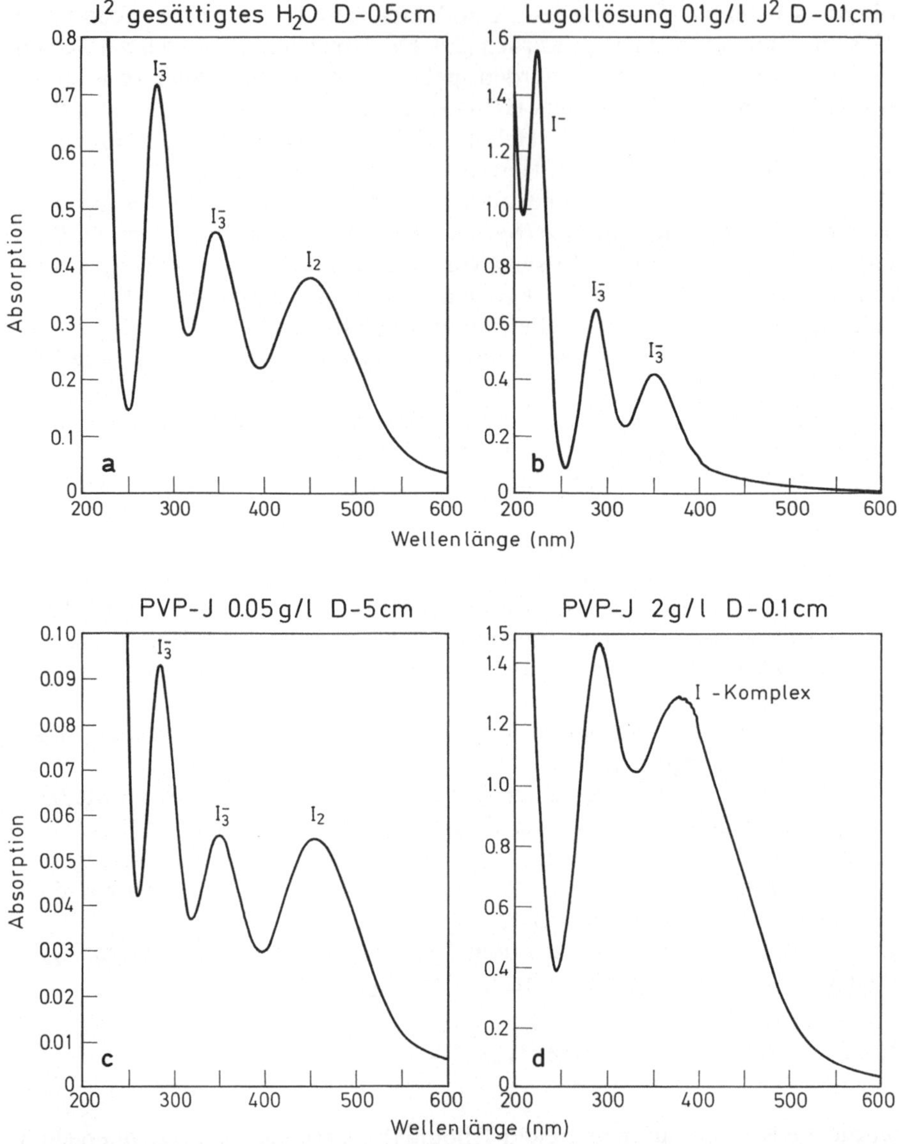

Abb. 1a–d. UV-VIS-Spektren verschiedener Jodspezies in wäßriger Lösung bei 25 °C. **a** Gesättigte Lösung von Jod in Wasser $°[I_2] \approx 0,3$ g/l, Schichtdicke der Meßküvette d = 0,5 cm; **b** Lugolsche Lösung, $°[I_2] = 0,1$ g/l, $°I^-/°I_2 = 3,06$, d = 0,1 cm; **c** wäßrige Lösung von Polyvidonjod [PI] = 0,05 g/l, d = 5 cm; **d** wäßrige Lösung von Polyvidonjod [PI] = 2 g/l, d = 0,1 cm

und I_3^- (353 und 288 nm) beobachtet werden. Erwartungsgemäß sinkt der Anteil an freiem Jod bei Zugabe von Jodid gemäß Reaktionsgleichung (3) in der Lugolschen Lösung ($°I^-/°I_2 = 3,06$) zugunsten von I_3^-, wie in Abb. 1 b gezeigt. Das Spektrum einer sehr verdünnten Lösung von PVP-Jod (Abb. 1 c) gleicht weitgehend dem einer wäßrigen Lösung von Jod. Bei einer Konzentration von 0,05 g/l werden keine Hin-

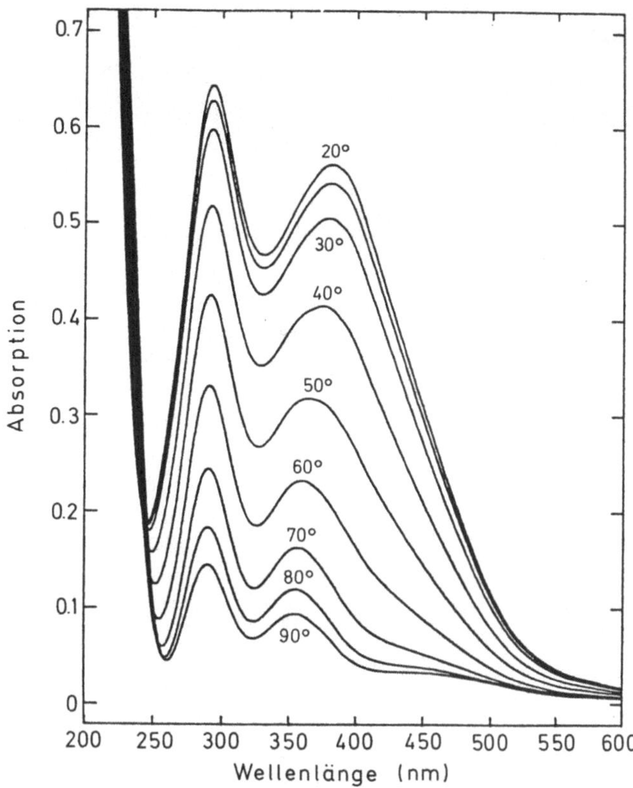

Abb. 2. Temperaturabhängigkeit der UV-VIS-Spektren einer wäßrigen PI-Lösung, [PI] = 1 g/l, d = 0,1 cm

weise für die Anwesenheit von Polymerkomplexen gefunden. Mit steigender Konzentration werden jedoch drastische Änderungen im Absorptionsspektrum beobachtet, das oberhalb einer Konzentration von 2 g/l den in Abb. 1 d gezeigten typischen Charakter annimmt. Die Absorptionsbanden bei 294 und 381 nm belegen die nunmehr dominierende Rolle von Jod-PVP-Komplexen in der wäßrigen Lösung. Die Temperaturabhängigkeit der Komplexbildung wird in Abb. 2 im Bereich zwischen 20 und 90 °C dokumentiert. Mit zunehmender Temperatur wird eine reversible Dissoziation des Polymerkomplexes in die freien Komponenten I_2, I^- und I_3^- beobachtet. Dieser Übergang ist mit einer endothermen Enthalpieänderung von $\Delta H = 72{,}9$ kJ/mol verknüpft.

In Abb. 3 sind die dialytisch ermittelten Konzentrationen der freien Spezies I_2, I^- und I_3^- als Funktion der PVP-Jod-Einwaage-Konzentration wiedergegeben. Besonders zu beachten ist der überraschende Befund, daß mit steigender PVP-Jod-Konzentration die Konzentration an freiem Jod einen Maximalwert durchläuft, während die Konzentrationen der freien Spezies I^- und I_3^- stetig ansteigen. Das Konzentrationsmaximum an freiem Jod von 24 mg/l wird bei einer PVP-Jod-Konzentration von ca. 0,7 g/l beobachtet. Dies bedeutet, daß bereits bei dieser Konzentration ca. 65% des verfügbaren Jods als Polymerkomplex vorliegt. Die

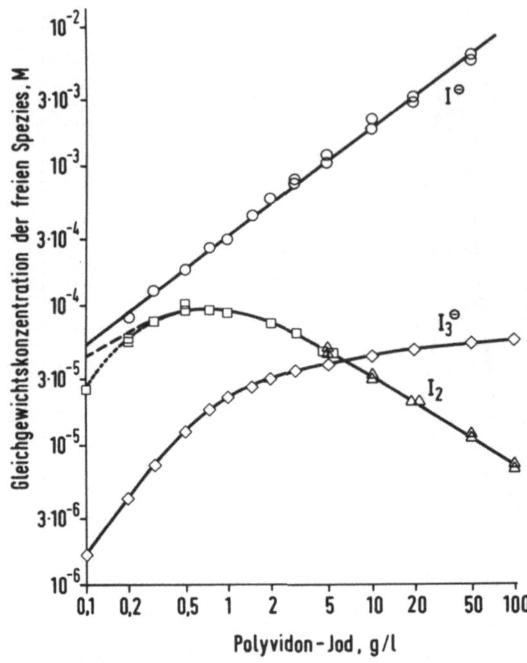

Abb. 3. Konzentration der freien Spezies I_2, I^- und I_3^- in wäßrigen PI-Lösungen als Funktion der PI-Einwaage-Konzentration. Gleichgewichtsdialyse bei 25 °C

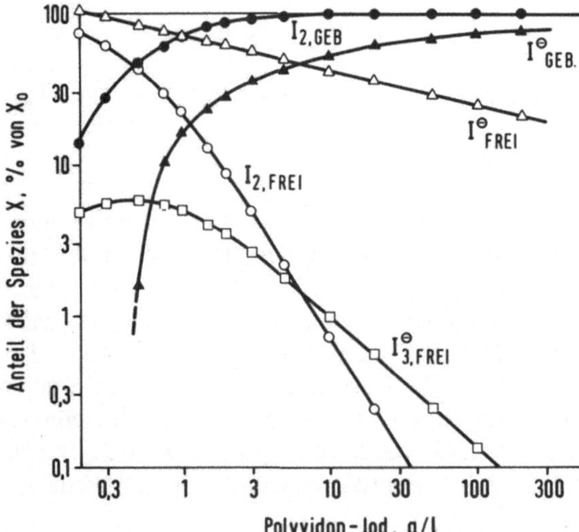

Abb. 4. Prozentuale Anteile der freien und polymergebundenen Spezies I_2, I^- und I_3^- in wäßrigen PI-Lösungen als Funktion des Verdünnungsgrades der PI-Stammlösung (100 g/l)

Konzentration an freiem Jod sinkt in der konzentrierten 10%igen Lösung auf einen Wert von 1,8 mg/l ab, d.h. der Anteil an freiem Jod beträgt dann nur noch 0,02%, während 99,98% des verfügbaren Jods als PVP-Komplex ein Jodreservoir bilden.

Einen Gesamtüberblick über die prozentualen Anteile der freien und der polymergebundenen Spezies I_2 und I^- als Funktion des Verdünnungszustandes der PVP-Jod-Lösungen vermittelt Abb. 4. Der prozentuale Anteil des freien I_3^- wurde

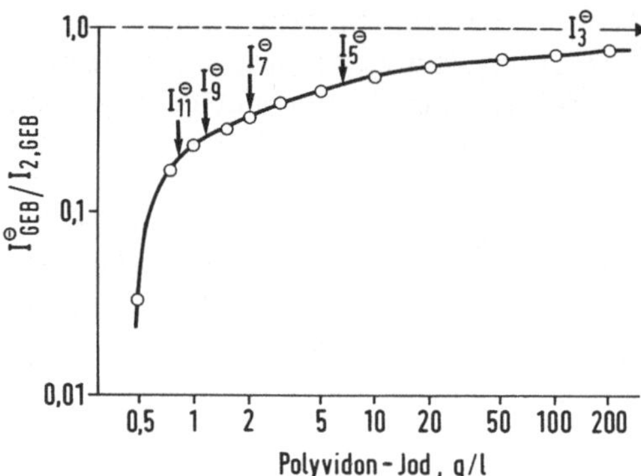

Abb. 5. Quotient der polymergebundenen Jodid- und Jodanteile, $(I^-/I_2)_g$, als Funktion der PI-Konzentration. Die *Pfeile* markieren die Stellen, denen formal ein Jodid-Jod-Komplex der Zusammensetzung $(I_2)_nI^-$ zugeordnet werden kann

mit Gl. (3) und unter Bezugnahme auf $°[I_2]$ aus den Meßwerten für $[I_2]$ und $[I^-]$ errechnet.

Aus Abb. 4 geht unmittelbar hervor, daß die Wechselwirkung der Spezies I_2 und I^- mit dem Polymer mit unterschiedlicher Bindungstendenz erfolgt, so daß die formale Zusammensetzung des Polymerkomplexes als Funktion des Verdünnungsgrades der PVP-Jod-Lösung innerhalb weiter Grenzen variiert. In Abb. 5 ist der Quotient der gebundenen Anteile $(I^-/I_2)_g$, als Funktion der PVP-Jod-Konzentration aufgetragen. Innerhalb des gesamten Meßbereichs wird der für den PVP-Jod-Festkörper charakteristische Wert von $°I^-/°I_2 = 1$ nicht erreicht. Der molare Anteil an gebundenem Jod, $I_{2,g}$, übertrifft grundsätzlich immer den des gebundenen Jodids, I_g^-, und wächst mit abnehmender PVP-Jod-Konzentration stetig an. So entspricht bei einer PVP-Jod-Konzentration von 2 g/l die Zusammensetzung des Jodid-Jod-Komplexes formal einer Spezies I_7^-, die als freie Spezies in der Lösung nicht nachweisbar ist.

Diskussion

Aus den spektroskopischen und dialytischen Untersuchungsergebnissen ist zu folgern, daß in wäßrigen PVP-Jod-Lösungen I_2, I^- und I_3^- als freie Spezies im Gleichgewicht mit PVP-Jod-Komplexen unterschiedlicher Zusammensetzung vorliegen. Es ergaben sich keine Hinweise für die Anwesenheit von Hypojoditionen, IO^-, wie von verschiedenen Autoren vorgeschlagen [13, 23]. Diese Deutung spektroskopischer Befunde beruhte offensichtlich auf der irrtümlichen Zuordnung der Absorptionsbande bei 350 nm als charakteristische Absorption der Spezies IO^-, die im Widerspruch zu grundlegenden Untersuchungen des Trijodid- bzw. Hypojoditgleichgewichts steht [2, 4, 12].

Bemerkenswert ist der Befund, daß in wäßrigen PVP-Jod-Lösungen die Konzentration an freiem Jod bei einer PVP-Jod-Konzentration von ca. 0,7 g/l einen Maximalwert von 25 mg/l durchläuft. Diese Beobachtung steht in Übereinstimmung mit qualitativen Befunden, wonach bei Verdünnung der handelsüblichen 10%igen Lösung in Schritten von 1:10 bzw. 1:100 die Konzentration an freiem Jod ansteigt

(Winicav, persönliche Mitteilung) [6]. In jüngster Zeit führten auch potentiometrische Untersuchungen an wäßrigen Lösungen von PVP-Jod 17–12 zu ähnlichen Ergebnissen (Gottardi, persönliche Mitteilung). PVP-Jod bildet somit über einen weiten Konzentrationsbereich Lösungen, in denen der überwiegende Anteil des verfügbaren Jods an PVP komplexgebunden vorliegt. Aus Abb. 4 geht hervor, daß bereits bei einer Konzentration von 2 g/l der Anteil an gebundenem Jod 90% beträgt und dieser Anteil in der 10%igen Lösung auf 99,98% ansteigt. Im gleichen Konzentrationsbereich steigt der Anteil an gebundenem Jodid nur von 30% auf ca. 70%. Im Gegensatz zum PVP-Jod-Festkörperzustand, der bei einem molaren Jodid-zu-Jod-Verhältnis von $°I^-/°I_2 = 1$ durch eine Komplexbildung zwischen I_3^--Einheiten und den Pyrrolidonringen des Polymers gekennzeichnet ist [30, 31], liegen in der wäßrigen Lösung offensichtlich wesentlich kompliziertere Verhältnisse vor. Bindungsmodelle, denenzufolge auch in der wäßrigen Lösung die Wechselwirkung zwischen Jod und PVP ausschließlich auf die Bildung von I_3^--PVP-Addukten zurückgeführt wird [16, 20, 35, 36], stehen somit nicht im Einklang mit den experimentellen Befunden. Die Komplexbildung ist vielmehr dadurch gekennzeichnet, daß mit abnehmender PVP-Jod-Konzentration der Anteil an molekularem Jod im Addukt stetig wächst. Die Daten können formal im Sinne einer kooperativen Wechselwirkung zwischen I_3^-, I_2 und dem Polymer unter Bildung der Spezies I_5^-, I_7^-, I_9^- usw. beschrieben werden. Einzelheiten hierzu werden an anderer Stelle mitgeteilt [18].

Über die Struktur der in Lösung vorliegenden Polymerkomplexe liefern die spektralphotometrischen und dialytischen Daten erste Hinweise. PVP-Jod-Lösungen sind oberhalb einer Konzentration von 2 g/l durch ein typisches Absorptionsspektrum gekennzeichnet (Abb. 1 d). Die Bandenlage und das Intensitätsverhältnis sind nahezu identisch mit dem einer molekularen Lösung von elementarem Jod in Polyäthylen. Offenbar erfolgt auch in wäßrigen PVP-Jod-Lösungen die Bindung des Jods im Polymerkomplex in einem Kompartiment mit Kohlenwasserstoffcharakter. In Anlehnung an Strukturvorstellungen über Jod-Amylose-Komplexe [11] wäre damit auch die Hypothese einer jodinduzierten Helixstruktur der Polymerkette vereinbar [20, 38]. Aufgrund der experimentellen Befunde wäre zu schließen, daß mit zunehmendem I^--Gehalt der Lösungen, d.h. mit steigender PVP-Jod-Konzentration, die Kettenlänge der eingelagerten Jodaggregate abnimmt. Modelluntersuchungen der wäßrigen PVP-Jod-Lösungen mit großem Jodidüberschuß stützen ebenfalls diese Vorstellungen [18]. Wesentlich scheint noch die Feststellung, daß die für den PVP-Jod-Festkörper gültigen Strukturvorstellungen nicht zur Erklärung der speziellen Eigenschaften des Lösungszustandes herangezogen werden können. Diese Aussage wird weiter gestützt durch die beobachtete Größenordnung für die Bindungsenergie von 72,9 kJ/mol, die weit oberhalb der für H-Brücken-Komplexe typischen Werte liegt.

Im Zusammenhang mit der Diskussion der mikrobiziden Wirkung wäßriger PVP-Jod-Lösungen ist ein Vergleich mit dem Konzentrationsprofil polymerfreier, wäßriger Jodlösungen nützlich. Zur Verbesserung der Jodlöslichkeit wird solchen Systemen KJ in unterschiedlichen Mengen zugesetzt. Die Lugolsche Lösung ist dementsprechend durch ein molares Jodid-zu-Jod-Verhältnis von 3 : 1 gekennzeichnet. Die Konzentration des freien Jods wird in solchen Lösungen allein durch das Trijodidgleichgewicht (Gl. 3) gesteuert).

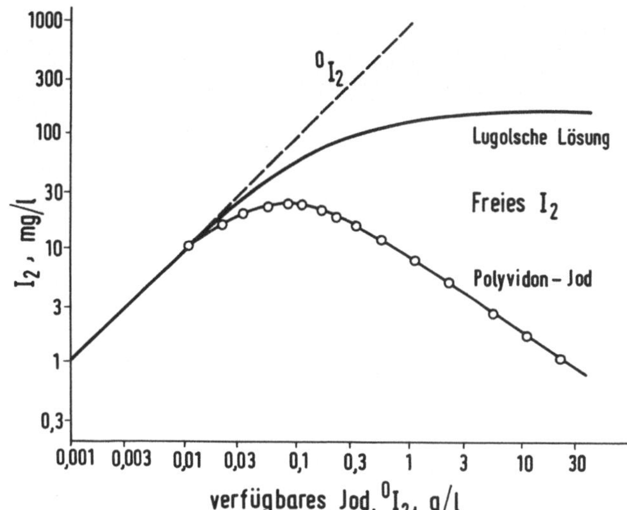

Abb. 6. Konzentrationsprofile des freien Jods: Vergleich zwischen wäßrigen PI-Lösungen und Lugolscher Lösung bei 25 °C

In Abb. 6 ist die Konzentration des freien Jods gegen die durch die Einwaage vorgegebene Konzentration des verfügbaren Jods aufgetragen. Der Vergleich mit dem für wäßrige PVP-Jod-Lösungen typischen Konzentrationsverlauf macht deutlich, daß insbesondere im Bereich konzentrierter Lösungen, wie sie in der Praxis angewandt werden, die Konzentration an freiem Jod in der Lugolschen Lösung, bei gleicher Konzentration an verfügbarem Jod, bis zu zwei Größenordnungen höher ist. Die gute Hautverträglichkeit wäßriger PVP-Jod-Lösungen bei Aufrechterhaltung der mikrobiziden Wirkung des Jods [37] ist vermutlich auf diesen prinzipiellen Unterschied im Konzentrationsniveau des freien Jods zurückzuführen. Andererseits spielt für die mikrobizide Wirkung wäßriger Jod-Lösungen die Konzentration an freiem Jod ebenfalls eine dominierende Rolle [1, 9, 10, 21, 22, 40]. Die speziellen Komplexbildungseigenschaften des Polyvinylpyrrolidons ermöglichen hier offenbar einen Kompromiß dahingehend, daß die Gleichgewichtskonzentration an freiem Jod, auch bei hoher Konzentration an verfügbarem Jod, auf einem Niveau gehalten wird, bei dem einerseits die mikrobizide Wirkung sichergestellt ist, andererseits aber unerwünschte Nebenwirkungen vermieden werden. Die vorliegenden Ergebnisse unterstützen diese Vorstellungen.

In jüngster Zeit wurde von verschiedener Seite berichtet, daß in einigen Fällen die bakterizide Wirksamkeit wäßriger PVP-Jod-Lösungen mit zunehmendem Verdünnungsgrad anstieg oder sogar einen Maximalwert durchlief [6, 17, 39]. In Abb. 7 werden entsprechende Daten von S. aureus [6] den Konzentrationswerten von freiem Jod gegenübergestellt. Bei kurzer Expositionszeit (15 bzw. 30 s) wurde eine Überlebenskurve gefunden, die mit dem Konzentrationsverlauf von freiem Jod gut korreliert. Da in wäßrigen PVP-Jod-Lösungen lediglich der Konzentrationswert des I_2 einen Maximalwert durchläuft, während I_3^- sowie der Anteil an polymergebundenem Jod mit steigender PVP-Jod-Konzentration stetig zunehmen, unterstützen die vorliegenden Ergebnisse die These, wonach die bakterizide Aktivität auf der Wirkung des freien molekularen Jods beruht.

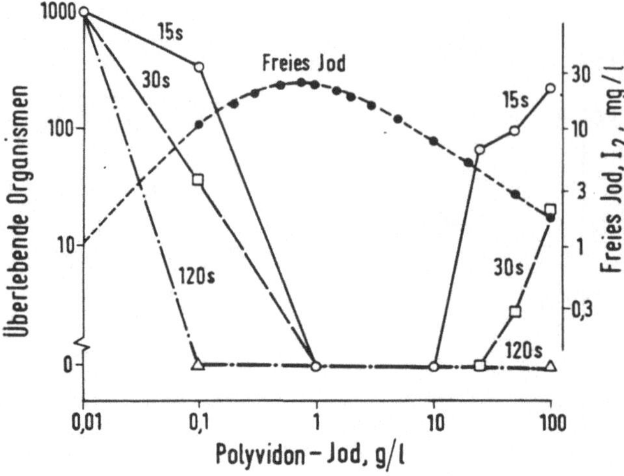

Abb. 7. Einfluß der PI-Konzentration und der Einwirkungsdauer auf die Überlebensrate von S. aureus; Vergleich mit dem Konzentrationsprofil von freiem Jod in wäßrigen PI-Lösungen bei 25 °C. Maximal überlebende Organismen von $1{,}7 \cdot 10^4$ Zellen. (Nach Berkelmann et al. [6])

Eine Verallgemeinerung der in Abb. 7 für S. aureus wiedergegebenen Ergebnisse scheint jedoch nicht gerechtfertigt, da unter den gleichen Versuchsbedingungen [6] kein Abfall der bakteriziden Wirksamkeit gegen K. pneumoniae, P. cepacia und S. mitis mit steigender PVP-Jod-Konzentration gefunden wurde. Eigene Untersuchungen mit E. coli (ATCC 135 29 a) unter vergleichbaren experimentellen Bedingungen führten zum gleichen Ergebnis, d. h. bei einer Einwirkungszeit von ≥ 15 s wurden bei PVP-Jod-Konzentrationen ≥ 1 g/l generell keine überlebenden Organismen beobachtet.

Zum Verständnis der beobachteten Unterschiede ist es noch wesentlich, den erheblichen Einfluß der Einwirkungsdauer auf die Abtötungsquote zu beachten. Auch im Falle von S. aureus war bei einer Expositionszeit von ≥ 120 s der Einfluß der Wirkstoffkonzentration oberhalb eines Grenzwertes von 0,1 g/l PVP-Jod völlig verschwunden, und die Überlebensrate lag generell bei Null. Der Schluß scheint daher gerechtfertigt, daß unter den gegebenen experimentellen Bedingungen bei ausreichender Expositionszeit (> 2 min) freies Jod in einer Konzentration von ca. 2 mg/l zur völligen Abtötung der Bakterienpopulation führt. Für E. coli, K. pneumoniae, P. cepacia und S. mitis liegt der erforderliche Schwellenwert für die Expositionszeit offenbar noch unter 15 s.

Die höhere bakterizide Effizienz der verdünnten PVP-Jod-Lösung ist daher in Verbindung mit der von der Anwendungsweise diktierten typischen Expositionszeit zu betrachten. Als noch wichtiger könnte sich jedoch in der praktischen Anwendung die Nutzung des für PVP-Jod-Lösungen typischen Reservoireffektes für verfügbares Jod erweisen. In Anbetracht der Tatsache, daß Mikroorganismen im Realfall immer in Anwesenheit oxidier- bzw. jodierbarer Bestandteile der Wund- bzw. Hautfläche bekämpft werden müssen, kann der Erfolg ganz wesentlich von der Bereitstellung einer ausreichenden Menge verfügbaren Jods abhängen. Der Vorteil der Verkürzung der erforderlichen Einwirkungszeit, der durch Erhöhung der Konzentration an freiem Jod bei Verdünnung der Stammlösung erreichbar erscheint, könnte sich dann zum Nachteil auswirken, wenn durch schnelle Nebenreaktionen die stark reduzierte Menge an verfügbarem Jod aufgebraucht wird, bevor die erwünschte mikrobizide Wirkung eingetreten ist. Für die optimale Anwendung wäßriger PVP-Jod-Lösungen gilt es daher, einen Kompromiß zwischen physikalisch-chemischen Gegebenheiten und den medizinisch-biologischen Erfordernissen zu finden. Aus physikalisch-chemischer Sicht scheint die Anwendung der konzentrierten 10%igen Lösung sinnvoll, da dann der spezielle Vorzug wäßriger PVP-Jod-Lösungen am besten genutzt werden kann, der darin besteht, aus einem Jodreservoir reversibel einen moderaten, jedoch mikrobizid wirksamen, hautverträglichen Titer an freiem Jod bereitzustellen.

Zusammenfassung

Aus spektralphotometrischen und gleichgewichtsdialytischen Untersuchungen geht hervor, daß in wäßrigen Lösungen von Polyvidon-Jod (PVP-Jod) I_2, I^- und I_3^- als freie und als polymergebundene Spezies auftreten. Die Konzentrationen der einzelnen Spezies zeigen eine charakteristische Abhängigkeit von dem PVP-Jod-Gehalt. Die Konzentration des mikrobizid wirksamen freien I_2 durchläuft einen Maximalwert von 24 mg/l bei einem PVP-Jod-Gehalt von 0,7 g/l. In der 10%igen PVP-Jod-Lösung beträgt die Konzentration an freiem I_2 nurmehr 1,8 mg/l (25 °C), d. h. 99,98% des verfügbaren Jods liegen in Form eines Polymerkomplexes vor und bilden ein Jodreservoir, aus dem im Falle des Verbrauchs freies Jod nachgeliefert wird.

Die Komplexbildung und die Konzentrationsabhängigkeit des freien Jods wird formal durch die Kopplung dreier reversibler Gleichgewichtsreaktionen beschrieben, die die Wechselwirkungen I_2/I^-, I_3^-/Polymer und I_2/I_3^--Polymer-Komplex umfassen.

Der Einfluß des PVP-Jod-Gehaltes auf die mikrobizide Wirksamkeit der Lösungen wird anhand der experimentellen Befunde diskutiert. Aus physikalisch-chemischer Sicht erscheint die Anwendung der 10%igen Lösung sinnvoll, wenn die Bereitstellung von freiem Jod in moderater, jedoch mikrobizid wirksamer, hautverträglicher Konzentration auch bei Anwesenheit antagonistisch wirkender, jodverzehrender Substanzen gewährleistet sein soll.

Literatur

1. Allawala NA, Riegelman S (1953) The properties of Iodine in solutions of surface-active agents. J Am Pharm Assoc 42: 396
2. Allen T, Keefer RM (1955) The formation of Hypoiodous acid and hydrated Iodine cation by the hydrolysis of Iodine. J Am Chem Soc 77: 2957
3. Anselm H, Zipf K (1960) Verfahren zur Herstellung einer desinfizierend wirkenden Verbindung aus Jod und Polyvinylpyrrolidon. Ger. Pat. 10 73 745 (Hans Fasching Erben KG)
4. Awtrey AD, Connick RE (1951) The absorption spectra of I_2, I_3^-, I^-, IO_3^-, $S_4O_6^{--}$ and $S_2O_3^{--}$. Heat of the reaction $I_3^- = I_2 + I^-$. J Am Chem Soc 73: 1842
5. Beller H, Hosmer WA (1955) Process for the preparation of Iodine Polyvinylpyrrolidone by dry mixing. US Pat. 2 706 701 (General Aniline & Film Corp.)

6. Berkelman RL, Holland BW, Anderson RL (1982) Increased bactericidal activity of dilute preparations of Povidone-Iodine solutions. J Clin Microbiol 15: 635
7. Cantor A, Winicov MW (1960) Germicidal compositions and methods preparing the same. US Pat. 3 028 300 (West Laboratories Inc.)
8. Cantor A, Winicov MW (1974) Verfahren zur Herstellung einer Jodophor-Zusammensetzung. Ger. Pat. 2422767 (West Laboratories Inc.)
9. Carroll B (1955) The relative germicidal activity of Triiodide and Diatomic Iodine. J Bacteriol 69: 413
10. Carroll B, Keosian J, Steinman ID (1955) The mode of action of Iodine on infectious agents. J Newark Beth Isr Hosp 6: 129
11. Cesaro A, Jerian E, Saule S (1980) Physicochemical studies of Amylose and its derivatives in aqueous solutions: Thermodynamics of the Iodine-Triiodide complex. Biopolymers 19: 1491
12. Chang SL (1958) The use of active Iodine as a water disinfectant. J Am Pharm Assoc 47: 417
13. Cournoyer RF, Siggia S (1974) Interaction of Polyvinylpyrrolidone and Iodine. J Polym Sci Polym Chem Ed 12: 603
14. Davies M, Gwynne E (1952) The Iodine-Iodide interaction. J Am Chem Soc 74: 2748
15. Eirich F (1954) Polyvinyl Pyrrolidone. Chem Eng News 32: 2768
16. Eliassaf J (1966) The interaction of Polyvinylpyrrolidone with Iodine. Eur Polym J 2: 269
17. Grün L (1982) Unzulängliche Keimabtötung durch wäßrige Jodophor-Präparate im Hinblick auf die hygienische und chirurgische Händedesinfektion. Hyg Med 7: 167
18. Horn D, Ditter W (1984) Physicochemical fundamentals of the microbicidal action of Povidone-Iodine. J Pharm Sci (in Vorbereitung)
19. Kaneniwa N, Ikekawa A (1974) Interaction between Iodine and Polyvinylpyrrolidone or α-Pyrrolidone. Chem Pharm Bull 22: 2990
20. Kirsh YE, Soos IA, Kataputadze TM (1979) Chainlenght effects of interactions of Polyvinylpyrrolidone with low and high molecular compounds. Eur Polym J 15: 223
21. Lacey RW (1979) Antibacterial activity of Povidone Iodine towards non-sporing bacteria. J Appl Bacteriol 46: 443
22. Marks HC, Strandskov FB (1950) Halogens and their mode of action. Ann N Y Acad Sci 53: 163
23. Mokhnach VO, Propp LN (1966) Valence state of Iodine in complex compounds with high polymers. Dokl Akad Nauk SSSR 170: 103
24. Nakai S (1967) Verfahren zur Stabilisierung von Polyvinylpyrrolidon. Jap. Pat. 7113628 (Chonkagaku Comp., Ltd.)
25. Neél J, Sébille B (1961) Étude spectrophotométrique de l'association iode-polyvinylpyrrolidone. C R Sceances Acad Sci C 252: 405
26. Neél J, Sébille B (1961) Étude de l'association iode-N-éthylpyrrolidone par spectrophotométrie dans l'infrarouge. C R Sceances Acad Sci C 252: 867
27. Neél J, Sébille B (1961) Étude spectrophotométrique de l'association iode-polyvinylpyrrolidone. J Chim Phys Chim Biol 58: 738
28. Oster G, Immergut EH (1954) Ultraviolet and infrared spectral studies of Polyvinylpyrrolidone. J Am Chem Soc 76: 1393
29. Pearce JN, Eversole WG (1924) The equilibrium between Iodine and Barium Iodide in aqueons solutions. J Phys Chem 28: 254
30. Schenck HU, Simak P, Haedicke E (1979) Structure of Polyvinylpyrrolidone-Iodine (Povidone-Iodine). J Pharm Sci 68: 1505
31. Schenck HU, Simak P, Haedicke E (1980) Einige Modelluntersuchungen zur Chemie und Struktur von Polyvinylpyrrolidon-Halogenophoren. Makromol Chem 181: 1871
32. Scholtan W (1953) Über die Absorptionsfähigkeit wasserlöslicher polymerer Verbindungen, insbesondere von Polyvinylpyrrolidon. Makromol Chem 11: 131
33. Shelanski HA (1956) Mixtures of polymeric N-Vinyl Pyrrolidone and halogenes. US Pat. 2739922
34. Siggia S (1956) Preperation of Iodine Polyvinylpyrrolidone adducts. US Pat. 2900305 (General Aniline & Film Corp.)
35. Takikawa K, Nakano M, Arita T (1978) Change in apparent permeability of Iodine in the presence of Polyvinylpyrrolidone. Chem Pharm Bull 26: 874

36. Takikawa K, Nakano M, Arita T (1978) Spectrophotometric studies on accelerated hydrolysis of Iodine in the presence of Polyvinylpyrrolidone. Chem Pharm Bull 26: 1370
37. Trueman JR (1971) Inhibition and destruction of the microbial cell. In: Hugo WB (ed) Academic Press, London
38. Vratsanos S (1980) Structure of high and low molecular weight PVP-J. In: Boswick JA, Altemeier WA (eds) II. World Congress Antisepsis. The Proceedings. HP Publishers, New York, p 185
39. Werner H-P (1982) Jodophore zur Desinfektion? I. Mitteilung: Scheinbar bakterizide Wirkung im Suspensionstest. Hyg Med 7: 205
40. Wyss O, Strandskov FB (1945) The germicidal action of Iodine. Arch Biochem 6: 261

Zur Frage der kanzerogenen und mutagenen Wirkung von PVP-Jod

H.-P. Gelbke[1] und J. Merkle[2]

1 Toxikologie, BASF AG, D-6700 Ludwigshafen
2 Gewebehygiene und Toxikologie, BASF AG, D-6700 Ludwigshafen

Die Untersuchung einer Substanz auf kanzerogene Wirkung ist eine der verantwortungsvollsten Aufgaben in der Toxikologie. Zu ihrer Lösung dient besonders das Langzeittierexperiment, bei dem die Substanz dem Versuchstier über die Lebenszeit verabreicht wird. Oftmals sind aber auch hiernach endgültige Aussagen nicht möglich, so daß Untersuchungen zum Wirkmechanismus erforderlich sind.

Die chemisch induzierte Kanzerogenese läßt sich in zwei Phasen unterteilen: Initiierung und Promotion. Bei der Initiierung wird der Initiator chemisch an die DNS gebunden und bewirkt so durch Mutation die Umwandlung einer normalen Zelle in eine Krebszelle. Bei Stimulation der Zellteilung durch den Promotor kann es daraufhin zu einer Vermehrung der initiierten Zelle bis hin zur Krebsgeschwulst kommen.

Da Initiatoren schon durch ein einmaliges mutagenes Ereignis eine Krebszelle entstehen lassen können, kann auch bei niedrigen Dosen eine Tumorentstehung nicht mit Sicherheit ausgeschlossen werden. Für Promotoren dürfen dagegen Dosierungen, die noch nicht die Zellteilung stimulieren, als „sichere" Dosis angesehen werden. Der klassische Langzeitversuch erlaubt zumeist keine Differenzierung zwischen Initiatoren und Promotoren, während positive Mutagenitätstests auf eine initiierende Wirkung hinweisen. Canzerogenität und Mutagenität sollen daher hier gemeinsam behandelt werden.

Beim PVP-Jod handelt es sich um eine physikalische Additionsverbindung von Jod an PVP-Makromoleküle. Aus diesem Komplex wird Jod relativ leicht freigesetzt, so daß zur Risikoabschätzung PVP-Jod und die Einzelkomponenten, nämlich PVP und Jod, berücksichtigt werden müssen.

Tierexperimentelle Kanzerogenitätsprüfungen sind für PVP-Jod nicht beschrieben, wohl aber für die Einzelkomponenten, insbesondere für PVP.

1957 wurde von Lusky u. Nelson [13] berichtet (Tabelle 1), daß sich bei Ratten nach subkutaner Injektion einer PVP-Lösung lokal Fibrosarkome entwickelten. Die Befunde liegen nur als Abstract vor und lassen eine detaillierte Bewertung nicht zu.

Untersuchungen von Hueper zwischen 1956 und 1961 [5–8] wiesen zunächst auf eine kanzerogene Wirkung von PVP hin. Nach einmaliger subkutaner und intraperitonealer Gabe führte pulverförmiges PVP bei Mäusen und Ratten zu Tumoren des retikuloendothelialen Systems, besonders dort, wo PVP gespeichert werden konnte. Für Mäuse muß dieser Befund jedoch als fragwürdig angesehen werden. Weitere Prüfungen waren an Ratten wieder positiv, nicht aber an Kaninchen und Mäusen.

PVP-Jod in der operativen Medizin
Herausgegeben von G. Hierholzer und G. Görtz

Tabelle 1. Kanzerogenitätsprüfungen PVP; (+ = kanzerogen, (+) = fraglich kanzerogen, – = nicht kanzerogen)

Autor	Spezies	Applikationsform	Bewertung
Lusky et al. [13]	Ratte	s. c./gelöst	+
Hueper [5, 6, 7]	Ratte	s. c., i. p./Pulver	+
	Maus	s. c., i. p./Pulver	(+)
	Ratte	i. v./gelöst	+
	Kaninchen	i. v./gelöst	–
Hueper [5, 6, 7]	Ratte	s. c., i. p./Pulver	+
	Maus	s. c., i. p./Pulver	–
Hueper [8]	Ratte	i. p./gelöst	–
	Kaninchen	i. p./gelöst	–
Oettel et al. [15, 16, 17]	Ratte	s. c./Pulver/i. p./gelöst	–/–
	Kaninchen	i. v. gelöst	–
Lindner [11]	Ratte	i. p. gelöst	–
Burnette [2]	Ratte	oral/Pulver	–
	(Hund)	oral/Pulver	(–)
Leuschner [10]	Ratte	oral/Pulver	–
Sachsse et al. [22]	Ratte	oral/Pulver	–

Bei all diesen Untersuchungen muß die unzureichende Dokumentation und das Fehlen klar definierter Kontrollgruppen erwähnt werden, die eine Evaluierung heute nahezu unmöglich machen. Auch muß die Frage aufgeworfen werden, ob nicht Speicherungsgranulome teilweise fehlinterpretiert wurden.

In einer letzten Untersuchung mit Ratten und Kaninchen setzte Hueper dann parallele Kontrollgruppen ein. In dieser Studie, die etwa den heutigen Kriterien entspricht, fand sich keine tumorigene Wirkung. Im Gegenteil, Hueper kam sogar zu dem Schluß, daß PVP die Entwicklung von Spontantumoren gehemmt habe.

Eine Nacharbeitung der Hueperschen Versuche im eigenen Haus [15, 16] erbrachte am gleichen Rattenstamm mit pulverförmigem PVP subkutan und gelöstem PVP intraperitoneal ebenfalls keine Erhöhung der Tumorrate. Gleiches fand sich mit PVP-Lösungen intraperitoneal an der Ratte [11] und intravenös am Kaninchen [17].

Fütterungsstudien von Burnette an Ratte und Hund über 2 Jahre ließen keine kanzerogene Wirkung erkennen, doch genügen diese Studien nicht den heutigen methodischen Anforderungen [2]. Die negativen Befunde wurden im eigenen Institut durch zwei Fütterungsstudien an Ratten nach modernem Standard bestätigt [10, 22]. Bei der Bewertung dieser oralen Studien ist allerdings zu beachten, daß nur geringe Mengen an niedermolekularem PVP aus dem Magen-Darm-Trakt resorbiert werden können.

Die zusammenfassende Betrachtung zeigt, daß die gefundene kanzerogene Wirkung in älteren Studien, die erhebliche Mängel aufweisen, mit umfangreichen Folgeuntersuchungen nicht bestätigt werden konnte.

Die negativen tierexperimentellen Befunde stehen in Einklang mit den Erfahrungen am Menschen, auf die Wessel et al. [26] hingewiesen haben: Danach erhiel-

Tabelle 2. Kanzerogenitätsprüfungen Jod; (– = nicht kanzerogen)

Autor	Spezies	Applikationsform	Bewertung
Rosenstirn [21]	Maus	Hautpinselung	–
Stenbäck et al. [24]	Hamster	Intratracheal	–

Tabelle 3. Reaktion mit Nukleinsäurekomponenten (in vitro, 56 °C); (+ = Jodierunghinweis auf Mutagenität, – = fehlende Jodierung - keine Mutagenität)

Methode	PVP-Jod	PVP	Jod
Desoxycytidin	+		
Desoxyadenosin	–		
Desoxyguanosin	–		
Thymidin	–		

ten wenigstens 500000 Personen Infusionen großer PVP-Mengen, ohne daß sich 25–30 Jahre später ein Anstieg der Sarkom- oder Karzinomrate zeigte. Besonders augenfällig sind auch die Fälle der sog. PVP-Speicherkrankheit, die in Frankreich beschrieben wurde. Sie entwickelte sich bei Personen, die im Verlauf von 14–20 Jahren 2–3 kg PVP über die Injektion von Medikamenten erhalten hatten [3]. Hier wurden zwar Dermatosen, rheumatische Beschwerden und Lungenveränderungen beschrieben, nicht jedoch eine Erhöhung an malignen Tumoren.

Diesen umfangreichen Untersuchungen mit PVP stehen nur spärliche Daten mit der anderen Komponente, dem Jod, entgegen (Tabelle 2): 1926 konnten in einem klassischen Hautpinselungsversuch an Mäusen weder Tumoren noch Hyperkeratosen erzeugt werden [21]. Am Hamster führte die intratracheale Gabe von Jod zu keiner erhöhten Tumorrate [24].

Damit läßt sich für Jod keine kanzerogene Wirkung ableiten. Unter Berücksichtigung der Untersuchungen mit PVP kann so in erster Näherung geschlossen werden, daß auch der physikalischen Additionsverbindung, dem PVP-Jod, ein kanzerogenes Potential nicht zuzuordnen ist.

Nachdem einleitend die Verknüpfung zwischen Kanzerogenität und Mutagenität dargestellt wurde, werden im folgenden die Ergebnisse der Mutagenitätsprüfungen beschrieben.

Im einfachsten Modell, der chemischen Reaktion von PVP-Jod mit Nukleinsäurekomponenten, ergab sich bei erhöhter Temperatur eine Jodierung von Desoxycytidin, nicht aber von Desoxyadenosin, Desoxyguanosin und Thymidin [4, 20] (Tabelle 3).

Ein komplexeres Prüfsystem stellen Tests an Bakterien dar (Tabelle 4). Während die Standardmethode nach Ames an Salmonellen keinen mutagenen Effekt erkennen ließ, fand sich ein solcher bei modifizierter Vorgehensweise. Dabei wurde aber Ascorbinsäure eingesetzt, die durch Jod radikalisch oxidiert werden kann [27]. Da

Tabelle 4. Mutagenität an Bakterien; (+ = mutagen, − = nicht mutagen)

Methode	PVP-Jod	PVP	Jod
Salmonellen (Ames-Test)			
- Standardmethode (TA 1530, TA 1538)	−		
- Modifizierte Methode (4 °C, Ascorbinsäure)			
TA 1530	+		
TA 1538	−		
E. coli K-12			
- 4 °C	+		+
- 37 °C	−		−
E. coli, DNS-Reparatur Defizient	+		

Tabelle 5. Untersuchungen an Säugerzellkulturen; (+ = mutagen, (+) = fraglich mutagen, − = nicht mutagen, (−) = exakte Beurteilung nicht möglich)

Methode	PVP-Jod	PVP	Jod
DNS-Strang Brüche			
- menschliche Zellen	+		
- CHO-Zellen	+	−	−
Mutagenität an Mauslymphomazellen	−/(+)	−	−
Zelltransformation	(−/+)	−	(−/+)
(Balb/c 3T3-Zellen)	+		
Chromosomenveränderungen			
- Hühnerembryozellen		+	
- (Zwiebelwurzel)		+	

Radikale auch mutagen wirken, ist dieses Ergebnis nur mit erheblichen Einschränkungen interpretierbar. Auch an E. coli konnte nur unter abgewandelten Versuchsbedingungen eine mutagene Wirkung mit PVP-Jod und Jod erzielt werden (Lingens 1976, persönliche Mitteilung) [27]. Schließlich ergab sich an E.-coli-Bakterien mit gestörter DNA-Reparationsfähigkeit ein Hinweis auf mutagene Wirkung [15].

Untersuchungen an Säugerzellen sind ein Modell höherer Komplexität mit chromosomalen Strukturen und Konzentration des genetischen Materials im Zellkern (Tabelle 5). An Zellkulturen führte lediglich PVP-Jod zu DNS-Strangbrüchen, während ähnliche Befunde mit PVP oder Jod nicht erhoben werden konnten [12, 20, 23].

An Mauslymphomazellen ergaben sich ohne metabolisierendes System aus Rattenleber keine Mutationen durch PVP-Jod, PVP oder Jod. Mit Metabolisierung

Tabelle 6. In-vivo-Mutagenitätsprüfungen am Säuger; (+ = mutagen, – = nicht mutagen)

Methode	PVP-Jod	PVP	Jod
Dominant-Letal-Test (Maus)	–	–/–	–
Mikronukleustest (Maus)	–		–
Chromosomenveränderungen,			
Knochenmark, Hamster	–	–	–
Knochenmark, Ratte, Inhalation			+

zeigte dagegen PVP-Jod eine marginale mutagene Wirkung ohne Dosisabhängigkeit [9].

Im Zelltransformationstest werden nichtmaligne Zellen durch Einwirkung chemischer Agenzien zu malignen umgewandelt. Während PVP keine transformierende Wirkung aufwies, zeigte sich ein marginaler Effekt beim PVP-Jod und beim Jod, der allerdings wegen fehlender Dosis-Wirkungs-Beziehung nicht interpretierbar war [9]. Nach Meinung der Autoren selbst besitzen PVP, PVP-Jod und Jod keine biologisch signifikante mutagene oder zelltransformierende Wirkung. Eine andere Untersuchergruppe beschrieb dagegen einen positiven Zelltransformationstest mit einer PVP-Jod-Formulierung [12]. Diese Ergebnisse liegen bisher jedoch nur als Vortragabstract vor.

Schließlich sei noch eine ältere Untersuchung mit PVP aus dem Jahre 1958 erwähnt [25]. An Hühnerembryozellen und Zwiebelwurzelzellen fanden sich Effekte wie nach Einwirkung des Spindelgiftes Colchizin, die aber nicht als Beweis einer chemisch induzierten Mutation zu werten sind.

Die bisher beschriebenen In-vitro-Tests wurden durch ausgedehnte Untersuchungen am Säuger vorwiegend im eigenen Hause (Tabelle 6) komplettiert. Im Dominant-Letal-Test wird auf Letalmutationen an Spermatogonien geprüft, was sich nach Begattung der weiblichen Tiere in einer erhöhten Absterberate der Zygoten und Embryonen zeigt. Weder PVP-Jod [14, 18] noch PVP [unveröffentlichte Untersuchungen (BASF) von Engelhardt u. Zeller (1980)] [19] oder Jod [unveröffentlichte Untersuchungen (BASF) von Peh u. Hofmann (1976)] führten nach intraperitonealer Verabreichung zu Dominant-Letal-Mutationen bei der männlichen Maus. Auch im Mikronukleustest an der Maus [unveröffentlichte Untersuchungen (BASF) von Engelhardt u. Hofmann (1976)] [14, 18] und im Knochenmarkstest am chinesischen Hamster [unveröffentlichte Untersuchungen (BASF) von Engelhardt u. Zeller (1980) und Peh u. Hofmann (1976)] [14, 18] ergaben sich nach intraperitonealer Gabe nur negative Befunde. Beide Methoden prüfen auf strukturelle Chromosomenveränderungen an Zellen des erythropoetischen Systems. Nach einer russischen Untersuchung bewirkte dagegen die inhalative Aufnahme von Joddämpfen bei Ratten Chromosomenaberrationen [1], die jedoch nach vorheriger oraler Gabe eines Vitaminkomplexes reduziert werden konnten.

Die dargestellten Mutagenitätsprüfungen erscheinen zunächst verwirrend. Allerdings zeigt sich ein klarer Gang mit zunehmender Komplexität des Prüfsystems. Das einfachste Modell ergab eine chemische Reaktion von PVP-Jod mit Nukleinsäurekomponenten, die sich aber direkt aus der Struktur des PVP-Jod und der Reaktivität vom Jod ableiten läßt. Die mutagene Wirkung an Bakterien zeigte sich dagegen nur unter spezifisch abgewandelten Versuchsbedingungen. Die gewünschte bakterizide Wirkung von PVP-Jod kann dabei sicherlich das Ergebnis beeinflussen. Beim Übergang auf Zellkultursysteme wurden die Ergebnisse uneinheitlich und teilweise sogar widersprüchlich. Schließlich waren die Mutagenitätsprüfungen am Säuger, als Modell höchster Komplexität, negativ. Ein relevantes mutagenes Risiko scheint somit für den Säuger nicht gegeben zu sein.

Zusammenfassung

Eine zusammenfassende Betrachtung der Untersuchungen zur Kanzerogenität und Mutagenität von PVP-Jod und seinen Komponenten führt zu folgendem Ergebnis:

Die Kanzerogenitätsprüfungen der Einzelkomponenten waren beim Jod und i. allg. auch beim PVP negativ, selbst wenn ältere Untersuchungen zunächst auf eine kanzerogene Potenz hingewiesen haben. Die Mutagenitätsprüfungen waren an einfachen Systemen positiv; mit steigender Komplexität des Untersuchungsmodells wurden die Ergebnisse uneinheitlich, bis sie schließlich am Ganztier negativ waren. Bei sinnvoller Anwendung von PVP-Jod unter Berücksichtigung von Applikationsort, -frequenz und -menge dürfte damit ein kanzerogenes oder mutagenes Risiko für den Menschen nicht gegeben sein.

Literatur

1. Alekperov UK, Alekperov II, Aliev AA et al. (1977) Effect of a complex of antimutagens of vitamin nature on the level of chromosome aberrations induced by iodine. Izv Akad Nauk SSR [Biol] 3: 3–6
2. Burnette LW (1962) A review of the physiological properties of Polyvinylpyrrolidone. Proc Soc Sect Toilet Goods Ass 38: 1–4
3. DuPont A, Lachapelle JM (1968) The fate of foreign macromolecules. Br J Dermatol 80: 543–544
4. Gutter B, Rosenkranz HS (1977) A possible chemical basis for the DNA-modifying effect of Povidone-Iodine. Isr J Med Sci 13: 531–532
5. Hueper WC (1956) Polyvinyl Pyrrolidone, a cancerigenic agent for rats. Proc Am Assoc Cancer Res 2: 120
6. Hueper WC (1957) Experimental carcinogenic studies in macromolecular chemicals. Cancer 10: 8–18
7. Hueper WC (1959) Carcinogenic studies on water-soluble and insoluble macromolecules. AMA Arch Pathol 67: 589–617
8. Hueper WC (1961) Bioassay on Polyvinylpyrrolidones with limited molecular weight range. J Natl Cancer Inst 26: 229–237
9. Kessler FK, Laskin DL, Borzelleca JF, Charchman RA (1980) Assessment of somatogenotoxicity of Povidone-Iodine using two in vitro assays. J Environ Pathol Toxicol 4: 327–335
10. Leuschner, F (1980) Unveröffentlichte Untersuchungen Prof. Leuschner
11. Lindner J (1960) Tierexperimentelle Untersuchungen zum Problem der sog. Polymerkrebse. Verh Dtsch Ges Pathol 44: 272–280

12. Long SD, Warren AJ, Hentosh P, Little JB (1981) Malignant transformation and DNA damage by Povidone-Iodine in cultured mammalian cells. Proc Am Assoc Cancer Res 22: 122
13. Lusky LM, Nelson A (1957) Fibrosarcomas induced by multiple subcutaneous injections of Carboxymethylcellulose (CMC), Polyvinylpyrrolidone (PVP), and Polyoxyethylene Sorbitan Monostearate (Tween 60). Fed Proc 16: 318
14. Merkle J, Zeller H (1979) Absence of Povidone-Iodine-induced mutagenicity in mice and hamsters. J Pharm Sci 68: 100–102
15. Oettel H, Frohberg H (1958) Unveröffentlichte Untersuchungen BASF
16. Oettel H, Frohberg H (1960) Unveröffentlichte Untersuchungen BASF
17. Oettel H, v. Schilling B (1967) Unveröffentlichte Untersuchungen BASF
18. Peh J, Zeller H (1977) Zur Frage einer mutagenen Wirkung von Povidon-Jod USP XIX. Hyg Med 8: 38–39
19. Revazova YA, Radchenko LU (1976) Modifying effect of Polyvinylpyrrolidone on the mutagenic activity of Fotrin. Khim Farm Zh 10: 11–15
20. Rosenkranz HS, Gutter B, Speck WT (1976) Mutagenicity and DNA-modifying activity: A comparison of two microbial assays. Mutat Res 41: 61–70
21. Rosenstirn J (1926) Iodine irritation does not produce cancer. J Cancer Res 10: 61–65
22. Sachsse K, Jobst P, Birnstiel H et al. (1978) Unveröffentlichte Untersuchungen BASF
23. Speck WT, Carr HS, Rosenkranz HS (1976) DNA damage produced by Povidone-Iodine in cultured human diploid cells. J Toxicol Environ Health 1: 977–980
24. Stenbäck F, Rowland J (1978) Carcinogenic activation of benzo(a)pyrene by iodine and ferric chloride in the respiratory tract of Syrian golden hamsters. Experientia 34: 1065–1066
25. Szepsenwol J (1958) The action of polyvinyl pyrrolidone upon growth of animal and plant cells. Cellule 59: 349–357
26. Wessel W, Schoog M, Winkler E (1971) Polyvinylpyrrolidone (PVP), its diagnostic, therapeutic and technical application and consequences thereof. Arzneimittelforsch 21: 1468–1482
27. Wlodkowski TJ, Speck WT, Rosenkranz HS (1975) Genetic effects of Povidone-Iodine. J Pharm Sci 64: 1235–1237

Mikrobiologische Wirksamkeit von PVP-Jod

H.-P. Werner

Hygiene-Institut (Dir. Prof. Dr. J. Borneff), Johannes-Gutenberg-Universität, Hochhaus am Augustusplatz, D-6500 Mainz

Die Zahl der Veröffentlichungen über den klinischen Einsatz von Jodophor-Präparaten, vorwiegend mit „ausgezeichneten" Resultaten, sowie der Meldungen mit „überzeugenden" Behauptungen über die Bedeutung der Anwendung am Patienten und zur Händedesinfektion ist unübersehbar groß geworden. Im Vergleich dazu sind die wenigen Publikationen über Experimente mit wissenschaftlicher schrittweiser Abklärung der Wirksamkeit, der vielfältigen Reaktionsformen sowie deren Beeinflußbarkeit und Nebenreaktionen als Ausnahmen zu werten. Bei der weitverbreiteten Anwendung einschlägiger Präparate muß die Frage nach den Vor- und Nachteilen durch experimentelle Studien unbedingt geklärt werden. Nur auf diese Weise ist eine Empfehlung gezielter Anwendungen oder eine Legitimierung bereits geübter Praktiken zu rechtfertigen.

Gerade im Zusammenhang mit der teilweise tendenziös geführten Diskussion um die Jodophorpräparate schließen wir uns voll den Feststellungen von Rotter et al. [22] an: „Die erste Eigenschaft eines Desinfektionsverfahrens ist seine ausreichende Desinfektionswirkung ... erst nach dem Nachweis, daß ein Verfahren ausreichend wirksam ist, lohnt sich die Mühe, andere so wichtige Eigenschaften wie Toxizität, Hautverträglichkeit und die Akzeptanz durch die Anwender in die weitere Bewertung mit einzubeziehen." Dies ist umso mehr zu betonen, zumal eine solche Forderung ein Selbstverständnis ist bei allen Arzneimitteln, die wie Jodophore wiederholt eingesetzt werden.

Am Anfang einer korrekten experimentellen Untersuchung müssen v. a. die methodischen Probleme der Inaktivierung übertragener Wirkstoffreste in der Subkultur und die Reaktivierung teilweise geschädigter Mikroorganismen abgeklärt werden; später sind dann klinisch-epidemiologische Studien unter Beachtung der gewonnenen methodischen Erkenntnisse angebracht. „Wenn über einen zur Desinfektion verwendeten Wirkstoff unterschiedliche Bewertungen vorliegen, so drängt sich der Verdacht auf, daß bei jenen Untersuchern mit günstigen Ergebnissen das Problem der Enthemmung, also der Inaktivierung der Wirkstoffreste in den Subkulturen, nicht gemeistert wurde" [19]. Die Notwendigkeit derartiger eingehender Vorversuche wurde von uns zuletzt bei Chlorhexidinpräparaten demonstriert [4, 25]; wir fanden lediglich einen bakteriostatischen Effekt und mußten von einem Einsatz wäßriger Lösungen zur Desinfektion abraten. Der Schluß ist berechtigt, daß die guten Resultate zahlreicher anderer Veröffentlichungen auf eine unzureichende Inaktivierung der Wirkstoffreste in der Subkultur zurückzuführen sind. In der Folgezeit häuften sich die Publikationen über die Kontamination derartiger wäßriger Chlorhexidinpräparate im klinischen Gebrauch. Folgerichtig reagierte die Indu-

PVP-Jod in der operativen Medizin
Herausgegeben von G. Hierholzer und G. Görtz

strie mit dem Vertrieb steriler praxisgerechter Kleinabpackungen von wäßrigen Chlorhexidinlösungen.

Offenbar infolge Verwendung kontaminierten Wassers bei der Herstellung erwiesen sich bei der Nachprüfung in Krankenhäusern auch bestimmte Chargen von Jodophorpräparaten als mit Pseudomonas cepacia kontaminiert [5, 17]. Veranlassung zu der Kontrolle hatten positive Blutkulturen („Pseudobakteriämien") gegeben. Im Jahre 1982 wurde über 5 Infektionen als Folge von Pseudomonas aeruginosa kontaminierten Originalpackungen mit Präpodinelösung berichtet [18]. Schon 1980 sah Kanz (nicht veröffentlichte Resultate der Überprüfung eines Jodophorpräparates, 1980) wegen der geringen Wirkung gegenüber Staphylococcus aureus im quantitativen Suspensionsversuch davon ab, ein Polyvinylpyrrolidon-Jod-Präparat (PVP-Jod-Präparat) für die Händedesinfektion zu empfehlen. Seine Resultate wurden von Gundermann (persönliche Mitteilung, 1981), Grün [11], Primavesi [19] sowie uns [24] prinzipiell bestätigt.

So warnte Grün [11] nach systematischen Experimenten mit 3 Handelspräparaten auf der Basis wäßriger Jodophorlösungen vor deren Einsatz zur hygienischen und chirurgischen Händedesinfektion, weil er eine nicht ausreichende bakterizide Wirkung, insbesondere gegenüber grampositiven Bakterien und Candida albicans, ermittelt hatte. Aufgrund der Resultate von Primavesi [19] vergrößerte sich die Palette der geringer empfindlichen Keimarten; er fand, daß Enterokokken und Mykobakterien eher noch schlechter angegriffen werden als der üblicherweise zur Testung verwendete Staphylococcus-aureus-Stamm ATCC 6538. Weiterhin fiel in seinen Untersuchungen eine deutlich höhere Resistenz frisch angezüchteter Staphylococcus-aureus-Stämme als diejenige von ATCC 6538 auf. Somit kann keinesfalls bei den Prüfrichtlinien der DGHM von besonders harten Bedingungen gesprochen werden [19].

Auch ist die desinfizierende Wirksamkeit von Jodophoren bei Viruskontaminationen kritisch zu bewerten. Sporkenbach [23] konnte für PVP-Jod-Präparate als auch für eine wäßrige PVP-Jod-Lösung keine ausreichende desinfizierende Wirksamkeit gegenüber Polio- und Adenoviren feststellen. Zu einer negativen Beurteilung führt auch die Untersuchung der HBV-Wirksamkeit eines PVP-Jod-Präparates im Morphologischen Alterations- und Desintegrationstest (MADT) durch Kuwert et al. [14].

Aufgrund der Resultate konnten wir keinem der insgesamt 9 überprüften Handelspräparate auf Jodophorbasis eine innerhalb der für die Händedesinfektion erforderlichen kurzen Zeit ausreichende bakterizide Wirksamkeit bestätigen. Auch in diesen Resultaten zeigte sich eine „Lücke" gegenüber Staphylococcus aureus, als relativ resistent erwiesen sich auch Escherichia coli und Pseudomonas aeruginosa [24]. In den qualitativen Suspensionsversuchen bestätigten sich auch die Resultate anderer Autoren [1, 5, 13, 19] (Gundermann 1981, persönliche Mitteilung; Kanz 1980, nichtveröffentlichte Resultate eines Jodophorpräparates), wonach eine Verdünnung von PVP-Jod-Präparaten vielfach zu einer stärkeren bakteriziden Wirksamkeit führt. Die optimal wirksame Konzentration ist nicht bei allen Präparaten einheitlich.

Zu diesen Erkenntnissen kann man jedoch nur gelangen, sofern eine weitgehende Inaktivierung der in die Subkultur übertragenen Wirkstoffreste gewährleistet ist. Verschiedene Untersucher betonen dabei, daß das gesamte Inaktivierungssystem zu

Tabelle 1. Beispielhafte Darstellung der Resultate des qualitativen Suspensionsversuches entsprechend der Richtlinie für die Prüfung und Bewertung chemischer Desinfektionsverfahren, I. Teilabschnitt (Stand 1.1.1981) nach Inkubation bei 37 °C während 1, 3 und 6 Tagen. Testkeim: Staphylococcus aureus ATCC 6538, Keimzahl der Beimpfungssuspension: $5 \cdot 10^8$/ml. Die Subkulturen wurden in CSL sowie in CSL + 3% Tween 80 + 0,3% Lecithin + 0,1% Histidin + 0,5% Natriumthiosulfat angesetzt.
+ = Trübung der flüssigen Subkulturen zum Ablesezeitpunkt infolge Wachstum des Testkeimes;
– = keine Trübung der flüssigen Subkultur;
⊖ = Wachstum des Testkeimes auf Caseinpepton-Sojabohnenmehlpepton-Agar + 3% Tween 80 + 0,3% Lecithin + 0,1% Histidin + 0,5% Natriumthiosulfat nach weiterer Subkultur aus den klaren („scheinbar unbewachsenen") flüssigen Subkulturmedien. (Nach Werner [24])

Bebrütungszeit:		1 d				3 d				6 d			
Konz. (%)		Einwirkungszeit in min											
Präparat BC		½	1	2	5	½	1	2	5	½	1	2	5
CSL	100	⊖	⊖	⊖	–	+	+	+	+	+	+	+	+
	75	⊖	⊖	⊖	⊖	+	+	+	+	+	+	+	+
	50	⊖	⊖	⊖	⊖	+	+	+	+	+	+	+	+
	10	⊖	⊖	⊖	⊖	+	+	+	+	+	+	+	+
CSL+	100	+	+	+	⊖	+	+	+	+	+	+	+	+
TLH–	75	+	+	+	+	+	+	+	+	+	+	+	+
Na-Thio	50	+	+	+	⊖	+	+	+	+	+	+	+	+
	10	+	+	–	–	+	+	+	⊖	+	+	+	+
Präparat BRS													
CSL	100	–	–	–	–	⊖	⊖	–	–	+	+	+	–
	75	⊖	–	–	–	+	–	–	–	+	+	+	–
	50	–	–	–	–	⊖	⊖	–	–	+	+	+	+
	10	–	–	–	–	⊖	⊖	–	–	+	+	+	–
CSL+	100	+	+	–	–	+	+	+	–	+	+	+	–
TLH–	75	+	+	–	–	+	+	+	–	+	+	+	–
Na-Thio	50	+	+	–	–	+	+	+	+	+	+	+	+
	10	+	+	–	–	+	+	⊖	–	+	+	+	–

berücksichtigen ist [4, 10, 11, 16, 20, 21, 25]. Es liegen sehr detaillierte Studien über die Eignung [16, 20, 25] und sogar die Eigentoxizität [20] von Inaktivierungssubstanzen vor. Auf diesen Erkenntnissen beruhen die Empfehlungen in den „Richtlinien" [3], in jedem Fall 3 Kombinationen (3% Tween 80 + 0,3% Lecithin + 0,1% Cystein; 3% Tween 80 + 3% Saponin + 0,1% Histidin + 0,1% Cystein; 3% Tween 80 + 0,3% Lecithin + 0,1% Histidin + 0,5% Natriumthiosulfat) auf ihre Eignung zu prüfen. Es ist also hervorzuheben, daß bei Einsatz einer solchen geeigneten, in den Richtlinien empfohlenen Inaktivierungskombination auch im qualitativen Suspensionstest die relativ schlechte Wirksamkeit der Jodophorpräparate auffiel. Wurden diese flüssigen Subkulturen entsprechend der „Richtlinien" 72 h bei 37 °C bebrütet, so ließen sich praktisch alle Röhrchen mit Wachstum der Testkeime anhand der Trübung identifizieren. Aufgrund unserer Ergebnisse kann man also nicht davon ausgehen, daß man zu den tatsächlichen Resultaten nur bei besonderer Modifikation der Richtlinien gelangte.

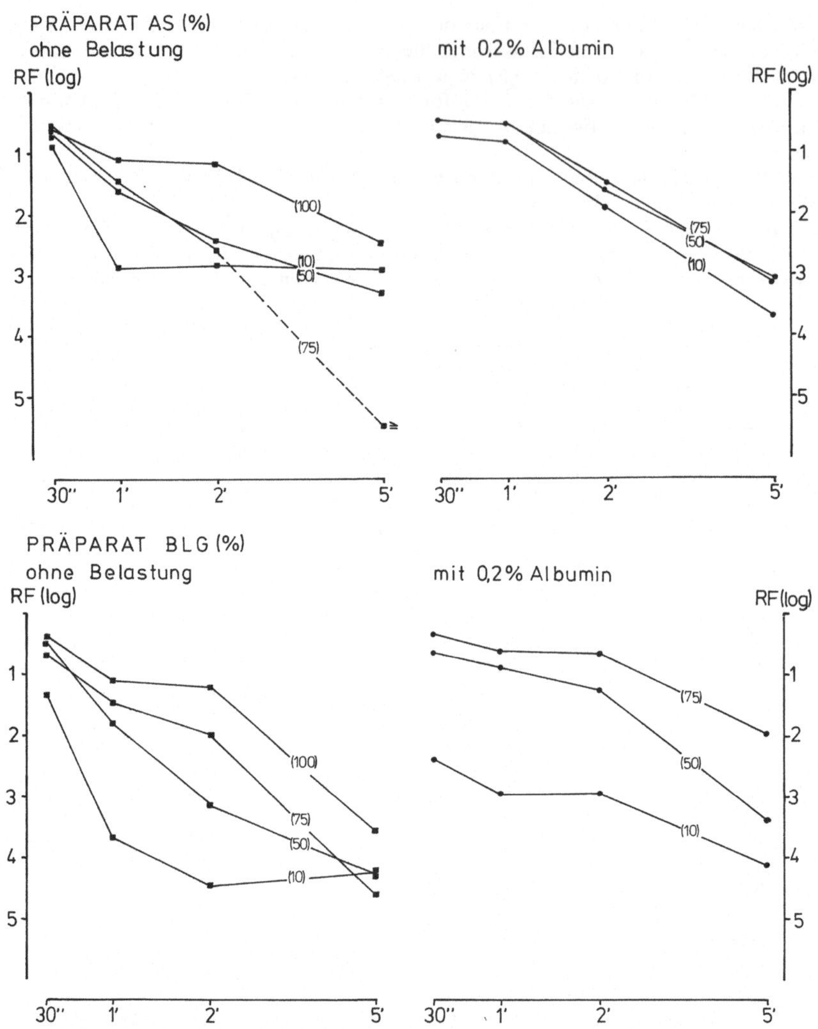

Abb. 1. Ergebnisse der quantitativen Suspensionsversuche mit den Präparaten AS und BLG entsprechend der „Richtlinie für die Prüfung und Bewertung chemischer Desinfektionsverfahren", I. Teilabschnitt (Stand 1. 1. 1981) mit dem Testkeim Staphylococcus aureus ATCC 6538 ohne Belastung und bei Zusatz von 0,2% Albumin. Inaktivierungskombination: 3% Tween 80 + 0,3% Lecithin + 0,1% Histidin + 0,5% Natriumthiosulfat. Die Bebrütung der Caseinpepton-Sojabohnenmehlpepton-Agar-Platten erfolgte während 72 h bei 37 °C. RF (log) = logarithmierter Reduktionsfaktor (log KBE (Ko) – log KBE (D)) nach den verschiedenen Einwirkungszeiten (30 s, 1, 2 und 5 min). (Nach Werner [24])

Die beispielhaften Ergebnisse der Resultate solcher qualitativen Suspensionsversuche mit 2 Prüfpräparaten sind aus Tabelle 1 ersichtlich.

Wie auch in zahlreichen anderen Untersuchungen erwies sich der quantitative Suspensionstest nach Reybrouck u. Werner [21], wie er auch in die neue „Richtlinie" [3] Eingang gefunden hat, als exakte Methode zur Charakterisierung der Absterbekinetik der Jodophorpräparate. Die beispielhafte graphische Darstellung mit

2 Prüfpräparaten (Abb. 1) läßt teilweise starke Unterschiede in der Abtötungskinetik erkennen, bestätigt jedoch auch eine nur unzureichende Wirksamkeit gegenüber Staphylococcus aureus. Ohne Berücksichtigung offenbar rezepturbedingter, geringer Unterschiede (auch in Abhängigkeit von den Zeiten) erwiesen sich meist die Konzentrate als am wenigsten effektiv. Weiterhin fallen innerhalb der einzelnen Graphiken z. T. starke Unterschiede in den Kurvenverläufen unterschiedlicher Verdünnungen auf, was die Annahme verschiedener Reaktionen rechtfertigt. Einförmiger sind die Kurvenverläufe bei Zusatz von 0,2% Albumin. Alle Präparate waren hierbei schwächer wirksam. Auch in diesen Versuchen zeigte sich eine starke Abhängigkeit der Resultate von der Bebrütungsdauer der Nährböden. Nach längeren Inkubationszeiten verminderten sich die logarithmischen Reduktionsfaktoren infolge höherer Werte koloniebildender Einheiten auf den Zählplatten. Offenbar benötigen durch Jodophore (oder deren Reaktionsprodukte) teilgeschädigte Testkeime längere Zeit, bevor sie sich zur Kolonie vermehren. Die Erklärungen der zahlreichen Reaktionsarten, der Abhängigkeiten für die Entstehung von Umwandlungsprodukten, der Faktoren, welche die Stabilität beeinträchtigen, wurden ausführlich von Gottardi [6–9] gegeben. Der Anteil an „freiem" Jod (J_2) ist für die desinfizierende Wirkung vorwiegend entscheidend. Die Konzentration des für die Desinfektionsvorgänge v. a. verantwortlichen molekularen Jods steigt mit zunehmender Verdünnung [9].

Obwohl sich die Wirkstoffangaben durch den Hersteller auf den Verpackungen kaum unterscheiden, weichen die Wirkungsspektren und die Abtötungskinetik der geprüften Rezepturen voneinander teilweise erheblich ab. Somit sind auch die Aussagen bzw. Anwendungsmöglichkeiten über Jodophore nicht pauschal zu formulieren, sondern differenziert auf die jeweiligen Rezepturen abzustimmen. Dies bedeutet aber auch, daß alle Aussagen bezüglich der Stabilität, Wirksamkeit, Toxizität und des häufig gepriesenen „Depoteffektes" ebenfalls nicht verallgemeinert werden dürfen.

Aus ärztlicher Sicht war es nach Kenntnis der oben erwähnten „Lücken sicherlich nicht zu vertreten, diese Präparate in der VI. Desinfektionsmittelliste der DGHM aufzuführen, ohne den Arzt auf die Wirkungslücke im Keimspektrum aufmerksam zu machen; man hätte damit neuere wissenschaftliche Erkenntnisse von erheblicher Relevanz ignoriert" [19]. Aus diesem Grunde entschied sich die Desinfektionsmittelkommission, die folgende Fußnote bei den einschlägigen Präparaten in die VI. Liste [15] aufzunehmen: „Während der Drucklegung der VI. Liste wurden Untersuchungen mit ausgewählten PVP-Jod-haltigen Präparaten bekannt, bei denen die Wirksamkeit gegenüber bestimmten Testkeimen, insbesondere Staphylococcus aureus, für die hygienische Händedesinfektion nicht ausreichte. Die Befunde legen den Verdacht nahe, daß es sich um ein wirkstoffspezifisches Problem handelt."

Von wesentlicher Bedeutung für die Frage nach der Relevanz solcher Ergebnisse (mit und ohne Zusatz von Inaktivierungssubstanzen) für den klinischen Einsatz ist auch die Tatsache, daß in den Subkulturen ohne Inaktivierung volles Wachstum nach längerer Bebrütung eintrat. Es handelt sich somit bei der Inaktivierung in der Subkultur keinesfalls um einen „Kunstgriff", der für die klinische Anwendung vernachlässigbar wäre. Für den Einsatz von Jodophoren im Krankenhausbereich und in der Praxis sind vorläufig, entsprechend dem derzeitigen Wissensstand, folgende

Konsequenzen ableitbar. Die zahlreichen klinischen Studien müssen daraufhin kontrolliert werden, ob die testmethodischen Probleme ausreichend berücksichtigt wurden.

Aufgrund der vorliegenden Ergebnisse sind Jodophorpräparate (wäßrige Lösungen und Seifenlösungen) zur Hände- oder Hautdesinfektion nicht geeignet, für diese Anwendungszwecke sollen alkoholische Einreibpräparate vorgezogen werden. Dies schließt nicht aus, daß Weiterentwicklungen mit diesem Wirkstofftyp zu befriedigenden Resultaten führen.

Wenn man sich solchermaßen klar gegen den Einsatz zur Desinfektion wenden muß, wird aber auch die Notwendigkeit antiseptischer Waschungen und Spülungen in operativen Disziplinen und bei der Pflege schwerkranker Patienten gesehen. Der Arzt im Krankenhaus und in der Praxis muß dringend auf die Wirkungslücken hingewiesen werden, damit er diese Präparate nur gezielt als Antiseptikum unter besonderen Vorsichtsmaßnahmen anwendet. Somit hat als unbedingte Minimalforderung zu gelten, daß nur gesichert sterile Konzentrate bzw. Verdünnungen in praxisgerechten Abpackungen angewandt werden. Dies ist nur sinnvoll, wenn praxisgerechte Kleinabpackungen für die einmalige Anwendung eingesetzt werden. Wegen der oben dargelegten Probleme der Inaktivierung erscheint es derzeit ratsam, sich nicht auf Endpunktkontrolle einzelner Abpackungen zu verlassen, sondern vielmehr den Nachweis einer gesicherten Sterilisation zu fordern.

Zusammenfassung

Vor dem Hintergrund der verbreiteten Verwendung von PVP-Jod in wäßriger, seifiger und alkoholischer Lösung wird darauf hingewiesen, daß mit korrekten experimentellen Untersuchungen die mikrobiologische Wirksamkeit der Substanz nachzuweisen ist. Hierbei sollten die Richtlinien für die Prüfung und Bewertung chemischer Desinfektionsverfahren mit dem besonderen Hinweis auf die Verwendung von Inaktivatoren zugrunde gelegt werden. Es wird anhand einer Literaturübersicht und auch eigenen Untersuchungen nachgewiesen, daß das mikrobizide Spektrum von wäßrigen und seifigen PVP-Jod-Lösungen für die chirurgische und hygienische Händedesinfektion nicht ausreicht. Hierfür sind alkoholische Aufbereitungen vorzuziehen. Dagegen bleibt dem Arzt zur Antisepsis häufig gar keine andere Wahl. Er sollte sich jedoch der Wirkungslücken bewußt sein. Von der Industrie werden sterile Lösungen in praxisgerechten Kleinabpackungen gefordert.

Literatur

1. Anderson RL, Berkelman RL, Holland BW (1981) Increased bactericidal activity with dilute preparations of povidone-iodine. 21. Interscience Conference on Antimicrobial Agents and Chemo therapy, 4.–6. Nov. 1981, Chicago, Illinois
2. Borneff J (1978) Fehlanwendungen von Desinfektionsmitteln und -verfahren. Hyg Med 3: 348
3. Deutsche Gesellschaft für Hygiene und Mikrobiologie (1981) Richtlinie für die Prüfung und Be-

wertung chemischer Desinfektionsverfahren. Erster Teilabschnitt (Stand 1.1.1981). Fischer, Stuttgart New York
4. Engelhardt C (1978) Veränderung der Keimresistenz und Desinfektionsmittelwirkung im quantitativen Suspensionstest. Dissertation, Universität Mainz
5. Favero MS (1982) Iodine-Champagne in a tin cup. Infect Control 3: 30
6. Gottardi W (1978) Wäßrige Jodlösungen als Desinfektionsmittel: Zusammensetzung, Stabilität, Vergleich mit Chlor- und Bromlösungen. Zentralbl Bakteriol Mikrobiol Hyg [B] 167: 206
7. Gottardi W (1978) Über die Verwendbarkeit von N-Jodverbindungen als Desinfektionsmittel. Zentralbl Bakteriol Mikrobiol Hyg [B] 167: 216
8. Gottardi W (1982) Die Bildung von Jodat als Ursache der Wirkungsabnahme jodhaltiger Desinfektionsmittel. Hyg Med 7: 15
9. Gottardi W (1983) Der Gehalt an freiem Jod in wäßrigen PVP-Jodlösungen. Hyg Med 8: 203
10. Green BL, Litsky W (1974) The use of sodium sulfite as a neutralizer for evaluating povidone-iodine preparations. Health Lab Sci 11: 188
11. Grün L (1982) Unzulängliche Keimabtötung durch wäßrige Jodophor-Präparate im Hinblick auf die Hygienische und Chirurgische Händedesinfektion. Hyg Med 7: 167
12. gestrichen
13. gestrichen
14. Kuwert E, Thraenhart O, Dermietzel R, Scheiermann N (1982) Zur Hepatitis B-Viruswirksamkeit und Hepatoviruzidie von Desinfektionsverfahren auf der Grundlage des MADT, 3. Aufl. mhp-Verlag, Mainz
15. VI. Liste (1982) der nach den „Richtlinien" geprüften und von der DGHM als wirksam befundenen Desinfektionsverfahren (Stand: 31.7.1981). mhp-Verlag, Mainz
16. MacKinnon IH (1974) The use of inactivators in the evaluation of disinfectants. J Hyg (Camb) 73: 189
17. Morbidity and Mortality Weekly Report (1980) Contaminated Povidone-Iodine Solution – Northeastern United States. MMWR 29: 553
18. Morbidity and Mortality Weekly Report (1982) Pseudomonas aeruginosa Peritonitis Attributed to a Contaminated Jodophor Solution – Georgia. MMWR 31: 197
19. Primavesi CA (1983) Untersuchungen über die desinfizierende Wirksamkeit von PVP-Jod-Verbindungen. Hyg Med 8: 199
20. Reybrouck G (1978) Bactericidal activity of 40 potential disinfectant inactivators. Zentralbl Bakteriol Mikrobiol Hyg [B] 167: 528
21. Reybrouck G, Werner H-P (1977) Ausarbeitung eines neuen quantitativen in vitro-Tests für die bakteriologische Prüfung chemischer Desinfektionsmittel. Zentralbl Bakteriol Mikrobiol Hyg [B] 165: 126
22. Rotter M, Wewalka G, Koller W (1982) Einfluß einiger Variablen auf die Ergebnisse von Prüfungen Hygienischer Händedesinfektionsverfahren. Hyg Med 7: 157
23. Sporkenbach J (1980) Über die fehlende inaktivierende Wirkung einiger PVP-Jod-Verbindungen gegenüber Poliomyelitis- und Adeoviren. Hyg Med 5: 357
24. Werner H-P (1982) Jodophore zur Desinfektion? I. Mitteilung: Scheinbar bakterizide Wirkung im Suspensionstest. Hyg Med 7: 205, 248
25. Werner H-P, Engelhardt C (1978) Problematik der Inaktivierung am Beispiel des in vitro-Tests. Hyg Med 3: 326

Die antimikrobielle Wirkung von PVP-Jod

G. Koppensteiner

Forschungslaboratorium, B. Braun Melsungen AG, Postfach 110, D-3508 Melsungen

Für antimikrobielle Wirkstoffe gibt es drei große Anwendungsgebiete. Dies sind prophylaktische Anwendungen im Rahmen von Desinfektionsmaßnahmen, die therapeutischen Applikationen im Rahmen der Chemotherapie und der Einsatz als Konservierungsmittel. Die Wirkstoffe für diese Anwendungsgebiete unterscheiden sich bedingt durch das Anforderungsprofil in der Art der Wirksamkeit, im antimikrobiellen Wirkungsspektrum und im Zeitpunkt des Eintritts der Wirksamkeit. PVP-Jod ist sicherlich der einzige Wirkstoff, der heute sowohl für Desinfektionsmaßnahmen (Hände, Haut, Schleimhaut u. a.) als auch in der antimikrobiellen Therapie eingesetzt wird.

Der Wirksamkeitsnachweis von Desinfektionspräparaten (z. B. Händedesinfektion) orientiert sich an den Richtlinien der Deutschen Gesellschaft für Hygiene und Mikrobiologie (DGHM) [2]. Präparate für die Hautdesinfektion können ebenfalls an diesen Richtlinien gemessen werden. In diesen Richtlinien sind reproduzierbare Prüfmethoden zum Nachweis der Wirksamkeit in Vorversuchen (in vitro) und in Hauptversuchen (in vivo) definiert. Die Anwendung an Schleimhäuten und Wunden oder Weichteilen, für die es keine reproduzierbaren Prüfmodelle gibt, wird sich vorwiegend am klinischen Erfolg orientieren, wobei jedoch auch hier der In-vitro-Test wertvolle Anhaltspunkte liefert. Dies gilt auch für die therapeutische Anwendung. Hier ist jedoch darauf hinzuweisen, daß die in der klassischen Antibiotikatherapie angewandten mikrobiologischen Methoden bei PVP-Jod, bedingt durch andere Wirksamkeitsmechanismen, nicht anwendbar sind.

PVP-Jod muß demnach nach unterschiedlichen Wirksamkeitskriterien gemessen werden. Neuere Untersuchungen von Grün [4] und Werner [12] zur antimikrobiellen Wirksamkeit von PVP-Jod ergaben von früheren Untersuchungen abweichende Ergebnisse. Diese Ergebnisse hatten Konsequenzen für eine Applikationsform von PVP-Jod, nämlich die hygienische Händedesinfektion; sie wurden jedoch vom Anwender teilweise falsch interpretiert und führten häufig zu einer gewissen Verunsicherung. Im Folgenden soll daher versucht werden, aus dem Blickpunkt der unterschiedlichen Applikationsformen und Anforderungen die mikrobiologische Wirksamkeit von PVP-Jod und deren Grenzen aufzuzeigen.

PVP-Jod in der operativen Medizin
Herausgegeben von G. Hierholzer und G. Görtz

Die Wirksamkeit von PVP-Jod in vitro

Der grundsätzliche Wirksamkeitsnachweis in vitro ist eine wesentliche Voraussetzung für die Beurteilung und erfolgreiche Anwendung eines antimikrobiellen Wirkstoffes. Das gilt sowohl für den Hemmhoftest im Rahmen der Prüfung von Antibiotika als auch für die Vorversuche der Wirksamkeitsprüfung von Desinfektionsmitteln. Der eigentliche Sinn des meist einfachen und gut reproduzierbaren In-vitro-Test ist der Nachweis der Wirkungsart (bakteriostatisch, bakterizid), des Eintritts der Wirksamkeit und der Kompatibilität mit Umwelteinflüssen (organische Belastung).

In Tabelle 1 sind Ergebnisse der keimtötenden Wirksamkeit von PVP-Jod-Präparaten im Suspensionsversuch (qualitativ und quantitativ) entsprechend den Anforderungen der Richtlinien der DGHM dargestellt. Die angegebenen Werte gelten für unterschiedliche Präparatetypen (wäßrige Lösungen, Waschpräparate) und wurden verschiedenen Quellen entnommen [4, 8, 10, 12], (eigene Untersuchungen). Die Ergebnisse zeigen eine rasche bakterizide und fungizide Wirksamkeit gegen ein breites Spektrum von Mikroorganismen (grampositive und gramnegative Bakterien, Pilze). Eine organische Belastung zeigt bei konzentrierten Präparaten keinen Einfluß auf die Wirksamkeit. Erst bei geringeren Konzentrationen ($<1\%$ PVP-Jod) wird der allen Halogenen eigene Eiweißfehler sichtbar. Eine genauere Analyse dieser Ergebnisse zeigt jedoch eine teilweise schwächere Wirkung gegen St. aureus [4, 8, 12], die früher nicht bekannt war. Als Ursachen dafür werden die Prüfmethode (qualitativ/quantitativ), die konsequente Anwendung von Inaktivierungssubstanzen und die Kenntnis früher nicht beachteter Dissoziationsphänomene wäßriger PVP-Jod-Lösungen unterschiedlicher Konzentration angesehen [1] (s. Beitrag Horn, S. 7). Nach den Untersuchungen von Berkelmann [1] und Horn (s. S. 7) durchläuft der Anteil an freiem, wirksamem Jod bei steigender Konzentration an PVP-Jod ein Maximum, das bei 0,3% PVP-Jod liegt. Diese physikalisch-chemische Eigenschaft wäßriger PVP-Jod-Lösungen wird durch die in Abb. 1 dargestellten Er-

Tabelle 1. Die keimtötende Wirkung von PVP-Jod-Präparaten (100%ig) in Suspensionsversuchen (Richtlinien der DGHM) mit und ohne Eiweißbelastung (0,2% Albumin)

Testkeim	Ohne Eiweißbelastung[a]	Mit Eiweißbelastung[a]
Staphylococcus aureus	0,5–10	1,0–10
Escherichia coli	0,5– 2	1,0– 5
Pseudomonas aeruginosa	0,5– 1	0,5– 1
Proteus vulgaris	0,5– 1	0,5– 1
Klebsiella pneumoniae	0,5– 1	0,5– 1
Mycobacterium tuberculosis	1,0– 5	–
Candida albicans	0,5– 5	0,5–10
Trichophyton mentagropyhtes	1	–
Mycobacterium gypseum	1	–

[a] Abtötungszeiten in Minuten

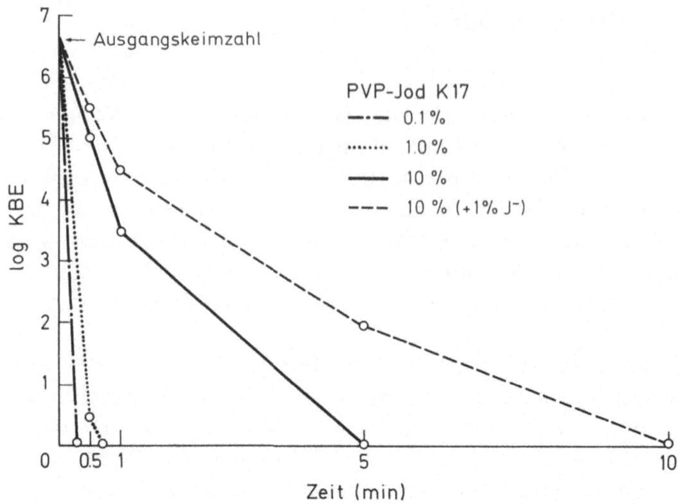

Abb. 1. Die inaktivierende Wirkung von PVP-Jod. Testkeim: B. subtilis v. n. (Sporen); Testmethode: quantitativer Suspensionsversuch (DGHM)

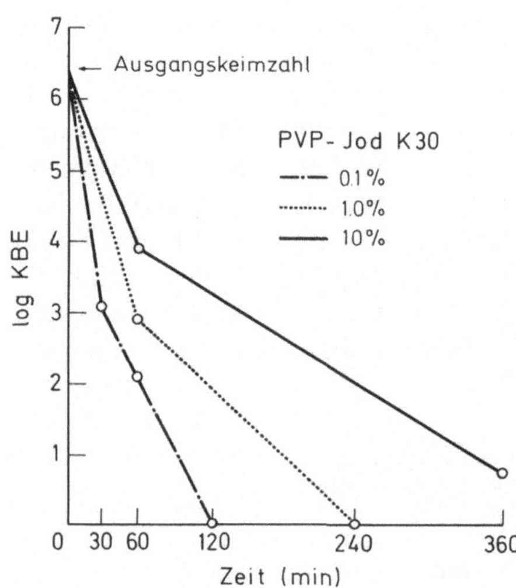

Abb. 2. Die inaktivierende Wirkung von PVP-Jod. Testkeim: St. aureus; Testmethode: quantitativer Suspensionsversuch (DGHM)

gebnisse bestätigt. Bedingt durch die unterschiedlichen Dissoziationskonstanten sind verdünnte Lösungen (0,1–1% PVP-Jod) wesentlich wirksamer als höher konzentrierte. Wie sehr diese Wirksamkeit auch von der Galenik eines Präparates abhängig ist, zeigt der Zusatz von Jodid zur wäßrigen PVP-Jod-Lösung. Ähnliches gilt auch für die Inaktivierung von Bakteriosporen (Abb. 2). Aus Abb. 1 geht jedoch auch hervor, daß die keimtötende Wirksamkeit sofort einsetzt, daß aber die Inaktivierungsraten je Zeiteinheit nicht dem Anforderungsprofil aller Desinfektionsmaßnahmen entsprechen.

Die Inaktivierung von Viren durch wäßrige oder alkoholische Jodlösungen ist bekannt. Untersuchungen zur Wirksamkeit von PVP-Jod zeigten dagegen nur teilweise eindeutige Ergebnisse [3, 9, 11]. Auch wenn hier noch weitere Untersuchungen notwendig sind, kann man doch davon ausgehen, daß umhüllte Viren (Herpes, Arena, Pocken) durch PVP-Jod inaktiviert werden. Hüllenlose Viren (Polio, Adeno, Papova) werden zwar auch inaktiviert, die notwendigen Einwirkungszeiten sind jedoch nicht praxisrelevant. Befunde von Kuwert et al [6] ergaben bei Untersuchungen der Inaktivierung von Hepatitis-B-Viren eine Abhängigkeit von der Galenik der Präparate. Während wäßrige Lösungen von PVP-Jod unwirksam waren, zeigten alkoholische PVP-Jod-Präparate und wäßrige Präparate mit Zusätzen (Tenside) eine inaktivierende Wirkung im Sinne von desinfektorischen Maßnahmen.

Die Wirksamkeit von PVP-Jod in vivo

„In-vitro"-Untersuchungen erlauben eine exakte Beschreibung des Wirksamkeitsprofils eines antimikrobiellen Wirkstoffes. Daß daraus kein Analogieschluß für die Wirksamkeit in der klinischen Praxis abgeleitet werden kann, ist hinreichend bekannt. Für Desinfektionsmittel sind klare Anforderungen unter praxisnahen Bedingungen durch das BGA und die DGHM definiert.

Die DGHM hat u. a. für Präparate zur *Händedesinfektion* das mikrobiologische Anforderungsprofil in Prüfrichtlinien festgelegt. Als Modell für die hygienische Händedesinfektion dient die mit E. coli künstlich kontaminierte Hand, für die chirurgische Händedesinfektion die Tageshand. Eine Wirksamkeit ist gegeben sofern das Prüfpräparat einem vorgegebenen Alkoholstandard vergleichbar wirkt. PVP-Jod-Präparate erfüllen präparateabhängig in beiden Fällen diese Anforderungen [7, 10]. Das Anforderungsprofil wird jedoch nicht alleine durch den In-vivo-Versuch bestimmt. Gleichzeitig ist auch eine Wirksamkeit in den Vorversuchen bei einer in der Praxis vergleichbaren Einwirkungszeit gefordert, die im Falle der hygienischen Händedesinfektion (1 min) bei St. aureus im Suspensionsversuch nicht erfüllt wird (Abb. 1). Für die chirurgische Händedesinfektion treffen diese Einschränkungen zumindest präparateabhängig nicht zu.

Ähnliches gilt auch für die *Hautdesinfektion,* die an den Kriterien der Händedesinfektion gemessen werden kann. Die präoperative Andwendung sollte dabei den mikrobiologischen Anforderungen an die chirurgische Händedesinfektion entsprechen, eine Anforderung, die sowohl von wäßrigen PVP-Jod-Präparaten als auch von alkoholischen Kombinationspräparaten erfüllt wird.

Im Gegensatz zur Hände- und Hautdesinfektion gibt es für die anderen Applikationsformen keine reproduzierbaren Prüfmodelle. Es ist auch fraglich, ob dies für die Behandlung von Schleimhäuten, Wunden oder Weichteilen oder bei der therapeutischen Anwendung überhaupt möglich oder auch sinnvoll ist. Die Wirksamkeit wird hier ausschließlich durch reproduzierbare Laboruntersuchungen und den klinischen Erfolg bestimmt. Dies soll jedoch nicht ausschließen, daß zumindest für die antimikrobielle Prophylaxe Prüfmodelle wünschenswert wären.

Diskussion

Aus den vorliegenden In-vitro-Untersuchungen ist ersichtlich, daß PVP-Jod eine keimtötende Wirkung gegen ein weites Spektrum von Mikroorganismen innerhalb kurzer Einwirkungszeiten besitzt. Vegetative Bakterienformen und Pilze werden innerhalb von wenigen Minuten sicher abgetötet, wobei der Wirkungseintritt bei verdünnten Lösungen früher erfolgt als bei konzentrierten. PVP-Jod inaktiviert auch Bakteriensporen. Die dafür notwendigen Einwirkungszeiten (2–24 h) sind zwar für eine prophylaktische oder therapeutische Maßnahme nicht relevant, was auch im klinischen Bereich nicht gefordert ist. Immerhin wird dadurch doch die Empfehlung des Bundesgesundheitsamtes, das eine Sporenfreiheit von Präparaten für die chirurgische Händedesinfektion und die Hautdesinfektion und davon abgeleitet auch für andere Applikationsformen fordert, durch den Wirkstoff selbst erfüllt. Durch organische Belastung (Schleimhaut, Wunden) ist die Wirksamkeit konzentrierter Lösungen (ab 1% PVP-Jod) nicht beeinträchtigt. Eine Einschränkung der Wirksamkeit ergibt sich lediglich für die hygienische Händedesinfektion durch die Nichterfüllung des In-vitro-Versuches mit St. aureus entsprechend den Prüfrichtlinien der DGHM. Aber auch diese „Einschränkung der Wirksamkeit" muß nach den Befunden von Koppensteiner u. Pfeiffer [5] relativiert werden. Unter den Temperaturbedingungen der Anwendung am Menschen wird auch St. aureus innerhalb von 1 min abgetötet, was im praxisnahen Versuch an mit St. aureus kontaminierten Händen bestätigt werden konnte. Es sollte in diesem Zusammenhang jedoch auch gesehen werden, daß PVP-Jod für die hygienische Händedesinfektion aus bekannten Gründen ohne wesentliche praktische Bedeutung ist. Grün [4], Werner [12] und Primavesi [8] wiesen auch darauf hin, daß diese geringfügig schwächere Wirksamkeit gegen St. aureus ausschließlich die hygienische Händedesinfektion betrifft. Damit ergibt sich präparateabhängig keine Einschränkung für die chirurgische Händedesinfektion oder für die präoperative Hautdesinfektion. Auch für alle anderen Applikationen, deren Vielfältigkeit im vorliegenden Symposiumsbericht demonstriert wird, gibt es aus mikrobiologischer Sicht keine Einschränkungen, sofern diese durch den Ort der Anwendung oder die maximal verträgliche Anwendungskonzentration nicht von selbst gegeben sind.

Zusammenfassung

PVP-Jod besitzt eine keimtötende Wirkung gegen ein weites Spektrum von Mikroorganismen. Vegetative Bakterienformen und Pilze werden innerhalb von wenigen Minuten sicher abgetötet, wobei der Wirkungseintritt bei verdünnten Lösungen früher erfolgt als bei konzentrierten. Durch organische Belastung (Schleimhaut, Wunden) ist die Wirksamkeit konzentrierter Lösungen (ab 1% PVP-Jod) nicht beeinträchtigt. Eine Einschränkung der Wirksamkeit ergibt sich lediglich für die hygienische Händedesinfektion durch die Nichterfüllung des In-vitro-Versuches mit Staphylococcus aureus entsprechend den Prüfrichtlinien der DGHM.

Literatur

1. Berkelmann RL, Holland BW, Anderson RL (1982) Increased bactericidal activity of dilute preparations of povidoneiodine solutions. J Clin Microbiol 15: 635
2. Deutsche Gesellschaft für Hygiene und Mikrobiologie (1981) Richtlinie für die Prüfung und Bewertung chemischer Desinfektionsverfahren. Erster Teilabschnitt (Stand 1.1. 1981). Fischer, Stuttgart New York
3. Drees O[1] (1975) Prüfung der viruziden Wirkung des Präparates Polyvidon-Jod-Propanol gegen Poliovirus Typ 1 und Vaccine-Virus. Fachgutachten aus dem Heinrich-Pette-Institut für experimentelle Virulogie und Immunologie der Universität Hamburg
4. Grün L (1982) Unzulängliche Keimabtötung durch wäßrige Jodophor-Präparate im Hinblick auf die hygienische und chirurgische Händedesinfektion. Hyg Med 7: 167
5. Koppensteiner G, Pfeiffer M (in Vorbereitung) Die Wirksamkeit von PVP-Jod gegen Staphylococcus aureus. Hyg Med
6. [1]Kuwert E, Dermietzel R, Thraenhart O (1983) Untersuchung der Hepatitis-B-Viren-zerstörenden Aktivität des Handdesinfektionsmittels auf der Basis von PVP-Jod und Tensid in wäßriger Lösung: Braunosan H plus. Fachgutachten aus dem Institut für medizinische Virulogie und Immunologie der Universitätsklinik Essen
7. 6. Liste (1981) der nach den „Richtlinien für die Prüfung chemischer Desinfektionsmittel" geprüften und von der Deutschen Gesellschaft für Hygiene und Mikrobiologie als wirksam befundenen Desinfektionsverfahren. mhp-Verlag, Mainz
8. Primavesi CA (1983) Untersuchungen über die desinfizierende Wirksamkeit von PVP-Jod-Verbindungen. Hyg Med 8: 199
9. Scott FW (1980) Virucidal desinfectants and feline viruses. Am J Vet Res 41: 410
10. Sonntag HG (1983) Stellungnahme zur Bedeutung und Anwendung von PVP-Jod im medizinischen Bereich. Hyg Med 8: 175
11. Sporkenbach I (1980) Über die fehlende inaktivierende Wirkung einiger PVP-Jod-Verbindungen gegenüber Polymyelitis- und Adenoviren. Hyg Med 5: 357
12. Werner HP (1982) Jodophore zur Desinfektion? Scheinbar bakterizide Wirkung im Suspensionstest. Hyg Med 7: 205, 248

1 Literatur kann beim Verfasser angefordert werden

Untersuchungen zur Zelltoxizität von PVP-Jod

A. Kallenberger

Abt. Histologie/Zytologie, Zahnärztliches Institut der Universität Basel, Petersplatz 14, CH-4051 Basel

Der Einsatz chemischer Desinfektionsmittel zur lokalen Behandlung infizierter Wunden ist nur möglich, wenn diese Substanzen ganz bestimmten Anforderungen genügen. Dazu gehören außer Bakterizidie, auch in Gegenwart von Proteinen, eine geringe allgemeine Toxizität, fehlende oder geringe Resorption, Gewebsverträglichkeit und schmerzlose Anwendung.

Für die Prüfung der Gewebsverträglichkeit stehen uns verschiedene Methoden zur Verfügung:
1. Prüfung der Zellverträglichkeit an kultivierten Zellen,
2. Prüfung der Gewebsverträglichkeit in vitro im sog. Explantationstest,
3. Wundheilungsversuche an Tieren.

Kompatibilitätsprüfungen an kultivierten Zellen sind bei der Testung von Desinfizienzien Grenzen gesetzt, weil diese Substanzen in bakteriziden Konzentrationen und klinikkonformer Einwirkungsdauer voll zelltoxisch sind.

Für die weitere Testung der Gewebsverträglichkeit sind wir deshalb von der Überlegung ausgegangen, daß bei Wundinfektionen eine gewisse zellschädigende Wirkung des Desinfektionsmittels in Kauf genommen werden kann, solange sie auf oberflächliche Gewebsschichten beschränkt bleibt und solange durch die Behandlung Bakterien, welche ihrerseits schwerer wiegende Gewebsläsionen verursachen, eliminiert werden. Im sog. Explantationstest wird geprüft, ob in einem Gewebe, das während einer bestimmten Zeit mit einer desinfizierenden Lösung in Kontakt war, lebende und proliferationsfähige Zellen vorhanden sind.

Um reproduzierbare Versuche durchführen zu können, verwenden wir Rattenherzen, die, am Gefäßtruncus abgebunden, für 1 h lang in die Testlösung gelegt werden. Nach gründlicher Spülung in physiologischer Lösung wird das Gewebe zerkleinert, wobei immer gleiche Gewebeanteile explantiert werden. Die Kultivierung erfolgt unter Zellophan auf Deckgläsern in T-Flaschen im CO_2-Inkubator. Die Kulturdauer beträgt 8 Tage. Pro Versuch werden 150–160 Explantate angesetzt. Beurteilungskriterien sind:

1. die Auswachsrate, d. h. der Prozentsatz von Explantaten mit auswachsenden Zellen,
2. die Fläche der Wachstumszonen, die nach Umzeichnung der Kulturen unter der Binokularlupe, auf Millimeterpapier übertragen und ausgemessen werden,
3. die Zelldichte der Auswachszonen, die mit Punkten 1–4 bewertet wird, und schließlich
4. die Kulturgröße als Produkt von Fläche · Dichte.

PVP-Jod in der operativen Medizin
Herausgegeben von G. Hierholzer und G. Görtz

Tabelle 1. Gewebsverträglichkeit von Braunol. Explantationstest mit Rattenherzgewebe. Pro Konzentration wurden ca. 330 Explantate beurteilt. Die Prozentzahlen für Fläche und Größe der Wachstumszonen beziehen sich auf Kontrollversuche (*MW* = Mittelwert)

Konzentration [in %]	Auswachsrate [in %]	Wachstumszonen (MW/Explantat)	
		Fläche [in %]	Größe [in %]
0,5	89,3	92,8	84,7
1,0	87,0	78,3	80,7
2,0	89,5	58,6	58,0
5,0	90,7	54,6	51,6

Tabelle 2. Gewebsverträglichkeit von Betadine. Explantationstest mit Rattenherzgewebe. Pro Konzentration wurden ca. 330 Explantate beurteilt. Die Prozentzahlen für Fläche und Größe der Wachstumszonen beziehen sich auf Kontrollversuche (*MW* = Mittelwert)

Konzentration [in %]	Auswachsrate [in %]	Wachstumszonen (MW/Explantat)	
		Fläche [in %]	Größe [in %]
0,5	84,0	76,5	73,1
1,0	90,0	72,6	66,4
2,0	72,9	58,5	52,0
5,0	81,3	66,8	60,5

Da die Wachstumspotenz des Gewebes je nach Rattenstamm, Alter der Tiere und möglicherweise auch Jahreszeit variieren kann, werden die Ergebnisse stets mit Kontrollkulturen von Gewebe, das nur mit Ringer-Lösung vorbehandelt worden war, verglichen. Die Mittelwerte von Kulturfläche und Größe werden entsprechend in Prozent der Kontrollwerte angegeben.

Die Ergebnisse sind in Tabelle 1 (Gewebsverträglichkeit von Braunol[1] und Tabelle 2 (Gewebsverträglichkeit von Betadine[2] zusammengestellt.

Als wesentliche Resultate sind hervorzuheben, daß Braunol bei Verdünnungen von 1:20 und 1:10 besser gewebsverträglich ist als Betadine, beide Präparate bei einer Verdünnung von 1:5 (verfügbares Jod 2%) die Wachstumspotenz der Explantate auf ca. die Hälfte reduzieren und daß die gewebsschädigende Wirkung in vitro nach Verwendung der 5-%-Lösung nur noch unwesentlich ansteigt.

Ergänzend zu diesen Versuchen haben wir an Meerschweinchen die Heilung von Hautwunden, unter mit Antiseptika durchtränkten Wundverbänden, untersucht. Versuchsdauer 10 Tage, Braunol, 1:10, 1:5 und 1:2 verdünnt, wurde verglichen mit dem Biguanidpräparat „GX". Als Kontrollen dienten unbehandelte und mit Ringer-Lösung behandelte Wunden. Die Untersuchungen zeigten eindeutig, daß unter Behandlung mit niedrig dosierten Antiseptikalösungen, die Restwunden

1 B. Braun Melsungen AG
2 Mundipharma GmbH Limburg/Lahn

Tabelle 3. Heilung von Hautwunden bei Meerschweinchen unter antiseptischer Behandlung

Therapie	Restwunde (standardisiertes Photo)	
	mm^2	% von Op-Wunde
Nihil	118,8	27,5
Ringer	72,8	18,5
PVP-Jod 2%	54,5	11,3
PVP-Jod 5%	104,4	23,9
GX 0,2%	49,7	10,7
GX 0,4%	81,3	20,3

Tabelle 4. Histomorphometrische Analyse der Wundheilung bei Meerschweinchen unter antiseptischer Behandlung (Anteil an Bindegewebe)

Therapie [in %]	Junges Bindegewebe [in %]	Reifes Bindegewebe [in %]	Bindegewebe total [in %]
Nihil	33,0	31,7	64,7
Ringer	22,5	70,7	93,2
PVP-Jod 1	34,3	48,8	83,1
PVP-Jod 2	35,9	35,2	71,1
PVP-Jod 5	20,8	2,1	22,9
GX 0,1	35,3	52,9	88,2
GX 0,2	34,9	46,7	82,6
GX 0,4	38,0	29,9	67,9

Tabelle 5. Histomorphometrische Analyse der Wundheilung bei Meerschweinchen unter antiseptischer Behandlung. (Anteil an Granulationsgewebe und Hämorrhagien)

Therapie [in %]	Granulationsgewebe [in %]	Hämorrhagische Zonen [in %]
Nihil	27,5	7,8
Ringer	0,3	6,5
PVP-Jod 1	13,2	3,7
PVP-Jod 2	23,8	5,1
PVP-Jod 5	50,4	26,7
GX 0,1	10,7	1,0
GX 0,2	14,7	3,7
GX 0,4	24,1	8,0

kleiner waren als bei den nichtbehandelten Tieren. Bei Verwendung der 5%igen (1:2 verdünnt) PVP-Jod-Lösung waren sie annähernd gleich groß wie bei den unbehandelten, und größer als bei den mit Ringer behandelten Tieren (Tabelle 3).

Die histomorphometrische Beurteilung der Wundheilung (Tabellen 4 und 5) zeigt, daß bei den mit Ringer nur feucht gehaltenen Wunden der Anteil an Bindegewebe mit 93% am größten ist. Nur wenig tiefer und deutlich höher als bei den unbehandelten Wunden ist der Bindegewebeanteil unter Behandlung mit Polyvidon-Jod 1% und „GX" 0,2%. Nach zu hoch konzentrierten Lösungen beider Desinfizienzien ist das Wundgewebe weniger ausgereift, es entspricht nach Behandlung mit 0,4% „GX" dem unbehandelter Wunden. Nach Behandlung mit 5% Polyvidonjod ist die Retardierung der Wundheilung hingegen ausgeprägt, es findet sich kaum noch faserreiches Bindegewebe und der Anteil an hämorrhagischen Zonen ist deutlich erhöht.

Zusammenfassung

Zusammenfassend können wir festhalten, daß Polyvinylpyrrolidon-Jod-Lösungen, wie dies von allen desinfizierenden Lösungen zu erwarten ist, zelltoxisch sind. Die zellschädigende Wirkung bleibt aber auf oberflächliche Zonen beschränkt. Durch niedrig dosierte Lösungen mit einem Gehalt an verfügbarem Jod bis zu 2%, wird die Heilung von Hautläsionen nicht beeinträchtigt. Höher konzentrierte Lösungen mit einem Gehalt an verfügbarem Jod von 5% verzögern die Ausreifung des Wundgewebes, verursachen aber unter den beschriebenen Versuchsbedingungen keine ausgeprägte Wundheilungsstörung.

Pathophysiologische Aspekte der Schilddrüsenfunktion und Ergebnisse humanpharmakologischer Untersuchungen mit PVP-Jod

H. Sourgens[1], H. Winterhoff[1], F. H. Kemper[1], W. Niemann[2] und B. Högemann[2]

1 Institut für Pharmakologie und Toxikologie der Universität Münster, Domagkstr. 12, D-4400 Münster
2 Krankenhaus der Missionsschwestern, D-4400 Münster-Hiltrup

Weltweit ist durch zahlreiche Publikationen belegt und wird durch weitere Beiträge dieses Symposiums bestätigt, daß nach Anwendung von PVP-Jod (Povidon-Jod) auf Haut und Schleimhäuten eine Resorption von Jodid mit nachfolgender Aufnahme in die Schilddrüse stattfinden kann; damit ist grundsätzlich die Möglichkeit einer systemischen Wirkung gegeben. Die zu erwartenden Störwirkungen des „Excess-Jods" reichen in Abhängigkeit von der endokrinen Ausgangssituation von der Auslösung einer Hyperthyreose, die sich bei einer Stoffwechselentgleisung zur lebensbedrohenden thyreotoxischen Krise entwickeln kann, bis zur Hypothyreose mit unterschiedlichen neurologischen Ausfällen. Eine primär gesunde Schilddrüse besitzt in der Regel zahlreiche Adaptationsmechanismen, mit der sie in der Lage ist, ein kurzzeitig vermehrtes Jodangebot ohne erkennbaren Schaden zu verarbeiten.

Für eine „gesundheitlich unbedenkliche" Anwendung von PVP-Jod beim Patienten, aber auch die Benutzung durch den Arzt sowie das medizinisch-technische und Pflegepersonal stellen sich daher folgende Fragen:

1. Wie groß ist das Risiko einer Nutzung von PVP-Jod im medizinischen Bereich im Hinblick auf Veränderungen der Schilddrüsenfunktion?
   Wann und unter welchen Umständen ist mit solchen Veränderungen zu rechnen?
2. Lassen sich Grenzmengen nennen, bei denen Störwirkungen ausgeschlossen werden können?
3. Ist es in der klinischen Praxis möglich, eine „gesunde Schilddrüse" rasch und mit hoher Sicherheit zu erkennen?
4. Sind besondere Risikogruppen und zusätzliche Risikofaktoren bekannt, die bei vermehrter exogener Jodzufuhr – beispielsweise mit PVP-Jod – eine pathologische Veränderung der Schilddrüsenfunktion erwarten lassen?

Bevor die mit diesen Fragen aufgeworfenen Probleme diskutiert werden können, ist ein Einblick in die physiologische Regulation der Schilddrüsenfunktion und die Pharmakodynamik von Jod in diesem System erforderlich.

PVP-Jod in der operativen Medizin
Herausgegeben von G. Hierholzer und G. Görtz

Regulation der Schilddrüsenfunktion

Die „funktionelle Einheit“ der Schilddrüse repräsentieren die Follikel. Als Entodermabkömmlinge bestehen entwicklungsgeschichtlich enge Beziehungen zum Epithel des Verdauungstraktes; wie dieses sezernieren die Follikelepithelzellen ihre Produkte in zwei Richtungen:

1. zu den Blutgefäßen hin und
2. in das Follikellumen.

Hier entsteht so je nach Funktionslage ein Kolloidsee, der beträchtliche Hormonreserven speichern kann. Diese Speicherfähigkeit unterscheidet die Schilddrüse von anderen endokrinen Organen, bei denen die Hormonproduktion durch den aktuellen Bedarf geregelt wird. Einen schematischen Überblick zur Schilddrüsenhormonproduktion und -freisetzung vermittelt Abb. 1.

Jodid wird durch einen aktiven Mechanismus an der basalen Zellseite aufgenommen. Am Ergastoplasma wird ein schilddrüsenspezifisches Protein, das Thyreoglobulin gebildet. Jod wird an die Tyrosylgruppen dieses Proteins mit Hilfe des Enzyms Peroxidase in kovalenter Bindung angehängt. Am Protein entstehen jodierte Tyrosine, die nach Kupplung in Jodothyronine (T_4 und T_3) überführt werden („Organifizierung“). Das jodierte Thyreoglobulin wird als Hauptbestandteil des Kolloids im Follikellumen gespeichert. Werden bei Bedarf die so gelagerten Hormone abgerufen, so nimmt die Zelle aus dem Kolloidsee durch Makropinozytose Kolloid auf („Endozytose“). Die Kolloidtropfen („droplets“) verschmelzen mit Lysosomen. Durch Proteolyse entstehen in diesen Phagolysosomen freie Schilddrüsenhormone, die in die Kapillaren abgegeben werden. Beispiele dieses lichtmikroskopisch sichtbaren „Sekretionsvorgangs“ zeigen die mikroskopischen Aufnahmen (Abb. 4a und b).

Das traditionelle Modell der Kontrolle der Schilddrüsenfunktion besteht aus einer negativen Feedbackschleife zwischen TSH-sezernierenden Zellen des Hypophysenvorderlappens und der Schilddrüse. Erhöhte Konzentrationen an Schilddrü-

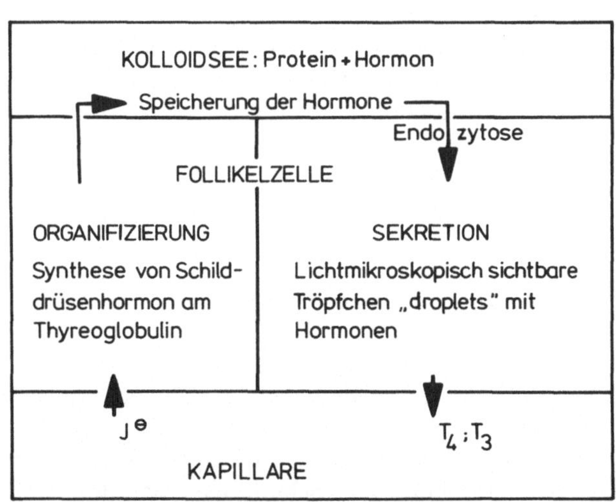

Abb. 1. Physiologische Abläufe in einer Schilddrüsenfollikelzelle

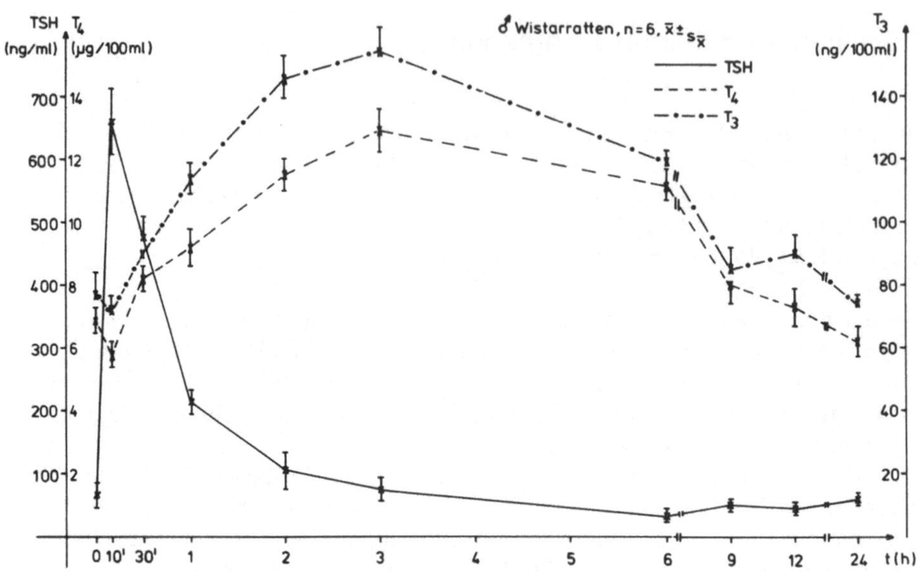

Abb. 2. TSH- und Schilddrüsenhormongehalt im Serum nach Injektion von 10 µg TRH

senhormonen führen zu einer Hemmung der hypophysären TSH-Freisetzung. Sind T_4 und T_3 in der Peripherie vermindert, so kommt es zur vermehrten Freisetzung von TSH. Eine Stimulation der TSH-sezernierenden Zellen bewirkt auch das hypothalamische „Releasing"-Hormon TRH. Da die Regulation bei Mensch und Tier ähnlich ist, werden die Wirkungen einer TRH-Injektion bei der Ratte dargestellt (s. Abb. 2 u. 3).

Einem kurzfristigen TSH-Anstieg (Abb. 2) folgt eine längerdauernde Stimulierung der Sekretion (Abb. 3 u. 4) mit langfristiger Freisetzung von Schilddrüsenhormonen (Abb. 2: T_4 und T_3). Auffällig ist ein Verstärkereffekt in diesem System. Aus didaktischen Gründen wurde die an sich komplexe Kontrolle der Schilddrüsenfunktion nur vereinfacht dargestellt. So spielen fraglos bei der Modulation der Schilddrüsenfunktion auch Dopamin und Serotonin eine Rolle. Für klinische Belange muß auch ausdrücklich darauf hingewiesen werden, daß Störungen der Schilddrüsenfunktion andere hormonelle Regulationen beeinträchtigen, wie beispielsweise die Reproduktionsfunktion, die Aktivität der Nebennierenrinde sowie die Entfaltung der Wachstumshormonwirkung.

Zur Pharmakodynamik des Jods

Die Effekte eines Jodüberangebots lassen sich nach Wolff [10] in 4 Gruppen einteilen:

1. Die Zufuhr relativ niedriger Konzentrationen führt zu einem zeitweilig verstärkten Jodangebot in der Schilddrüse: Schilddrüsenhormone werden vermehrt ge-

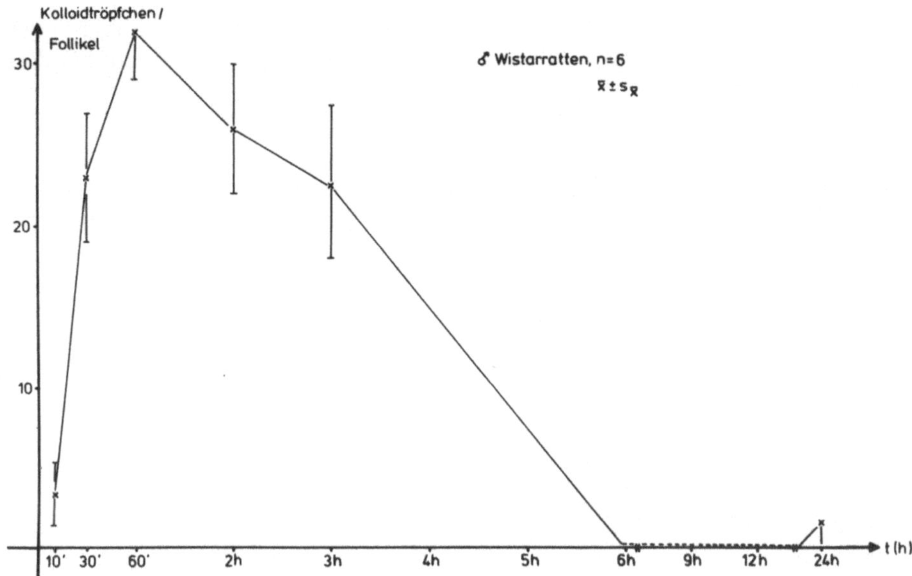

Abb. 3. Sekretorische Aktivität der Schilddrüse (Endozytose) nach Injektion von 10 µg TRH

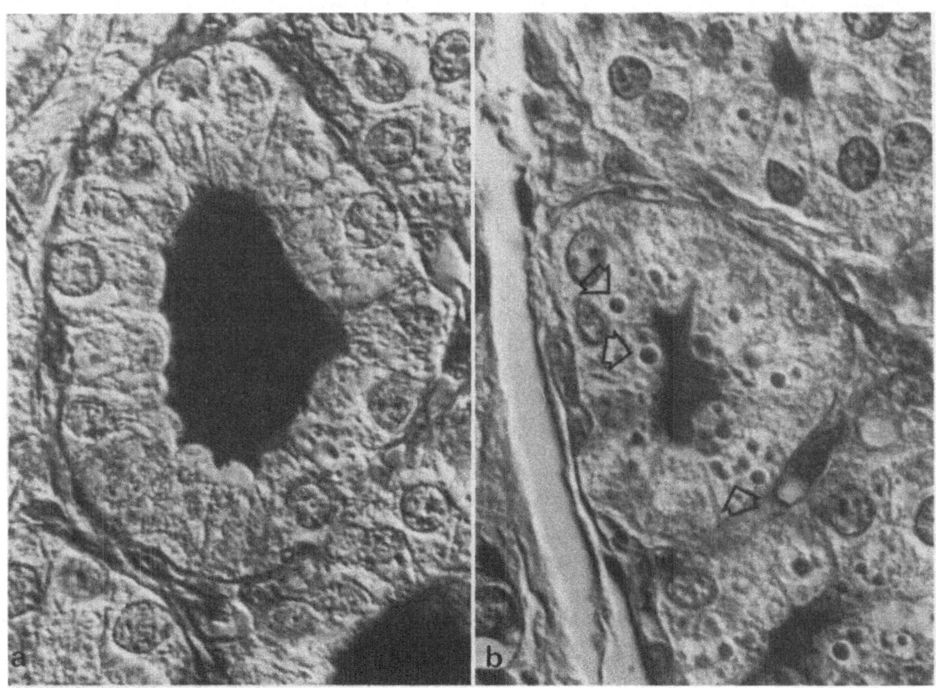

Abb. 4. **a** Basalsekretion; **b** TSH-induzierte Sekretion. ➡ Kolloidtröpfchen mit Schilddrüsenhormon. 100er Objektiv, Okular 12,5, Nachvergrößerung 1,25

bildet. Auch nach kurzzeitiger Zufuhr können positive Jodbilanzen über längere Zeit erhalten bleiben und zu einer erheblichen Zunahme der intrathyreoidalen Hormonvorräte führen.

Besteht in der Schilddrüse ein Joddefizit, ist die Jodaufnahme besonders groß, da eine Autoregulation auf Schilddrüsenniveau besteht; hierbei gilt: Die Aktivität der Jodpumpe ist umgekehrt proportional zum intrathyreoidalen Jodgehalt [9].

Diese Mechanismen bedeuten für die Klinik: Vermehrt gebildete Schilddrüsenhormone stehen für eine systemische Wirkung zur Verfügung:

16 Patienten mit einem autonomen Adenom – also mit Teilen der Schilddrüse, die sich der physiologischen Regulation entzogen haben und unkontrolliert sezernieren – erhielten 100 KJ μg/Tag (1. Woche), dann 200 μg KJ/Tag (2. Woche), danach 400 μg KJ/Tag (3. Woche). Der Gehalt an T_4 und T_3 im Serum nahm progressiv zu. Der klinische Zustand von 9 dieser 16 Patienten verschlechterte sich erheblich [4].

2. Die Schilddrüsenhormonsekretion wird unterdrückt. Diese Wirkung von Jod wird in der Klinik als „Plummer-Effekt" genutzt; hierbei handelt es sich um eine direkte Einwirkung auf die Schilddrüse durch Unterdrückung der Kolloidtröpfchenbildung [5].

   Für die Klinik bedeutet dies, daß stimulierte (hyperthyreote) Schilddrüsen (Immunglobuline, Morbus Basedow) besonders empfindlich sind. 1 mg Jodid/Tag unterdrückt die Hormonsekretion bereits deutlich. Die Entwicklung einer Hypothyreose mit Kropf ist innerhalb weniger Wochen möglich [10]. Jodid bzw. Jod in organischer Bindung (Endojodin) wird in der Klinik bei der Therapie bei der nicht-jodinduzierten thyreotoxischen Krise genutzt.

3. Die organische Jodbindung (Organifizierung) wird gehemmt: Wolff-Chaikoff-Effekt. Wirken nur geringfügig höhere Joddosen, als zur Erzeugung einer Sekretionsblockade notwendig sind, so kann eine Hemmung der Organifizierung beobachtet werden; die Funktionsausgangslage der Schilddrüse ist hierbei ein wichtiger Faktor für das Zustandekommen dieses Effekts: Bei hyperthyreoten Patienten sind bereits Jodid-Serum-Spiegel < 5 μg J^-/Tag wirksam, während bei euthyreoten Menschen > 10 μg J^-/Tag einwirken müssen.

   Die Unterdrückung der Organifizierung ist in der Regel reversibel; bleibt sie bestehen, kann es zur Bildung von „Jodkröpfen" kommen.

   Für die Klinik bedeutet dies, daß jodinduzierte Kropfbildung mit eingeschränkter Organifizierung und Hypothyreose auftreten kann bei:

   - Erwachsenen; Frauen sind häufiger betroffen als Männer; Behandlung von Asthmatikern mit jodhaltigen Präparaten ist eine häufige Krankheitsursache.
   - Neugeborenen, als „große Neugeborenenstruma" mit akuter Obstruktionsgefahr: Der pathophysiologische Hintergrund ist oft eine Behandlung der Mütter mit jodhaltigen Präparaten zu verschiedenen Zeitpunkten bei unterschiedlich langer Behandlungsdauer während der Schwangerschaft. Hohe Jodidmengen können auch über die Brustmilchfütterung in das Neugeborene gelangen.
   - Endemischer Struma. Ein bekanntes Beispiel ist hier die japanische Insel Hokkaido, wo der sog. Küstenkropf beobachtet wird, der durch den Genuß jodhaltigen Tanges verursacht wird; die Jodzufuhr kann hier bis zu 200 mg (!) täglich betragen.

- Behandlung eines Basedow-Kranken mit beispielsweise Lugolscher Lösung über einen Zeitraum von wenigen Wochen. Jodinduzierte Kröpfe sind bei Absetzen der Noxe rückbildungsfähig und können durch erneute Jodzufuhr wieder auftreten.

4. Die Transportkapazität der Jodpumpe ist gesättigt. Eine weitere Steigerung des Jodangebotes führt nicht zu einer weiteren Vermehrung des intrathyreoidalen Jodpools.

Die unter 2–4 aufgeführten Mechanismen können als Schutzeinrichtung verstanden werden, um den Organismus bei Anwesenheit hoher Joddosen vor einer Überflutung mit Schilddrüsenhormonen zu schützen. Eine primär gesunde Schilddrüse kann mit diesen Adaptationsmechanismen die Hormonkonzentration im Serum relativ konstant halten; Voraussetzung ist allerdings auch eine ausreichende Nierenfunktion. Die renale Jodclearance beim Menschen beträgt konzentrationsunabhängig 30–40 ml/min, d. h., bei Jodbelastung nimmt die renale Jodausscheidung zu.

Die Adaptationsmechanismen können versagen, wenn die Schilddrüse erkrankt ist oder war. So haben Vagenakis u. Bravermann [8] berichtet, daß nach exogener Jodzufuhr Hypothyreosen aufgetreten sind. Im einzelnen fanden sich Hypothyreosen bei

- Neugeborenen nach Jodexposition der Mutter! Die Mutter war häufig schilddrüsengesund;
- Hashimoto-Thyreoiditis, auch bei klinisch- und laborchemischer Euthyreose;
- euthyreoten Patienten mehrere Jahre nach subtotaler Strumektomie oder Radiojodbehandlung (die Grunderkrankung war ein Morbus Basedow);
- euthyreoten Patienten nach Hemithyreoidektomie;
- zystischen Fibrosen (Offenbar bestehen hier pathogenetische Verknüpfungen. Es sei daran erinnert, daß die Schilddrüse entwicklungsgeschichtlich aus dem entodermalen Keimblatt stammt);
- Synergismen mit Medikamenten (z. B. Li^+, Phenazon, Sulfisoxazol, antithyreoidale Medikamente, z. B. Thioharnstoffderivate).

Gefährdet hinsichtlich der Auslösung einer Hyperthyreose durch Jodzufuhr sind v. a. folgende Schilddrüsenkrankheiten:

- autonomes Adenom
- Knotenkropf
- endemischer Jodmangelkropf
- Strumaträger in ausreichend jodversorgten Regionen
- euthyreote Patienten nach Absetzen einer antithyreoidalen Therapie; auch dann, wenn die Behandlung mehrere Monate zurückliegt
- Patienten ohne feststellbare Erkrankung der Schilddrüse, die in Jodmangelgebieten gelebt haben. Hier muß daran erinnert werden, daß auch die Bundesrepublik Deutschland ein Jodmangelgebiet ist.

Die dargestellten pathophysiologischen und klinischen Wirkungen der Zufuhr von „Excess“-Jod haben im Prinzip Gültigkeit für alle jodhaltigen Medikamente, wenn das darin enthaltene Jod resorbiert wird, gleichgültig, in welcher chemischen Verknüpfung das Jod appliziert wurde.

Auf der Grundlage der Darstellung der physiologischen Funktion der Schilddrüse und der pathophysiologischen Störungen sollen die eingangs gestellten Fragen zur Gefährdung durch PVP-Jod diskutiert werden:

1. Wie groß ist das Behandlungsrisiko von PVP-Jod hinsichtlich einer Veränderung der Schilddrüsenfunktion, und wann ist mit dem Auftreten von Veränderungen zu rechnen?
   Wegen der erheblichen individuellen Unterschiede in der Empfindlichkeit gegenüber einer exogenen Jodzufuhr ist die Beantwortung dieser Frage mit einer festen Quotation nicht zulässig. Unterschiedliche Empfindlichkeit bedeutet nicht die „physiologische Variationsbreite", sondern die Existenz zahlreicher Risikogruppen (wie unreife bzw. vorgeschädigte Schilddrüsen).
   Während bei einer Schilddrüsenfunktion im Normbereich mit besonderen Störeffekten kaum zu rechnen ist, reagieren Risikopatienten in hohem Ausmaß. Eine einmalige Jodzufuhr ist mit weniger Risiken behaftet als die mehrfache Anwendung.
   Mit einem akuten Auftreten von Veränderungen kann nur selten innerhalb des Behandlungszeitraums mit PVP-Jod gerechnet werden. Während Atemstillstände durch jodinduzierte Neugeborenenhypothyreosen noch unter der Behandlung auftreten können, werden behandlungsbedürftige Hyperthyreosen und unmittelbar lebensgefährdende Thyreotoxikosen (Letalität $\geqslant$50%) oft erst Tage bis Wochen nach Beendigung der Jodbehandlung beobachtet [2]. Bei jodinduzierten Kröpfen beschrieb Wolff [10] nach Beendigung der exogenen Jodzufuhr eine u. U. wochenlang anhaltende „Rebound-Hyperaktivität" der Schilddrüse, die in fast allen Fällen gefunden wurde, in denen danach gesucht worden ist.
   Ein Anstieg der Schilddrüsenhormone wurde auch nach Absetzen einer kurzfristigen Behandlung mit PVP-Jod in einer eigenen Studie beobachtet (5tägige hygienische Händedesinfektion und mehrfaches Waschen von Intensivpatienten mit einer 1:4 verdünnten PVP-Jodlösung).
   Die Folgen einer Erhöhung der Schilddrüsenhormonkonzentration müssen dabei nicht zuerst und ausschließlich in „schilddrüsenspezifischen" Symptomen zu suchen sein. Erinnert sei auch an eine mögliche Verschlechterung pektanginöser Beschwerden und eine größere Unempfindlichkeit herzinsuffizienter Patienten gegenüber Digitaliszubereitungen.
   Bei einer Risiko-Nutzen-Analyse zum Einsatz von PVP-Jod stehen die Risiken bei einer Reihe von Indikationen weit vor dem Nutzen. Während für die Behandlung von Verbrennungen – wenngleich auch hier mit Vorbehalten – der Einsatz von PVP-Jod duldbar erscheint, ist der Gebrauch zur Haut- und Händedesinfektion sowie zur intravaginalen Anwendung und zur Peritoneallavage nach den neuen Erkenntnissen *ärztlich nicht mehr vertretbar.*
2. Gibt es eine Grenzdosis, bei der Störwirkungen ausgeschlossen werden können?
   Eine solche gibt es nicht, denn bereits die Jodzufuhr in physiologischen Dosisbereichen $\geqslant$100 μg kann bei Personen mit autonomen Bezirken in der Schilddrüse eine Hyperthyreose induzieren. Hierzu kommt noch die besondere Situation der Bundesrepublik Deutschland mit dem bekannten Nord-Süd-Gefälle als zusätzlichem pathogenetischem Faktor.
3. Ist es in der klinischen Praxis möglich, eine „gesunde Schilddrüse" rasch und mit hoher Sicherheit zu erkennen?
   Diese Frage kann mit einem klaren Nein beantwortet werden. Auch laborchemisch und klinisch „euthyreote" Patienten können gefährdet sein (vgl. Adaptationsmechanismen, S. 48 u. 49).

4. Sind besondere Risikogruppen und -faktoren bekannt, die bei vermehrter exogener Jodzufuhr, z. B. bei Behandlung mit PVP-Jod eine pathologische Veränderung der Schilddrüsenfunktion erwarten lassen?
   Diese Frage wurde bereits ausführlich diskutiert. Als besonders gefährdet sollen noch einmal folgende Personenkreise herausgestellt werden:
   1. Früh- und Neugeborene, Säuglinge, aber auch Schwangere sowie stillende Mütter
   2. Strumapatienten
   3. Ältere Patienten, allgemein etwa ab dem 60. Lebensjahr
   4. Patienten mit bekannten Erkrankungen der Schilddrüse (floride oder abgelaufen; operiert, bestrahlt oder antithyreoidal-medikamentös behandelt).

Als *Risikofaktor* stellt der in der Bundesrepublik Deutschland herrschende endemische Jodmangel eine bedeutsame Ursache für die Entwicklung von Jodmangelstrumen mit diffusen oder umschriebenen Autonomien dar. Die Kropfhäufigkeit beträgt in der Bundesrepublik Deutschland insgesamt ca. 15%, in Bayern bei jungen Männern 32% und dort bei einer nicht selektierten Gruppe Erwachsener fast 55% (zitiert nach [1]). Das dürfte erklären, warum exogene Jodzufuhr als pathogenetischer Faktor bei 10% manifesten Hyperthyreosen und bei 20% präklinischen Hyperthyreosen (Ausbleiben des TSH-Anstiegs nach TRH-Gabe) beschrieben wurde [1]. In einem anderen Endemiegebiet wurden sogar bei 82% der Hyperthyreosen eine Jodkontamination nachgewiesen (zitiert nach [3]). Auch Reinwein u. Hackenberg [6] verweisen auf eine ungewöhnlich hohe Jodausscheidung bei hyperthyreoten Patienten und vermuten als Ursache der Erkrankung eine Basedowifizierung vorbestehender Strumen. Auf die Gefahren einer iatrogen erzeugten Schilddrüsenfunktionsstörung verweisen Savoie u. Léger [7].

Vor dem ungezielten und unkontrollierten Einsatz PVP-Jod-haltiger Präparate muß aus endokrinologischer Sicht gewarnt werden. PVP-Jod sollte als Reservemedikament bei anders nicht zu behandelnden schweren Erkrankungen betrachtet werden. Wenn dennoch der Einsatz von PVP-Jod nach kritischer Würdigung der sorgfältig erhobenen Anamnese und der Befunde als unvermeidlich angesehen wird, sollte die Schilddrüsenfunktion regelmäßig in Abhängigkeit von Art und Dauer der Jodexposition über langere Zeit kontrolliert werden.

Literatur

1. Habermann J, Leisner B, Witte A, Pickardt CR, Scriba PC (1982) Iodine contamination as a cause of hyperthyroidism or lack of TSH-response to TRH stimulation. J Endocrinol Invest 5: 135
2. Herrmann J (1982) Gefahren von Povidon-Jod (Jod-PVP) bei Schilddrüsenkranken und Neugeborenen. Dtsch Aerztebl 79: 47
3. Herrmann J, Krüskemper HL (1978) Gefährdung von Patienten mit latenter und manifester Hyperthyreose durch jodhaltige Röntgenkontrastmittel und Medikamente. Dtsch Med Wochenschr 103: 1434
4. Livadas DP, Koutras DA, Souvatzoglou A, Beckers C (1977) The toxic effects of small iodine supplements in patients with autonomous thyroid nodules. Clin Endocrinol 7: 121
5. Ohtake M, Onaya P, Sato A, Yamada P (1973) Studies on the mechanism of inhibitory action of excess iodine on thyroid hormone secretion. Proc Soc Exp Biol Med 144: 538

6. Reinwein D, Hackenberg K (1976) Ungewöhnlich hohe Jodausscheidung bei Hyperthyreosen aus einem Jodmangelgebiet. Schweiz Med Wochenschr 106: 377
7. Savoie JC, Léger AF (1977) La pathologie thyroïdienne iatrogène. Sem Hop Paris 53: 1411
8. Vagenakis AG, Bravermann LE (1975) Adverse effects of iodides on thyroid function. Med Clin North Am 59: 1075
9. Vanderlaan WP, Caplan R (1954) Observation on a relationship between total thyroid iodine content and the iodide-concentrating mechanism of the thyroid gland of the rat. Endocrinology 54: 437
10. Wolff J (1969) Iodide goiter and the pharmacologic effects of excess iodide. Am J Med 47: 101

Das Risiko der medizinischen Anwendung jodhaltiger Substanzen am Menschen in einem Jodmangelgebiet

B. Glöbel, H. Glöbel und C. Andres

F. R. 3.6. Biophysik und Physikalische Grundlagen der Medizin, Universität des Saarlandes, D-6650 Homburg/Saar

Erhöhte Jodzufuhr, z. B. durch jodhaltige Medikamente oder andere Substanzen sowie durch unterschiedliche einseitige Lebensgewohnheiten, kann eine Reihe unterschiedlicher unerwünschter lokaler und systemischer Nebenreaktionen verursachen. Fast alle Reaktionen sind als selten oder als vorübergehend zu bezeichnen. Dennoch kann es in einem Land wie der Bundesrepublik Deutschland mit einer Kropfinzidenz von etwa 15%, die durch den allgemein bekannten alimentären Jodmangel in Europa nördlich der Alpen verursacht wird, vorkommen, daß ein höherer Anteil von Personen auf die Erhöhung der Jodzufuhr mit Entgleisung der Schilddrüsenfunktion oder anderen Reaktionen antwortet. Es wurde versucht, Risiken zusammenzustellen, die mit einer Erhöhung der Jodzufuhr korreliert werden können. Sicher sind die meisten dieser Wirkungen nicht durch Jod verursacht, sondern durch Jod ausgelöst oder durch Jod verschlechtert worden. Im allgemeinen handelt es sich um seltene Nebenwirkungen. Aus der Literatur sind sie bekannt als Fallbeschreibungen, die nicht mit der Häufigkeit erhöhter Jodzufuhr in Zusammenhang gebracht werden konnten (Tabelle 1). Als relevant bei der erhöhten Zufuhr von Jod in größeren Bevölkerungsgruppen ist i. allg. nur die Auslösung einer Hyperthyreose oder Hypothyreose zu betrachten. Die Auswirkungen von Jod sind dosisabhängig. Um ein Risiko für die verschiedenen Wirkungen zu ermitteln, ist es daher notwendig, einerseits die Menge an Jodid zu kennen, die dem Menschen aus unterschiedlichen Quellen zugeführt wird, und andererseits zu wissen, mit welcher Häufigkeit die Wirkung in einer größeren Bevölkerungsgruppe auftritt, wenn die Jodzufuhr erhöht wird. Probleme ergeben sich durch die Tatsache, daß sowohl Hypo- als auch Hyperthyreose als spontane Erkrankungen in der Bevölkerung vorkommen, ohne einen direkten Zusammenhang mit veränderter Jodzufuhr erkennen zu lassen. Hierdurch ist es nur durch Registrierung des vermehrten Auftretens von Erkrankungen möglich, die Wirkung erhöhter Jodzufuhr zu erfassen. In Abhängigkeit von der kontinuierlichen Jodzufuhr pro Tag lassen sich die Funktionslagen der Schilddrüse in einem allgemeinen Diagramm darstellen (Abb. 1).

Dieser Darstellung kann entnommen werden, daß zwischen 10 und 10^4 μg Jod pro Tag ein Bereich geringer Störanfälligkeit besteht und bei steigenden Jodmengen von mehr als 10 mg pro Tag mit Änderungen der Funktionslage gerechnet werden muß. Bei kurzzeitiger Applikation von mehr als 10 mg Jod pro Tag wird möglicherweise die Störung nur vorübergehend sein und nach Absetzen der zusätzlichen Jodzufuhr wieder verschwinden. Man bezeichnet dies als Selbstlimitierung, beispielsweise der Hypo- oder Hyperthyreose infolge Verlust des Jodüberschusses durch

PVP-Jod in der operativen Medizin
Herausgegeben von G. Hierholzer und G. Görtz

Tabelle 1. Nebenwirkungen erhöhter Jodzufuhr

Nebenwirkungen	Literatur
Anorexie	Goodman (zit. nach [8])
Anurie	Ludwig u. Lohse [7]
Asthma	Führer [1], Ludwig u. Lohse [7]
Augenbrennen	Ludwig u. Lohse [7], Goodman (zit. nach [8])
Bauchschmerzen	Ludwig u. Lohse [7]
Blutdrucksenkung	Ludwig u. Lohse [7]
Bronchitis	Drill (zit. nach [8])
Depression	Drill, Goodman (zit. nach [8])
Dermatosen	
Durchfall	Heintz [3], Goodman (zit. nach [8])
Erbrechen	Ludwig u. Lohse [7]
Erregungszustände	Ludwig u. Lohse [7]
Fieber	Heintz [3], Goodman (zit. nach [8])
Gastroenteritis	Führer [1], Goodman (zit. nach [8])
Gefäßödem	Goodman (zit. nach [8])
Glottisödem	Ludwig u. Lohse [7]
Hämaturie	Ludwig u. Lohse [7]
Hepatose, cholestatische	Heintz [3]
Herzrhythmusstörungen	Ludwig u. Lohse [7]
Husten	Führer [1], Goodman (zit. nach [8])
Hyperthyreose (alle Schweregrade)	
Hyperthyreose, kongenitale	Ranke et al. [9], Heintz [3]
Hämorrhagien multiple, kutane	Goodman (zit. nach [8])
Impotenz	Drill (zit. nach [8])
Konjunktivitis	Führer [1]
Larynxschwellung bzw. Laryngitis	Goodman (zit. nach [8])
Lungenödem	Goodman (zit. nach [8])
Netzhautschädigung	Führer [1]
Pemphigus	Führer [1], Heintz [3], Drill (zit. nach [8]) Kuemmerle u. Gossens [6], Goodman (zit. nach [8])
Periarteriitis nodosa	Goodman (zit. nach [8])
Pharyngitis	Goodman (zit. nach [8])
Schnupfen mit Kopfschmerzen	Führer [1], Heintz [3], Ludwig u. Lohs [7], Goodman (zit. nach [8])
Speicheldrüsenschwellung bzw. -entzündung	Heintz [3], Drill und Goodman (zit. nach [8]) Kohr et al. [5], Talner et al. [10], Imbur u. Bourne [4]
Stromatitis	Drill (zit. nach [8])
Struma, kongenitale	Ranke et al. [9]
Tonsillitis	Goodman (zit. nach [8])
Übelkeit	Ludwig u. Lohs [7]
Vaskulitis, generalisierte	Heintz [3], Kuemmerle u. Gossens [6]

Ausscheidung. Soll das Risiko für die Anwendung von beispielsweise PVP-Jod-Präparaten ermittelt werden, so muß zunächst einmal die Frage beantwortet werden, wie viel Jodid bei der Anwendung solcher Präparate in den Menschen gelangt und damit der Schilddrüse zugeführt wird. Die natürliche Jodzufuhr und somit auch die Gesamtjodausscheidung liegt in Deutschland bei etwa 50–60 µg pro Tag. Sie zeigt allerdings in der Häufigkeitsverteilung eine logarithmische Normalvertei-

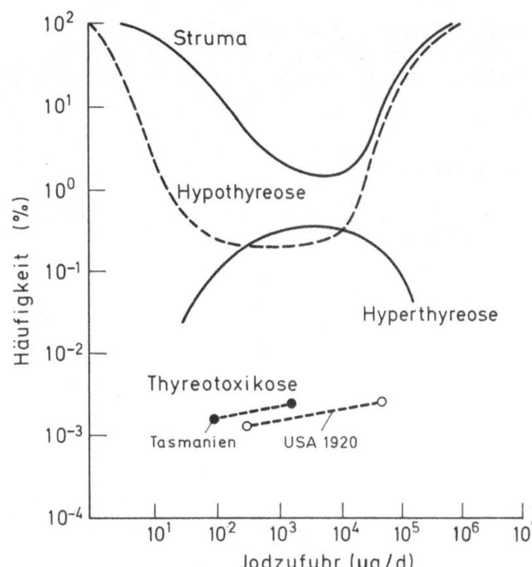

Abb. 1. Häufigkeit von Schilddrüsenerkrankungen als Funktion der täglichen Jodzufuhr

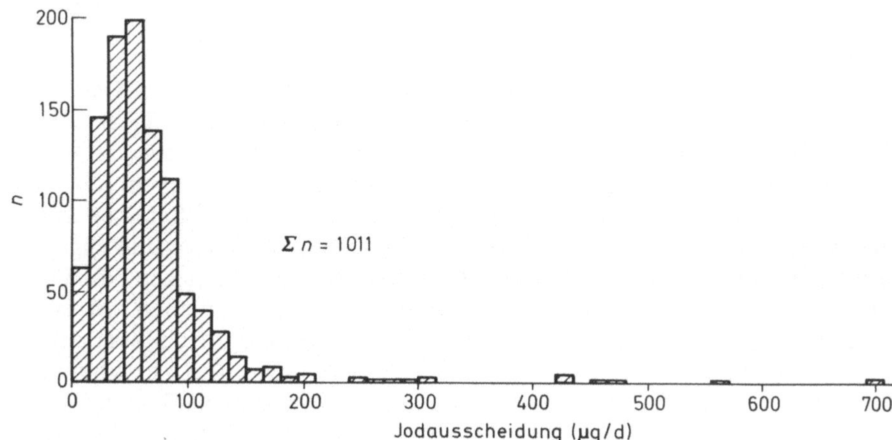

Abb. 2. Gesamtjodausscheidung bei 10- bis 18jährigen Schülern (1982)

lung, die von 10 µg bis etwa 700 µg pro Tag reicht (Abb. 2). Aus einer derartigen Verteilung läßt sich der Schluß ziehen, daß auch in einem Jodmangelgebiet ein gewisser Prozentsatz der Bevölkerung ausreichend mit Jod versorgt ist. Durch mehrere Untersuchungsreihen wurden von uns für diesen Bereich einige Quellen erhöhter Jodzufuhr in der Bundesrepublik Deutschland ermittelt (Tabelle 2).

Es wurden hier die wesentlichen Jodquellen erfaßt, und es ist angegeben, wie viel Jod insgesamt pro Anwendung oder pro Tag hier zu erwarten ist. In der letzten Zeile sind jodhaltige Medikamente außer den vorher aufgeführten angegeben. Dort

Tabelle 2. Quellen erhöhter Jodzufuhr

Quelle	Verbindung	Bemerkung	Gesamtjod pro Tag oder Applikation	Jodid pro Tag oder Applikation
Asthma Pulver	J^-	–	100 –300 mg	100–300 mg
Röntgen-Kontrastmittel	Organische Verbindung	1. Gallengängig 2. Nierengängig	1 – 20 g 1 – 10 g	5–100 mg 1– 20 mg
Mexaform S	Organische Verbindung	–	100 –300 mg	5– 20 mg
PVP-Jod	Organische Verbindung	1 Flüssigseife 2 Mundantiseptikum 3 Vaginalgel	1 – 10 mg 10 – 20 mg 10 – 50 mg	0,08– 1,5 mg 0,10– 3 mg 0,05– 2 mg
Mineralwasser	J^-	–	1 –500 µg	1–500 µg
Milch	J^- und organische Verbindung	–	30 –500 µg	30–500 µg
Thyroxin und Trijodthyronin	Organische Verbindung	Tabletten	10 –500 µg	6–300 µg
Andere jodhaltige Medikamente	J^- und organische Verbindung	–	10^{-9}– 30 g	10^{-9}– 30 g

reicht die Jodidmenge von 10^{-9} g bis 30 g pro Tag oder Anwendung. Etwa 200 Medikamente, die in diese Gruppe fallen, sind in der Bundesrepublik Deutschland auf dem Markt. Mehr als die Hälfte hiervon ist jedoch für die Risikobetrachtung von untergeordnetem Interesse, da dort die Jodmenge nicht ausreicht, um z. B. eine thyreotoxische Krise auszulösen und zu unterhalten. Bei der speziell hier interessierenden Anwendung von PVP-Jod können wir feststellen, daß die Jodidmengen, die in den Organismus gelangen, zwischen 50 µg und 3 mg pro Tag liegen können. Diese Mengen reichen bei kurzzeitiger Anwendung, darunter verstehen wir etwa eine Woche, nicht aus, um eine thyreotoxische Krise auszulösen, wohl aber eine laborchemisch erfaßbare Hyperthyreose, die i. allg. jedoch reversibel ist und keine klinischen Beschwerden macht. Dennoch besteht beispielsweise bei dauernder Anwendung von Flüssigseife im chirurgischen Bereich zur Händedesinfektion die Möglichkeit, daß über lange Zeit dem Organismus beträchtliche Jodidmengen zugeführt werden, so daß die Schilddrüse Gelegenheit hat, einen größeren Vorrat an Jod oder organischen Jodverbindungen anzureichern. Hierdurch könnte es zur Auslösung einer thyreotoxischen Krise kommen. Eine Hypothyreose hingegen kann durch diese Jodidmengen nicht erzeugt werden, da der Wolff-Chaikoff-Effekt, der hierzu notwendig ist, erst bei höheren Jodidmengen ausgelöst werden kann. Auch das Risiko einer kongenitalen oder perinatalen Hypothyreose oder Struma ist nach der Anwendung von PVP-Jod nicht zu erwarten. Einzelne Fälle, von denen in der Literatur berichtet wurde, widersprechen dieser Aussage nicht, da es sich i. allg. hierbei um Anwendungen von Jodpräparaten handelte, bei denen wesentlich größere Jodidmengen freigesetzt wurden. Andererseits muß hier berücksichtigt werden, daß die postnatale Struma bzw. Hypothyreose beim Kind als physiologischer Anpassungsvorgang gewertet werden muß, der durch den Übergang

Tabelle 3. Anzahl der Personen, die pro Jahr von erhöhter Jodzufuhr in Deutschland betroffen sind und Prozent der Bevölkerung pro Jahr

Quelle der Jodzufuhr	Betroffen pro Jahr (Mio.)	% der Bevölkerung pro Jahr
Natürliche Jodzufuhr > 100 μg/d	6,2	10,0
Mineralwasser	1,5	2,4
PVP-Jod	0,75	1,2
Mexaform S	0,1	0,2
Röntgenkontrastmittel	4,8	7,7
Schilddrüsenhormone	1,0	1,6
Sonstige Medikamente und Stoffe	4,8	7,7

von der mütterlichen zur eigenen Hormonversorgung erklärbar ist. Die nächste Frage ist diejenige nach der Häufigkeit einer erhöhten Jodzufuhr und gleichzeitig die Frage, ab wann eine Jodzufuhr als erhöht gewertet werden kann. Betrachten wir die Häufigkeitsverteilung der Jodversorgung für die deutsche Bevölkerung (Abb. 2), so könnte man sagen, daß ohne Quellen erhöhter Jodzufuhr diese Häufigkeitsverteilung möglicherweise eine Normalverteilung sein müßte und die logarithmische Normalverteilung, die zu höheren Werten darüber hinaus geht, von den Quellen erhöhter Jodzufuhr verursacht wird. Mit einer gewissen Willkür läßt sich danach sagen, daß eine Jodausscheidung von mehr als 100 μg pro Tag in der Bundesrepublik Deutschland als durch zusätzliche Jodzufuhr verursacht angesehen werden muß. Nach dieser Definition kann also eine erhöhte Jodzufuhr durch fast alle Substanzen hervorgerufen werden, die in Tabelle 2 angegeben sind. Weitaus schwieriger ist es, die Häufigkeit abzuschätzen, mit der eine erhöhte Jodzufuhr in einer Jodmangelbevölkerung vorkommt. Um hierfür eine Zahl zu erhalten, wurden zwei Wege beschritten. Der erste Schätzwert ist aus der Verteilung der Jodzufuhr in der Normalbevölkerung abzuschätzen. Hiernach wären bei einem momentanen Querschnitt etwa 10% der Bevölkerung einer erhöhten Jodzufuhr ausgesetzt. Ein Teil der Quellen erhöhter Jodzufuhr wirkt nur kurzzeitig auf die Menschen ein und wird also einem momentanen Querschnitt entgehen. Bei anderen Quellen, wie z. B. Milch, Mineralwasser oder Schilddrüsenhormonpräparaten, ist anzunehmen, daß sie gleichmäßig über die Zeit die Jodzufuhr erhöhen. Als groben Richtwert könnte man annehmen, daß zwischen 10 und 20% der Bevölkerung in einem Jahr einer erhöhten Jodzufuhr ausgesetzt sind. Der zweite Weg führt über die Ermittlung der Häufigkeit der einzelnen Anwendungen (Tabelle 3). Summiert man hier auf, so finden wir etwa 10 Mill. betroffene Personen pro Jahr in der Bevölkerung. Eine Zahl, die durchaus mit der zuerst ermittelten übereinstimmt, so daß wir für die weiteren Überlegungen von 15% der Bevölkerung, die einer erhöhten Jodzufuhr ausgesetzt sind, ausgehen können. Diesen Zahlen muß die Häufigkeit der Erkarnkung Hyperthyreose oder thyreotoxische Krise in der Bundesrepublik Deutschland gegenübergestellt werden. Aus Umfragen an über 70 Kliniken in der Bundesrepublik Deutschland konnte erhalten werden, daß die Häufigkeit von Hyperthyreosen und thyreotoxischen Krisen pro Jahr die Prozentzahl aufweist, die in Tabelle 4 angegeben ist. Hiernach

Tabelle 4. Häufigkeit von Hyperthyreosen und thyreotoxischen Krisen pro Jahr und in % der Bevölkerung pro Jahr in der Bundesrepublik Deutschland (Einwohner: $62 \cdot 10^6$). (abgeschätzt nach Glöbel et al. [2])

Erkrankung	Häufigkeit pro Jahr	
	n	[%]
Hyperthyreosen	59660	0,096
Hiervon mit Jodkontamination	15321	0,025
Thyreotoxische Krisen	1053 (2046)[a]	0,0017
Hiervon mit Jodkontamination	750 (749)[a]	0,0012
Hiervon mit tödlichem Ausgang	– (130)[a]	

[a] Ergebnisse einer zweiten Umfrage an Kliniken und Intensivstationen

ist die thyreotoxische Krise als das eigentlich relevante Risiko erhöhter Jodzufuhr mit 750 Fällen pro Jahr in 17% der Fälle mit tödlichem Ausgang angegeben. Der tödliche Ausgang der Erkrankung scheint das wichtigste Kriterium für die Beurteilung des Wahrheitsgehaltes der Angaben zu sein. Nach Oberdisse et al. [8] ist auch heute noch mit etwa 50% tödlichem Ausgang der Erkrankung zu rechnen. Nehmen wir daher zur Abschätzung an, daß von 130 angegebenen Fällen mit tödlichem Ausgang 100 durch erhöhte Jodzufuhr ausgelöste thyreotoxische Krisen waren, so können wir unter der Annahme 50%iger Letalität 200 Fälle pro Jahr in der Bundesrepublik Deutschland als vernünftig annehmen. Bei etwa 10^7 Fällen erhöhter Jodzufuhr pro Jahr resultiert ein Risiko 5. Ordnung, $2:10^5$. Das Risiko der Erzeugung einer hyperthyreoten Stoffwechsellage, die laborchemisch faßbar ist, liegt etwa um den Faktor 100 höher, ist also ein Risiko 3. Ordnung, $1:10^3$. Eine klinisch faßbare Hyperthyreose, die sich i. allg. aber nach Absetzen der Jodzufuhr wieder normalisiert, wird mit einem Risiko von $1:10^4$ behaftet sein.

Zusammenfassung

Es ist seit langem bekannt. daß bei der Verwendung von jodhaltigen Substanzen am Menschen sich die Schilddrüsenfunktionslage ändern kann. Eine Erhöhung der Jodzufuhr kann von unterschiedlichen Nebenwirkungen begleitet sein. Nach vergleichweise kurzzeitiger Anwendung von jodhaltigen Substanzen am Menschen von wenigen Tagen bis Wochen ist das wesentliche relative Risiko dasjenige der Auslösung einer Hyperthyreose oder seltener einer thyreotoxischen Krise. Zum Zwecke der Risikoabschätzung ist eine Analyse möglicher Quellen erhöhter Jodzufuhr durchgeführt worden, wobei eine Erhöhung der Jodzufuhr dann als gegeben angesehen wurde, wenn mehr als 100 µg/Tag zusätzlich zugeführt wurden. Aus der Häufigkeit erhöhter Jodzufuhr in Deutschland und der Häufigkeit von Schilddrüsenerkrankungen in einer mit Jod unterversorgten Bevölkerung wurde das Risiko erhöhter Jodzufuhr abgeschätzt. Es ergab sich das relative Risiko einer laborchemisch faßbaren Hyperthyreose als $1:10^3$, das einer klinisch faßbaren Hyperthyreose als $1:10^4$, und das einer thyreotoxischen Krise als $2:10^5$.

Literatur

1. Führer H (1943) Medizinische Toxikologie. Thieme, Leipzig
2. Glöbel B, Glöbel H, Muth H, Oberhausen E (1981) Schilddrüsenfunktion bei normaler und erhöhter Jodzufuhr als Grundlage für die Abschätzung des Risikos der Verwendung von Jodidtabletten im Strahlenschutz. (Zivilschutzforschung). Osang, Bonn 12
3. Heintz R (1972) Erkrankungen durch Arzneimittel, 2. Aufl. Thieme, Stuttgart
4. Imbur DJ, Bourne RB (1972) Iodine mumps following excretory urography. J Urol 108: 629–630
5. Kohri K Miyoshi S, Nagahara A. Ohtani M (1977) Bilateral parotid enlargement („Iodide mumps"). Following excretory urography. Radiol 122: 654
6. Kuemmerle HP, Gossens N (1975) Klinik und Therapie der Nebenwirkungen. A. T. Verlag, Stuttgart
7. Ludwig R, Lohs K (1971) Akute Vergiftungen. Fischer, Stuttgart
8. Oberdisse K, Klein E, Reinwein D (1980) Die Krankheiten der Schilddrüse. Thieme, Stuttgart
9. Ranke M. Nothjunge J, Mentzel H (1977) Kongenitale Struma bei einem Frühgeborenen nach Amniographie. Monatsschr Kinderheilkd 125: 941–943
10. Talner LB, Lang JH, Brasch RC, Lasser EC (1971) Elevated Salivary Iodine and Salivary gland enlargement due to Iodinated Contrast Media. JAMA 112: 380–382

Theoretische Grundlagen von PVP-Jod Zusammenfassung und kritische Stellungnahme

S. Hierholzer

Berufsgenossenschaftliche Unfallklinik, Großenbaumer Allee 250, D-4100 Duisburg 28

In den vergangenen Jahren wurde über PVP-Jod und seine außerordentlich breite mikrobizide Wirkung ohne Nebenwirkungen berichtet. Das Symposion soll als Standortbestimmung der Kenntisse über diese Substanz dienen. Hierfür werden den klinischen Beiträgen die theoretischen Grundlagen vorgeschaltet, da gerade aus den Reihen der Theoretiker in den letzten Jahren kritische Stimmen gegen die Substanz laut geworden sind. Andererseits ist die Erwartungshaltung insbesondere der chirurgisch tätigen Kliniker, Substanzen zur Desinfektion und Antisepsis an die Hand zu bekommen, nur zu verständlich. In der Diskussion der physikalisch-chemischen Aspekte und der Wirkungsweise von PVP-Jod interessiert den Kliniker v. a. die erreichbare Konzentration des freien, oxydierenden Jods, dieser eigentlich mikrobiziden Eigenschaft des PVP-Jod-Komplexes. Es ist dabei zu systematisieren in mehr theoretische – also physikalisch-chemische – Aspekte und in sich daraus für die Klinik ergebende Überlegungen.

Da in der Diskussion die Terminologie nicht einheitlich ist, stellt Görtz zu den verwendeten Termini: Freiverfügbares Jod, komplexgebundenes Jod sowie freies oder elementares Jod (also J_2) folgendes fest:

Der mikrobizide Anteil des PVP-Jod-Komplexes ist das elementare Jod, J_2, welches als I_3^- im PVP gebunden ist. Es wirkt oxydierend und wird dabei selbst zu Jodid reduziert. In wäßrigen PVP-Jod-Lösungen besteht eine Gleichgewichtsreaktion zwischen I_2, I^- und I_3^- einerseits und PVP-Jod-Komplexen unterschiedlicher Zusammensetzung andererseits. Nach Reduktion wird J_2 aus dem Komplex wie aus einem Reservoir nachgeliefert. Daher wird im Zusammenhang mit dem PVP-Jod-Komplex auch von verfügbarem Jod gesprochen. Es ist prinzipiell aus dem Komplex vollständig dialysabel (Horn). Auf dieser Eigenschaft basiert die Vorstellung über eine Depotwirkung des PVP-Jod-Komplexes. Befindet sich in einer Umgebung jedoch viel oxydierbare Materie, wie z. B. Albumin, die Jod zu Jodid reduziert, ist das Depot relativ rasch erschöpft. Eine weitere Verfügbarkeit von Jod ist daher unabhängig vom Angebot: Je mehr Jodkomplex angeboten wird, um so deutlicher ist die Depotwirkung. Hier ist allerdings auf die in der Klinik wegen der toxischen Nebenwirkung des Jods bestehenden Grenzen hinzuweisen.

Der pH-Wert wäßriger PVP-Jod-Lösungen sinkt mit steigender PVP-Jod-Konzentration (pH = 2 bei 100 g/l. pH = 5 bei 0,1 g/l). Im sauren Milieu bleibt der Jodkomplex bei pH-Änderungen stabil, so daß in diesem Bereich von pH-Unabhängigkeit der Jodverfügbarkeit gesprochen werden kann (Horn).

Andererseits ist die Joddissoziation aus dem Komplex temperaturabhängig, d. h. mit steigender Temperatur wird mehr Jod frei verfügbar. Dieses ist möglicher-

PVP-Jod in der operativen Medizin
Herausgegeben von G. Hierholzer und G. Görtz

weise eine Ursache für die später angesprochene steigende Keimreduktionsrate im Testansatz unter erhöhten Temperaturbedingungen.

Görtz und Werner kritisieren, daß vom Depoteffekt des PVP-Jods gesprochen wird: In vivo – also bezogen auf physiologische bzw. pathophysiologische Verhältnisse – sei bisher eine derartige, mit physikalisch-chemischen Methoden nachweisbare Reaktion nicht bewiesen. Horn wiederholt, daß sich aus physikalisch-chemischer Sicht die Komplexe normal verhalten und reversibel sind. In höheren Konzentrationen liegt Jod zu 99,95% an den Komplex gebunden, also im Depot, vor und wird nach Entfernung des freien Anteiles, z. B. durch Ausschütteln mit Dioxan oder Thiosulfat – oder auch Albumin –, erneut aus dem Depot freigesetzt. Dieses sei die Grundlage der Gleichgewichtsanalyse, die die Konzentrationsabhängigkeit als Funktion der Gesamt-PVP-Jod-Konzentration im Sinne gekoppelter chemischer Gleichgewichte beschreibt. Werner bezweifelt die Übertragbarkeit eben dieser physikalisch-chemischen Reaktionen auf die Klinik. Auch Horn stimmt zu, wenn festgestellt wird, daß es keine standardisierbare Applikationsform für jeden Wundentyp geben kann, und empfiehlt, die PVP-Jod-Konzentration in der praktischen Anwendung mehr oder weniger empirisch herauszufinden.

Eine mutagene Wirkung von PVP-Jod-Komplex und den Einzelkomponenten von Jod und PVP ist nach differenzierten Untersuchungen von Gelbke auszuschließen. Allerdings muß mit lokalen Fremdkörperreaktionen mit Ausbildung von Riesenzellen auf den PVP-Komplex hin gerechnet werden, wie bei i. m.-. i. v.- und s. c.-Applikation PVP-haltiger Medikamente nachgewiesen wurde. Obwohl von Sourgens diskutiert, kann bei derartigen Reaktionen jedoch nicht von Präkanzerosen gesprochen werden.

Bei der Diskussion der von Werner ausgeführten mikrobiologischen und hygienischen Aspekte wird zunächst festgestellt, daß der Hersteller eines jeden am bzw. im Menschen verwendeten Desinfektionsmittels bzw. Antiseptikums natürlich für die einwandfreie Aufbereitung Sorge zu tragen hat. Es wird die Forderung nach der steril zu handhabenden Darreichungsform (z. B. Salben- oder Flüssigkeitsabpackungen als Einmalartikel) hinzugefügt. Im übrigen steht die Frage im Hintergrund, ob die wäßrige PVP-Jod-Lösung für die Desinfektion und Antisepsis eine ausreichend hohe mikrobizide Aktivität besitzt. Dabei ergeben sich unterschiedliche Gesichtspunkte für Desinfektionsmittel und Antiseptika. Werner fordert klar definierte Merkmale für ein Desinfektionsmittel: Dieses hat im standardisierten Versuch entsprechend den Richtlinien zur Prüfung und Bewertung von Desinfektionsverfahren mikrobizid zu wirken und soll definierte Keime in ausreichender Menge (10^5) in definierter Zeit ohne Reaktivierunq abtöten. Diese Forderung sieht Werner von der wäßrigen PVP-Jod-Lösung nicht erfüllt. Görtz weist auf eigene Routineuntersuchungen bei der chirurgischen Händedesinfektion hin, in denen nach 5minütiger Waschung mit einem PVP-Jod-Waschkonzentrat (= PVP-Jod plus reinigungsaktive Substanzen) in Anwesenheit von Inaktivatoren eine Keimzahl von 5 pro Handfläche nicht überschritten wurde. Die zu kultivierende Keimzahl entsprach auch nach 2 h Operation derjenigen nach chirurgischer Händedesinfektion, z. B. mit Alkohol. Auch im Tierexperiment ergab PVP-Jod eine hohe Keimreduktion bei intraperitonealer Spülung. Werner verweist in diesem Zusammenhang auf schwerwiegende methodische Probleme. So wird bei der Prüfung desinfizierender Wirkungen auf Oberflächen im Abklatschversuch Desinfektionsmittel auf den Nährboden übertragen, das dann das Keimwachstum hemmt und damit eine fehlerhafte Keimreduktionsrate vortäuscht: Drückt man z. B. auf gleicher Oberfläche wiederholt ab, dann wachsen bereits auf dem 2. Nährboden mehr Keime als auf dem 1., und auf dem 3. mehr als auf dem 2. Nährboden. Das Gleiche geschieht bei der Prüfung der Händedesinfektion: Werden die Fingerkuppen nach der Desinfektion in 10-ml-Nährlösung plus Inaktivator ausgeknetet, dann wachsen in der Subkultur der geringer konzentrierten Nährlösung mehr Keime, dort also, wo das übertragende stark verdünnte Desinfektionsmittel eine geringere Keimhemmung zur Folge haben konnte. Es wurde die Frage gestellt, warum denn die wäßrige PVP-Jod-Lösung in die neue (VI) Liste der nach den Richtlinien für die Prüfung chemischer Desinfektionsmittel geprüften, und von der Deutschen Gesellschaft für Hygiene und Mikrobiologie als wirksam befundenen Desinfektionsverfahren überhaupt aufgenommen wurde. Nach Werner seien erst während der Drucklegung dieser Liste Untersuchungen bekannt geworden, die eine für die die hvgienische Händedesinfektion ausreichende Wirksamkeit ausgewählter wäßriger PVP-Jod-Lösungen gegenüber bestimmten Testkeimen insbesondere Staphylococcus-aureus-Stämmen, nicht zeigten. Da die Autoren sich in der Verantwortung sehen, wurde eine entsprechende Fußnote beigefügt. Koppensteiner weist auf neuere Untersuchungen hin, in denen, unter Anwendung der in der Fußnote genannten Testkeime und entsprechend den obengenannten geforderten Methoden zur Prüfung von Desinfektionsmittel – allerdings bei höherer Temperatur –, beachtliche Keimreduktionsraten zu ermitteln waren. Ob dieser Befund auch in vivo zur Wirkung kommt, bleibt dahingestellt. Im übrigen verweist Werner bei der Frage nach der antiviralen Aktivität von PVP-Jod auf Arbeiten von Sorkenbach und Kuwert, spricht hier aber besonders die relativ geringe Wirksamkeit gegen Polio-, Adeno- und Hepatitis-B-Viren an. Dagegen zerstört die Kombination mäßiger PVP-Jod-Lösungen (7,5%) mit Tensiden (2%) nach Versuchen mit dem Morphologischen Alternations- und Desintegrationstest (MADT) von Kuwert Hepatitis-B-Viren innerhalb von 5 min zu >95%. Eine derartige Lösung ist demnach für die Hepatitis-B-Virus-Desinfektion verwendbar.

PVP-Jod ist eine bakterizid wirkende Substanz; dem stimmt Werner zu und schränkt seine Vorbehalte gegen PVP-Jod ein auf die Verwendung dieser Substanz in wäßriger Lösung als Desinfektionsmittel. Aber auch bei der Objektivierung der antiseptischen Eigenschaften dieser Substanz zeigen sich methodische Probleme. In diesem Zusammenhang berichtet Sonntag über die methodischen Schwierigkeiten bei der Keimrückgewinnung nach Peritonealspülung: Hier trägt offensichtlich die Keimresorption über das Peritoneum und die Keimphagozytose zu relativ guten Keimreduktionsraten bei, andererseits sind in gleichzeitig entnommenen Blutproben erstaunlich hohe Keimraten zu finden. Hierholzer weist dagegen auf die Möglichkeit des gegenteiligen Problems der Objektivierung im In-vivo-Experiment: Wie hoch ist die Rate der Keime zu veranschlagen, die aus den Hautanhangsdrüsen, z. B. bei der chirurgischen Händedesinfektion, oder aus tieferen Schichten einer infizierten chirurgischen Wunde nachgeliefert werden, ohne mit der desinfizierenden oder antiseptischen Lösung in Kontakt gekommen zu sein? Dagegen verweist Görtz auf die Standardisierbarkeit derartiger Untersuchungen, mit denen die keimreduzierende Wirkung in allen Kompartimenten (Peritonealraum, Blut, Lymphe) vergleichend dargestellt werden kann.

Von den Klinikern, insbesondere von Urologen, wird die Notwendigkeit zur Antisepsis angesprochen und die Frage der theoretischen Rechtfertigung der Verwendung von PVP-Jod für die Antisepsis – also zur keimreduzierenden Maßnahme am und im Menschen – gestellt. Werner betont, daß er für PVP-Jod keine eigentliche Alternative anzubieten hat. Daher sollte man exakt die Indikationsbereiche für PVP-Jod und die Nutzen-Risiko-Relation sehen und sich der möglichen Nebenwirkungen bewußt sein. Es wird vor der zu ausgedehnten Anwendung (z. B. der Ganzkörperwaschung usw.) mit der möglichen Zerstörung der physiologischen Keimflora z. B. auf den Schleimhäuten gewarnt.

Nach den Ausführungen von Kallenberger über die zytotoxischen Eigenschaften von PVP-Jod weist Hierholzer auf die Notwendigkeit hin, Indikationen für die Anwendung von PVP-Jod zu erarbeiten, bei denen ein zytotoxischer Effekt gar nicht erst relevant werden kann. So spielen z. B. derartige Probleme bei der Desinfektion keine Rolle. Werden aber vitale Strukturen benetzt, muß Nutzen gegen Risiko abgewogen werden: Das heißt, im Rahmen der *Antisepsis* darf regenerierbares Gewebe – wie Granulationsgewebe – benetzt werden, während die Anwendung auf differenziertem Gewebe, wie Spongiosa, nicht zu vertreten ist. Kallenberger stimmt dem zu und betont noch einmal, daß antiseptische Substanzen nur bei Vorliegen einer Infektion indiziert sind. Auch bei der Anwendung von PVP-Jod muß man einfach von einer zytotoxischen Wirkung auf alle jene vitale Strukturen ausgehen, die gleich oder empfindlicher reagieren als die von ihr in vitro verwendeten Fibroblasten. Dieses ist sowohl für Schleimhautzellen, Knochen-Knorpel-Zellen, aber auch für die bei der Infektabwehr so wichtigen Leukozyten (Hierholzer) zu erwarten. Daher ist die ungezielte – leider teilweise erheblich verbreitete – PVP-Jod-Spülung, z. B. bei aseptischen operativen Eingriffen (Hüftgelenkprothesenoperationen), allein schon wegen der Gefahr der Ausbildung aseptischer Nekrosen zu unterlassen.

Die von Sourgens vorgetragenen pathologischen Reaktionen auf eine exzessive Jodbelastung sind mögliche Verläufe, die selbst in einem Strumaendemiegebiet mit einer geringen und bei Gesunden mit einer noch selteneren Inzidenz auftreten. Hierholzer drückt daher seine Besorgnis darüber aus, daß diese Befunde der prinzipiell wünschenswerten pharmakologischen Untersuchungen offensichtlich auf zu ausgedehnter PVP-Jod-Anwendung basieren, daß also eine falsche Indikation die Möglichkeit einer Gefährdung in sich birgt. Eine ähnliche Situation hatte bereits die Diskussion um die lokale Applikation von Gentamicin ergeben. Es wird auf die möglicherweise fatalen Folgen hingewiesen, die sich dann ergeben, wenn in der Praxis dringend gebrauchte Substanzen bzw. Medikamente zurückgenommen würden.

Auch Glöbel relativiert die Ergebnisse von Sourgens mit folgenden Zahlen: 1. Im Jodmangelgebiet Deutschland beträgt die Jodzufuhr 50–70 μg, wovon etwa 55% aufgenommen werden. Bei Jodzufuhren von 0,02–2 mg/Tag ist die Jodaufnahme in der Schilddrüse gleich: Hier handelt es sich um den physiologischen Jodregelbereich: Die Schilddrüse paßt sich durch unterschiedliche Jodidclearance dem Jodangebot an. Im Bereich von über 3 mg/Tag wird von der Schilddrüse mehr Jod aufgenommen, als sie zur Hormonproduktion benötigt. Dies gilt für euthyreote Personen. Die Zufuhr von Jod bei PVP-Jod-Therapie liegt in Bereichen von 100 μg/Tag bis 2–3 mg/Tag für übliche Anwendungen. Bei großflächigen Anwendungen, wie z. B.

bei Verbrennungspatienten, kann die Jodzufuhr in den ersten Tagen höher sein. 2. Die Häufigkeit von Strumabildung und Hypothyreoidismus steigt, wenn eine die normale Schilddrüsenfunktion unterhaltende durchschnittliche Jodzufuhr von 10–1 000 µg/Tag überschritten wird. Die Hyperthyreoserate sinkt daher ab. Eine Hyperthyreose, die nach einer durchschnittlichen Jodzufuhr von 1 mg/Tag entsteht und mit blutchemischen Analysen nachgewiesen wird, ist keineswegs immer von klinischer Bedeutung und in der Regel nach Absetzen der Jodzufuhr rückläufig. Mit einem Übergang auf eine thyreotoxische Krise bzw. Thyreotoxikose ist mit einer Häufigkeit von $1:10^5$ (im Jodmangelgebiet Deutschland) zu rechnen. Dieses Risiko ist in einer Studie von 5–10 oder 20–30 Patienten nicht zu erfassen. Wenn in einer solchen Studie eine thyreotoxische Krise auftritt, dann verfälscht dieses Ergebnis natürlich die richtige Häufigkeit. Glöbel belegt diesen Kommentar mit Untersuchungen zu Schilddrüsennebenreaktionen bei Röntgenkontrastuntersuchungen; hierbei werden hohe Jodmengen appliziert, es sind hohe Jodkonzentrationen auch noch nach langer Zeit im Harn nachweisbar. Dieses Jod ist im wesentlichen an Kontrastmittel organisch gebundenes Jod. Die Schilddrüse wird aber nur von Jodid beeinflußt. Bei normaler Applikation von Kontrastmitteln muß mit der Freisetzung von 10–50 mg Jodid im Organismus gerechnet werden. Diese Menge von Jodid kann zu Schilddrüsenfunktionsstörungen führen, es ist aber hierbei die relativ geringe Häufigkeit zu beachten, d.h. bei $6 \cdot 10^6$ Kontrastmitteluntersuchungen pro Jahr werden 60 thyreotoxische Krisen ausgelöst, dieses entspricht dem vorgenannten Verhältnis von $1:10^5$.

Lilius berichtet über 32 Verbrennungspatienten, die mit jodhaltigen Salben eingerieben wurden. Hier konnte eine TSH-Erhöhung und T4-Erniedrigung festgestellt werden. Bei Entlassung der Patienten waren die Werte normalisiert, es war keine klinisch manifeste Hyperthyreose aufgetreten.

Görtz möchte ebenfalls die von Sourgens genannten Risikogruppen eingeschränkt wissen und sieht den gefährdeten Kreis nur bei folgenden Gruppen:

1. Personen mit einer autonomen Schilddrüsenfunktion, und nicht alle jene mit gutartigen euthyreoten Strumen.
2. Gravide, bei denen nach exogener Jodzufuhr eine Rückkoppelung auf die Entwicklung der Schilddrüsenfunktionen und davon abhängig der Hirnreifung des Fetus zu befürchten ist.

Alle anderen von Sourgens genannten Kontraindikationen haben spekulativen Charakter, die sich auf die begonnene und abgebrochene Studie mit kleinen Fallzahlen stützen.

Diese Beurteilung findet die Zustimmung der Mehrzahl der anwesenden Toxikologen und Benker faßt abschließend zusammen:

Die Applikation von Jod ist bei den meisten Menschen unbedenklich und führt zu keinerlei Folgen. Allerdings ist auf äußere Umstände zu achten: Einerseits gibt es in einem Prozentsatz von unter 1 Hypothyreosebildungen bei jenen Patienten, die vor Jahren Kaliumjodidlösungen als Mukolytikum über lange Zeit nahmen. Andererseits gibt es eine stark ansteigende Inzidenz der Hyperthyreose nach exogener Jodapplikation insbesondere in jenen Ländern, in denen Jodprophylaxe in höheren Dosen betrieben wird. Auch gibt es bei uns Patientenkollektive, die hinsichtlich der Entwicklung einer Hyperthyreose durch exogenes Jod besonders gefährdet sind:

Es handelt sich ausschließlich um Patienten über 40 Jahren, von denen die weitaus meisten Knotenstrumen hatten. Die Erklärung wird darin gesehen, daß sich im Rahmen einer Knotenstruma autonome Areale ausbilden können, die dann auf Jodexzeß mit einer Hyperthyreose reagieren. Zur Sicherheit verzichtet man bei Risikopersonengruppen darauf, Jod über lange Zeit in hohen Dosen lokal anzuwenden.
Er definiert die Risikopersonen in folgende Gruppen:
1. Ältere Personen, Neugeborene, Schwangere,
2. Strumapatienten,
3. Patienten mit Hyperthyreoseanamnese.
Bei diesen Patienten ist die Verwendung im PVP-Jod nur bei vitaler Indikation, z. B. bei Verbrennungen, gegeben.

Teil II. Klinische Anwendung

Perioperative Hygienemaßnahmen

K.-O. Gundermann[1] und H. G. Sonntag[2]

1 Abteilung für Hygiene, Sozialhygiene und Gesundheitswesen, Medizinaluntersuchungsamt, Brunswicker Straße 2–6, D-2300 Kiel
2 Abteilung für Hygiene und Umwelthygiene, Klinikum der Universität Heidelberg, Im Neuenheimer Feld 324, D-6900 Heidelberg 1

Für die Durchführung von perioperativen Hygienemaßnahmen (Tabelle 1) können folgende Ziele postuliert werden:

1. Verhütung des Einbringens von Keimen in die Operationswunde
   - durch das operativ und nichtoperativ tätige Personal,
   - durch den zu operierenden Patienten selbst.
2. Vermeidung der Weiterverschleppung von Keimen, die während der bzw. durch die Operation freigesetzt werden
   - im Patienten selbst,
   - durch den Patienten,
   - durch das OP-Personal.
3. Abtötung von Keimen im Wundbereich. z. B. zur Vermeidung von postoperativen Wundheilstörungen.

Die Aufgabe dieses Referates kann es nur sein, den Einsatz von PVP-Jod-Präparaten zur Erreichung der obengenannten Ziele der perioperativen Hygienemaßnahmen einer kritischen Beurteilung und Bewertung zu unterziehen.

Tabelle 1. Perioperative Maßnahmen zur Verhütung von Krankenhausinfektionen

Präoperativ
– Chirurgische Händedesinfektion
– Hygienische Händedesinfektion
– Hautdesinfektion
– Schleimhautdesinfektion
Intraoperativ
– Peritonealspülung (z. B. u. a.)
Postoperativ
– Wundbehandlung

PVP-Jod in der operativen Medizin
Herausgegeben von G. Hierholzer und G. Görtz

Verhütung des Einbringens von Keimen in die Operationswunde

Durch das operativ und nichtoperativ tätige Personal

Neben dem Tragen von steriler OP-Kleidung, Gesichtsmasken, Haarschutz und OP-Schuhen muß für das operierende Personal die chirurgische Händedesinfektion als wesentliche präoperative Maßnahme angesehen werden. Letztere hat eine deutliche Relevanz zur hergestellten Problematik und muß als eines der bisher am meisten geprüften Beurteilungskriterien für PVP-Jod-Präparate angesehen werden.

Die bereits im Januar 1981 von der DGHM veröffentlichten Richtlinien zur Wirksamkeitsprüfung von Desinfektionsmitteln für die hygienische und chirurgische Händedesinfektion [1], in Verbindung mit den im August/November dieses Jahres veröffentlichten Anforderungen für die Aufnahme in die VII. Liste [2, 3] beinhalten eindeutige Kriterien für die Voraussetzungen, die an solche Präparate zu stellen sind. In zahlreichen, auch eigenen Untersuchungen bezüglich der Wirksamkeit von PVP-Jod-Präparaten für die chirurgische Händedesinfektion konnte festgestellt werden, daß die verschiedenen Präparate unterschiedliche Wirksamkeiten zeigten. Dies gilt ebenso für die Kurzzeitwirkung (nach 5minütiger Einwirkzeit) sowie für die Langzeitwirkung (über 3 h Einwirkzeit). Hinzu kommt, daß bei der Überprüfung der Präparate im qualitativen und quantitativen Suspensionsversuch einige Präparate bei Anwendung der konzentrierten Lösung und bei einer Einwirkzeit von 5 min, insbesondere Staphylokokken noch nicht in ausreichendem Maße abtöteten.

Es muß somit festgestellt werden, daß bisher nur einige PVP-Jod-Präparate die Wirksamkeitskriterien für ein chirurgisches Händedesinfektionsmittel erfüllen, d.h., daß beim Einsatz dieser Substanzen vom Anwender sehr kritisch zu überprüfen ist, ob durch unabhängige Gutachter diese Wirksamkeit entsprechend der Prüfrichtlinien nachgewiesen worden ist.

Im praktischen Versuch sind von Heeg (unveröffentlicht, s. Tabelle 2) Untersuchungen bezüglich der Kontaminationsrate von OP-Handschuhen nach der Operation in Abhängigkeit vom verwendeten Verfahren der chirurgischen Händedesinfektion durchgeführt worden. Auch wenn die Fallzahlen noch verhältnismäßig gering sind, wird deutlich, daß die alleinige Verwendung von PVP-Jod-Flüssigseife

Tabelle 2. Ergebnisse der Kontaminationen von OP-Handschuhen nach chirurgischer Händedesinfektion mit Alkohol oder PVP-Jod-Flüssigseife. (Nach Heeg, unveröffentlicht)

Keimzahl im Handschuhsaft kbe/ml	Chirurgische Händedesinfektion mit Alkohol	Chirurgische Händedesinfektion mit PVP-Jod-Flüssigseife
0	36 (77%)	6 (50%)
1–99	10 (21%)	2 (17%)
99	1 (2%)	4 (33%)

wesentlich häufiger zur Kontamination im Handschuh führt als bei der Anwendung von alkoholischen Einreibepräparaten nach der normalen Seifenwaschung. Als interessant muß dabei der Befund gewertet werden, daß gerade im Bereich von 10 und mehr Keimen/ml im Handschuhsaft die Verwender von PVP-Jod-Präparaten einen hohen Prozentsatz ausmachen.

Hinzu kommt, daß in den Untersuchungen vom Kuwert et al. [4] praktisch keine Viruswirksamkeit der von ihm geprüften PVP-Jod-Präparate nachgewiesen werden konnte. In eigenen Versuchen mit saprophytischen Mykobakterien im praktischen Händeversuch war im Vergleich zu den alkoholischen Einreibepräparaten die Wirkung von PVP-Jod-Präparaten deutlich schlechter [6].

Auch wenn postuliert wird, daß beim OP-Personal häufiger als sonst Hautirritationen auftreten und daher eine große Palette von Präparaten zur chirurgischen Händedesinfektion zur Verfügung stehen sollte, kann aufgrund des bisherigen Wissensstandes über die Wirksamkeit von PVP-Jod-Präparaten die Anwendung dieser Substanzen für die chirurgische Händedesinfektion, wenn überhaupt, nur mit gewissen Einschränkungen empfohlen werden.

Dies gilt um so mehr für die hygienische Händedesinfektion, die perioperativ, z. B. von den Anästhesisten, den Springern und dem sonstigen nichtoperativ tätigen OP-Personal, gefordert wird, da hier die Kurzzeitwirkung (0,5–1 min) als wesentliches Kriterium für die Anwendbarkeit dieser Substanzen bei den PVP-Jod-Präparaten bekanntermaßen deutliche Wirkungslücken, insbesondere gegen Staphylokokken und E. coli, aufweist.

Hautdesinfektion beim Patienten

Indikationsabhängig wird für die Hautdesinfektion vor Injektionen die schnelle Wirkung gefordert, während im Gegensatz dazu die präoperative Hautdesinfektion eine längere Einwirkzeit, die über die 5-min-Grenze hinausgehen kann, erlaubt. Zusätzlich wird hierbei zur Verhütung der Rekontamination des Operationsbereiches, die Langzeitwirkung durch das Hautdesinfektionsmittel gefordert.

Über entsprechende Wirkungsmechanismen von Desinfektionsmitteln kann auch hier die Wirkungstestung nach den Prüfrichtlinien für die chirurgische Händedesinfektion Auskunft geben. Wie bereits oben dargestellt, ist präparateabhängig nur für einige PVP-Jod-Präparate der Wirksamkeitsnachweis erbracht worden, wobei jedoch hier zwischen PVP-Jod-Flüssigseifen von PVP-Jod-Lösungen unterschieden werden muß. Letztere scheinen hinsichtlich der Freisetzung des allein wirksamen freien Jods eine günstigere Ausgangsbasis zu besitzen als die Flüssigseifen.

Während für die Langzeitwirkung der PVP-Jod-Präparate – wenn sie nach der Einwirkzeit wieder abgewaschen wurden, wie bei der chirurgischen Händedesinfektion erforderlich – bisher keine überzeugenden Untersuchungsergebnisse dargestellt werden konnten, ist die Frage der Verhütung der Rekontamination der Haut mit Mikroorganismen durch solche Präparate bisher praktisch überhaupt nicht abgeklärt worden. Es können daher auch für die präoperative Hautdesinfektion mit PVP-Jod-Präparaten noch keine eindeutigen Aussagen gemacht werden, doch könnte hier eine ausreichende Wirksamkeit gegeben sein.

Präoperative Schleimhautdesinfektion

Eine echte Desinfektion der Schleimhaut, wie sie z. B. bei der Epidermis gefordert und erreicht wird, ist nicht möglich, da strukturbedingt eine Rekontamination „der desinfizierten Flächen" innerhalb kürzester Zeit wieder erfolgt. Bei Anwendung von Präparaten mit keimreduzierender Wirkung sollte daher weniger von einer Desinfektion als von einer antiseptischen Wirksamkeit gesprochen werden. Als ein wesentliches Anwendungskriterium solcher für die Schleimhaut zu verwendenden Antiseptika muß das Fehlen einer toxischen Wirksamkeit auf die Schleimhautzellen gefordert werden. Bezüglich der antiseptischen Wirkung sollte die selektive Schädigung bestimmter Keimarten der vorhandenen Keimflora ausgeschlossen werden. Demgegenüber kann eine besonders gute Wirkung gegenüber sog. opportunistischen Keimen gewünscht sein. Dies gilt insbesondere im Vaginalbereich, wo leicht eine Kontamination durch den nahegelegenen Anus mit Enterobacteriaceae, Bacterioides species, Enterokokken, B-Streptokokken u. a. stattfinden kann, die dann bei entsprechenden Eingriffen in diesem Bereich Infektionen verursachen können. Der Einsatz von PVP-Jod-Präparaten in diesem Bereich kann auch wegen der günstigeren Wirksamkeit gegenüber gramnegativen Keimen empfohlen werden. Bei diesem Anwendungsbereich muß allerdings Klarheit darüber bestehen, daß die antiseptische Wirkung durch PVP-Jod-Präparate nur als eine ergänzende Maßnahme zur hierbei sicherlich begründeten perioperativen Antibiotikafrühtherapie angesehen werden muß. Zumindest liegen für die Fragestellung der jeweiligen Bedeutung der einen bzw. anderen Maßnahme für die Verhütung postoperativer Wundinfektionen keine ausreichenden experimentellen Daten vor.

Vermeidung der Weiterverschleppung von während bzw. durch die Operation freigesetzten Keimen

Für diese Fragestellung steht v. a. der Einsatz von PVP-Jod-Präparaten als Antiseptikum im Peritoneum zur Prophylaxe bzw. als Therapeutikum bei einer Peritonitis im Vordergrund.

Beim Einsatz als Antiseptikum zur Prophylaxe, z. B. vor Dickdarmoperationen, muß berücksichtigt werden, daß durch die hohe Resorptionsleistung des Peritoneums nicht nur das freie Jod, sondern auch die PVP-Partikel resorbiert bzw. phagozytiert werden. Bei massivem Einsatz von PVP-Jod-Präparaten können somit wesentliche Teile des natürlichen Abwehrsystems im Peritonealbereich blockiert werden, die dann bei einer wirklichen Keiminvasion als selbstreinigende Mechanismen ausfallen.

In tierexperimentellen Untersuchungen mit Staphylokokken bei Ratten konnten Meissner et al. [5] zeigen, daß die, wenige Minuten nach Einbringung von Staphylococcus aureus ins Peritoneum durchgeführte Peritonealspülung mit PVP-Jod-Lösung die Peritonitis nicht nur nicht verhindern konnte, sondern die nachfolgende Staphylokokkensepsis beschleunigte und die Letalitätsrate bei den

Versuchstieren erhöhte. Dies galt ebenfalls für bereits bestehende Peritonitiden, wobei in der Erkrankungsphase PVP-Jod-Spülungen durchgeführt wurden.

Sicherlich stellt die Peritonitis beim Menschen ein Krankheitsbild dar, bei dem von Fall zu Fall entschieden werden muß, inwieweit zur Rettung des Patienten der einen oder anderen Maßnahme der größere Erfolg zugesprochen werden muß. Allerdings muß auch hier darauf hingewiesen werden, daß für die Prophylaxe, z.B. bei Dickdarmoperationen wie auch bei Peritonitiden, der Durchführung einer perioperativen Antibiotikafrühtherapie, bzw. bei der Peritonitis einer gezielten Antibiotikatherapie, gegenüber der Spülung mit PVP-Jod-Lösung als effektivere Methode der Vorzug gegeben werden muß. Auf die Frage der zytotoxischen Wirkung kann hierbei von unserer Seite nicht eingegangen werden. Es sei jedoch auf die Untersuchungen von Görtz u.a. verwiesen (s. S. 73ff).

Abtötung von Keimen im Wundbereich bzw. zur Vermeidung von postoperativen Wundheilungsstörungen

Neben der Beachtung der Asepsis bei der Durchtrennung der Haut und bei der Verschließung von Hautdefekten muß zusätzlich die Verhütung der Rekontamination des Wundbereiches zur Vermeidung von postoperativen Wundheilungsstörungen gefordert werden. Dieses Erfordernis kann durch Aufbringen von antiseptisch wirksamen Substanzen auf die genähte Operationswunde, bzw. bei dem jeweiligen Wechseln des Wundverbandes auf den entsprechenden Wundbereich, Rechnung getragen werden. Hier besteht für den Einsatz von PVP-Jod-Präparaten zumindest keine Gegenindikation. Allerdings fehlen für den Nachweis der Wirksamkeit auch hier entsprechende experimentelle Untersuchungen bzw. Befunde in der praktischen Anwendung. Hier bleibt abzuwarten, was vor allen Dingen aus den Erfahrungsberichten der Kliniker im Anwendungsbereich der PVP-Jod-Präparate an Daten mitgeteilt wird.

Zusammenfassung

Zusammenfassend kann aufgrund der kritischen Beurteilung der hier aufgezeigten perioperativen Erfordernisse und der damit verbundenen Hygienemaßnahmen für den Einsatz der PVP-Jod-Präparate festgestellt werden, daß für die desinfizierenden Maßnahmen sicherlich andere wirksamere Präparate, z.B. auf der Basis von Alkoholen, vorhanden sind. Für den Bereich der antiseptischen Maßnahmen sind zumindest bisher keine Negativkriterien von seiten der Bakteriologie und Hygiene für die Anwendung von PVP-Jod-Präparaten zu erkennen. Um die Anwendung von PVP-Jod-Präparaten zu empfehlen, scheinen jedoch noch zahlreiche Basisuntersuchungen zum Wirkungsmechanismus dieser Präparate und ihres Anwendungsverhaltens in der Praxis erforderlich zu sein.

Literatur

1. DGHM (1981) Richtlinien für die Prüfung und Bewertung chemischer Desinfektionsverfahren. Erster Teilabschnitt (Stand 1.1.1981). Zentralbl Bakteriol Mikrobiol Hyg [B] 172: 6
2. DGHM (1982) Prüfung und Bewertung chemischer Desinfektionsverfahren – Anforderungen für die Aufnahme in die VII. Liste (Stand Juli 1982). Hyg Med 7: 325–327
3. DGHM (1982) Prüfung und Bewertung chemischer Desinfektionsverfahren – Anforderungen für die Aufnahme in die VII. Liste (Stand Oktober 1982). Hyg Med 7: 453–456
4. Kuwert E, Thraenhart O, Dermietzel R, Scheiermann N (1982) Zur Hepatitis-B-Viruswirksamkeit und Hepatovirozidie von Desinfektionsverfahren auf der Grundlage des MADT, 3. Aufl. mhp-Verlag, Mainz
5. Meissner F von, Kühl L, Sonntag H-G, Zierott G (1977) Bakteriologisch-quantitative Untersuchungen zur Wirksamkeit lokaler Maßnahmen bei artifizieller Peritonitis. Vortr.: Colloquium „Advances in Non-Antibiotic Antimicrobial Prophylaxes and Therapie with PVP-I“ 10th Int. Congress Chemotherapy, September 1977
6. Sonntag H-G (1978) Desinfektionsverfahren bei Tuberkulose. Hyg Med 3: 322–325

Indikation und Kontraindikation von PVP-Jod in der Chirurgie

G. Görtz und R. Häring

Abt. für Allgemein-, Gefäß- und Thoraxchirurgie, Klinikum Steglitz der Freien Universität Berlin, Hindenburgdamm 30, D-1000 Berlin 45

Bis zur Mitte des vorigen Jahrhunderts waren Infektionen die häufigsten Todesursachen nach Verletzungen oder chirurgischen Eingriffen. Mit der Entdeckung der Bakterien durch Pasteur 1860 war eine wichtige Ursache für die Infektion gefunden, und schließlich entdeckte kurze Zeit später Lister die Karbolsäure als bakterizides Mittel. Die bakterizide Wirkung von Jod wurde bereits 1880 ausführlich beschrieben [10]. Das Jodoform fand zur gleichen Zeit schon breite Anwendung in der Chirurgie [11]. Die Erkenntnisse Pasteurs und Listers leiteten eine Entwicklung ein, deren Ergebnisse heute noch zu den selbstverständlichen Grundlagen in der Vorbeugung und Behandlung von Infektionen in den operativen Disziplinen zählen: Desinfektion von Instrumenten, Räumen, Haut und Händen, Tragen von Mundschutz und Handschuhen. Die Zahl der postoperativen Wundinfektionen konnte erstmals wirksam reduziert werden. Bis zur Entdeckung des Sulfonamids durch Domagk 1932 wurden verschiedene Desinfizienzien, wie Alkohol, Mercurochrom, Gentiana violett, Chlor- und Jodlösungen, in der Infektionsbehandlung verwendet [29]. Aus dieser Zeit sind uns Behandlungserfolge bei der Peritonitis durch hochprozentige Alkoholspülungen des Abdomens überliefert [5]. Doch die offensichtlichen Erfolge wurden durch schwere toxische Nebenwirkungen, wie Verätzungen, nephro- und neurotoxische Symptome, getrübt. Nach Einführung von Antibiotika in die Therapie von bakteriellen Infektionen entwickelten sich neue Probleme, die besonders nach lokaler Anwendung auftraten: Resistenzentwicklungen und damit verbundene Selektionen von hochpathogenen Keimen. Das Problem des Hospitalismus tauchte auf. Mit Zunahme des Antibiotikaverbrauchs war ein Ansteigen der Resistenzentwicklung zu beobachten [29]. Obwohl der Antibiotikaeinsatz heute vielfach kritisch beurteilt wird, hat sich in der Praxis am oft leichtfertigen Einsatz nichts geändert. Angesichts der ständig sich verändernden Resistenzlage von Infektionserregern gegen Antibiotika stellt sich die Frage, ob durch die lokale Anwendungsform weiterhin resistente Keimpopulationen zum Schaden systemisch anwendbarer Chemotherapeutika provoziert werden sollen. In zunehmendem Maße bieten sich seit einigen Jahren als Alternativen in der Prophylaxe und Therapie von chirurgischen Infektionen nichtantibiotische Substanzen, wie Jodophore, quaternäre Ammoniumverbindungen, Silbersulfadiazin u.a., an. Die weiteste Verbreitung haben im Bereich der Antisepsis zur lokalen Infektionsprophylaxe und Therapie in Amerika und Europa die Jodophore (Polyvinylpyrrolidonjod) gefunden [16, 29].

In der Chirurgischen Universitätsklinik Steglitz der Freien Universität Berlin wurde PVP-Jod 1976 als Antiseptikum zur Behandlung von infizierten Wunden

PVP-Jod in der operativen Medizin
Herausgegeben von G. Hierholzer und G. Görtz

und chirurgischen Infektionen (z. B. Peritonitis), zur Lokaltherapie von Verbrennungen sowie zur Haut- und Händedesinfektion eingeführt. Die vorliegende Arbeit stellt einen Erfahrungsbericht von 1976–1982 dar.

Indikationen für PVP-Jod zur prä- und perioperativen Antisepsis und Infektionsprophylaxe

Haut- und Händedesinfektion

Vor Einführung der PVP-Jod-Zubereitungen als Waschkonzentrat und alkoholischer Lösung wurden vielfach organische Quecksilberverbindungen, halogenierte Phenole, quaternäre Ammoniumverbindungen und Alkohole zur Haut- und Händedesinfektion verwendet. Die Häufung von lokalen Unverträglichkeiten, die teilweise bis zur Verätzung führten, und die Einschränkung des Wirkungsspektrums durch Inkompatibilität mit anderen Substanzen (Hexachlorophen kann durch Alkohol neutralisiert werden, quaternäre Ammoniumverbindungen werden durch Seife inaktiviert) hatten zu einer großen Unsicherheit geführt. Neben den alkoholischen Desinfizienzien steht seit 1976 in unserer Klinik zusätzlich PVP-Waschkonzentrat zur Händedesinfektion zur Verfügung. Durchschnittlich 30% aller Mitarbeiter des Operationsbereiches verwenden zur Händedesinfektion PVP-Waschkonzentrat. Die Hände werden beim ersten Waschgang mit etwa 20 ml PVP-Jod-Waschkonzentrat eingeseift und mit der Bürste gereinigt. Daran schließen sich 2 weitere Waschgänge von jeweils 2,5 min mit je 10–20 ml PVP-Jod an. Am Ende jeder Waschprozedur zeigt der entfärbte Schaum an, daß keine Wirksubstanz mehr vorhanden ist. Der Schaum wird mit Wasser abgespült und die Hände mit einem sterilen Handtuch abgetrocknet.

Die präoperative Hautdesinfektion erfolgt bei allen Patienten mit alkoholischer PVP-Jod-Lösung.

Das Operationsareal wird durch 4maliges Bestreichen der Haut mit der alkoholischen PVP-Jod-Lösung desinfiziert. Die gleichfarbige Benetzung des Hautbereiches ist Voraussetzung für eine lückenlose Wirkung des Desinfektionsmittels. Eine wäßrige PVP-Jod-Lösung gewährleistet keine gleichmäßige Benetzung der fetthaltigen Hautoberfläche und ist deswegen zur alleinigen Hautdesinfektion ungeeignet. Nach wenigen Minuten trocknet die mit alkoholischem PVP-Jod bestrichene Hautfläche ab, so daß das Operationsfeld mit sterilen Tüchern umlegt werden kann. Die Haftung von Klebefolien wird durch PVP-Jod nicht eingeschränkt. Die Wirksamkeitskontrolle erfolgte durch mehrere unangemeldete Kontrolluntersuchungen des Operationspersonals durch das Hygienische Überwachungslabor unserer Klinik (Komm. Leiter: Prof. Dr. Kampf). Dabei wurden nach der Händedesinfektion mit PVP-Jod-Präparaten Restkeimzahlen unter 5 pro Handfläche gefunden. Die Ergebnisse entsprachen den guten Resultaten wie bei den anderen Händedesinfektionsmitteln.

Die uneingeschränkte bakterizide Wirkung des Desinfektionsmittels darf vorausgesetzt werden, wenn das Präparat nach gutachterlicher Prüfung die Bedingun-

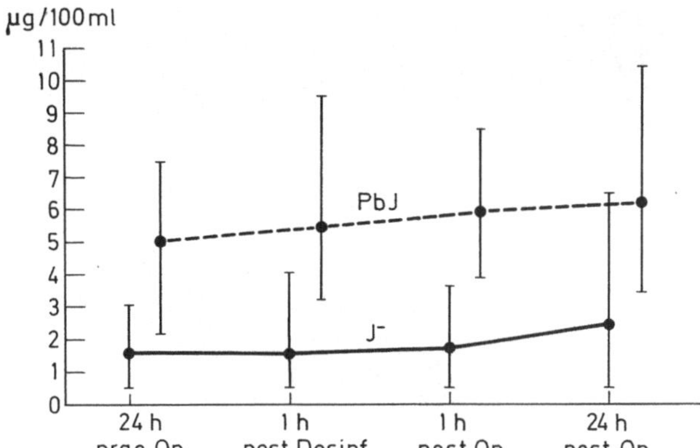

Abb. 1. Jodkonzentration im Serum vor und nach präoperativer Hautdesinfektion mit alkoholischer PVP-Jod-Lösung bei einer Schilddrüsenoperation (n = 6)

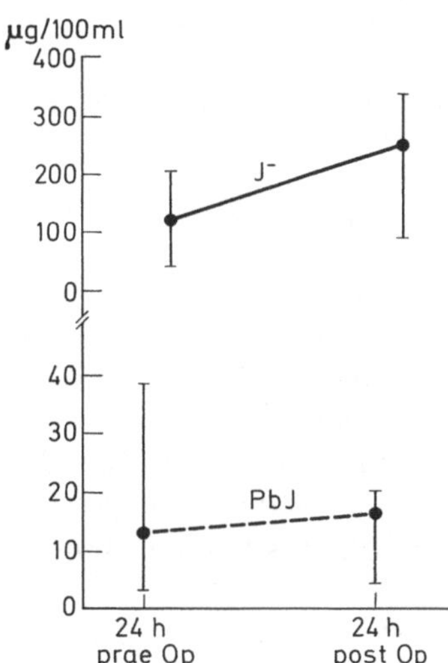

Abb. 2. Jodkonzentration im 24-h-Urin vor und nach präoperativer Hautdesinfektion mit alkoholischer PVP-Jod-Lösung bei einer Schilddrüsenoperation (n = 6)

gen der Deutschen Gesellschaft für Hygiene und Mikrobiologie (DGHM) erfüllt hat und in die „Liste der nach den Richtlinien für die Prüfung chemischer Desinfektionsmittel geprüften und von der DGHM als wirksam befundenen Desinfektionsmittel" aufgenommen worden ist [26]. Mögliche Nebenwirkungen oder Unverträglichkeiten der Präparate werden dabei nicht berücksichtigt.

Bei 6 Patienten überprüften wir die mögliche Auswirkung des PVP-Jods auf die Jod-Serum-Konzentration und die Jodkonzentration im 24-h-Urin vor und nach der Hautdesinfektion bei einer Schilddrüsenoperation. Während im Serum keine Veränderungen der Jodkonzentration zu messen waren, stieg die mittlere Jodkonzentration im Urin postoperativ auf das doppelte an (Abb. 1 u. 2). Bei der Hände- und Hautdesinfektion muß mit einer geringen Jodaufnahme durch perkutane Resorption oder durch Inhalation von Jod, welches sich unter Körperwärme oder durch warmes Wasser verflüchtigt, gerechnet werden.

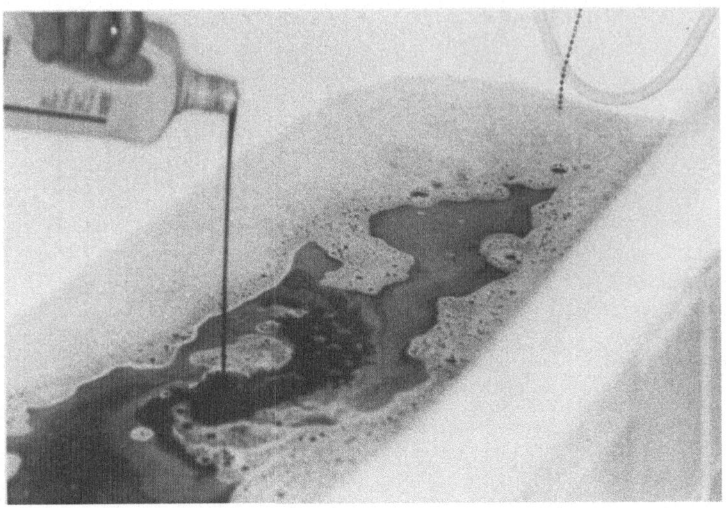

Abb. 3. Polyvidon-Jod-Waschkonzentrat zum präoperativen Reinigungsbad. Für 100 l Badewasser sollten 1 l PVP-Jod-Waschkonzentrat 10% verwendet werden

Patientenwaschungen

Am Tage vor der Operation werden Reinigungsbäder bzw. Duschen der Patienten mit PVP-Jod-Waschkonzentrat durchgeführt, insbesondere vor gefäßchirurgischen Eingriffen (Abb. 3). Gerhartz u. Buchsteiner untersuchten die dekontaminierende Wirkung von Patientenwaschungen mit PVP-Jod bei Leukämiepatienten und konnten eine weitgehende Reduktion von pathogenen Mikroorganismen nachweisen. Sie praktizierten diese Waschungen vor Beginn der Behandlung in einem sterilen Zelt [14]. Auch vom Committee of Infections Control of the American College of Surgeons wird die sorgfältige präoperative Patientenwaschung mit desinfizierenden Seifenlösungen befürwortet [29]. Wegen des Fehlens der remanenten Wirkung des PVP-Jods, ebenso wie bei vielen anderen Substanzen, wird von einigen Autoren eine erste Desinfektion des Patienten unmittelbar vor der Operation auf der Station empfohlen [20, 31, 32].

Wundspülungen

Zur Senkung der postoperativen Wundinfektionsrate nach sauberen und kontaminierten Operationen werden nicht selten unmittelbar vor Abschluß der Operation Wundspülungen mit verschiedenen desinfizierenden oder antibiotischen Lösungen durchgeführt [34]. Verschiedene klinische und experimentelle Untersuchungen zum Effekt einer postoperativen Wundspülung mit PVP-Jod haben eine deutliche Senkung der postoperativen Wundinfektionsrate erkennen lassen [13, 15, 34, 35].

Bei kontaminierten Operationen, wie z. B. bei der Kolonoperation, ist mit einem erheblichen Freiwerden von intraluminären Darmbakterien in der Bauchhöhle zu rechnen. Zur Senkung der damit verbundenen erhöhten Kontaminationsgefahr

Tabelle 1. Randomisierte prospektive Studien zur perioperativen Antibiotikaprophylaxe in der Kolonchirurgie (Chirurgische Universitätsklinik Steglitz der Freien Universität Berlin 1979–1982)

	Gesamtdosis	1. Dosis	Dauer	Patienten n	Infektionsrate (%)
Cefoxitin	6·2 g	1 h prae Op	48 h	63	9,5
Cefamandol	6·2 g	1 h prae Op	48 h	69	21,7
Cefoxitin	3·2 g	1 h prae Op	24 h	49	16,3
Cefotaxim	3·2 g	1 h prae Op	24 h	46	8,7
Lamoxactam	1·2 g	Op-Einleitung		18	11,1
Metronidazol	1·500 mg	Op-Einleitung		19	26,3
Lamoxactam	2·2 g	Op-Einleitung	Op-Ende	61	6,6
Mezlocillin	2·5 g				
+ Metronidazol	1·500 mg	Op-Einleitung	Op-Ende	58	5,2

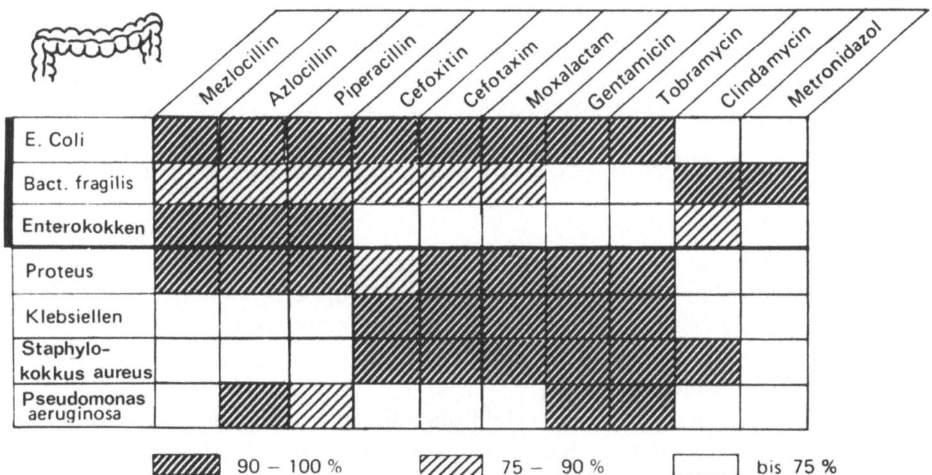

Abb. 4. Das Keimspektrum bei postoperativen Infektionen nach Kolonoperationen setzt sich überwiegend aus einer polybakteriellen aerob-anaeroben Mischkultur zusammen. Kein systemisch verwendetes Antibiotikum deckt dieses Erregerspektrum vollständig ab. PVP-Jod war gegen alle Erreger wirksam

werden die offenen Darmstümpfe und die Umgebung mit wäßriger PVP-Jod-Lösung 10% desinfiziert.

Bei Abschluß der Operation erfolgt bei diesen Patienten eine Wundtoilette mit Polyvidonjodschleimhautdesinfizienz. Die Häufigkeit postoperativer Wundinfektionen liegt unter 10%. Dieses Ergebnis muß als Effekt eines Infektionsprophylaxekonzepts, bestehend aus orthograder Darmspülung, perioperativer Antibiotikakurzzeitprophylaxe und lokaler PVP-Jod-Applikation, angesehen werden. Der hohe Stellenwert einer perioperativen Antibiotikaprophylaxe wurde in mehreren verschiedenen Prophylaxestudien an unserer Klinik belegt (Tabelle 1).

Die orthograde Darmspülung mit PVP-Jod-Lösung wurde wegen der zu erwartenden hohen Jodidresorption aus dem oberen Intestinaltrakt nicht durchgeführt.

In ausgewählten Fällen wird bei stenosierenden Darmprozessen oder bei Kindern eine segmentäre Darmkeimdekontamination durch einen unmittelbar präoperativ durchgeführten Einlauf mit PVP-Jod-Lösung 1% vorgenommen.

PVP-Jod erwies sich gegen alle Erreger bei postoperativen Wundinfektionen in der Kolonchirurgie als wirksam (Abb. 4).

Katheterpflege

Katheterinduzierte Infektionen können eine hohe Inzidenz erreichen. Zur Infektionsprophylaxe wir die Glans und das Orificium urethrae mit wäßriger PVP-Jod-Lösung vor dem Katheterisieren gereinigt. Der liegende Katheter wird durch ein mit PVP-Jod getränktes Läppchen am Orificium geschützt. In ähnlicher Weise werden vor dem Legen von arteriellen oder venösen Kathetern die Einstichstellen mit PVP-Jod-Alkohol desinfiziert und die Einstichstelle anschließend mit einer PVP-Jod-Salbenkompresse bedeckt. Bakteriell bedingte Phlebitiden können mit dieser Maßnahme auf ein Minimum beschränkt werden [24].

Indikation zur Behandlung von chirurgischen Infektionen mit PVP-Jod

Bezüglich der therapeutischen Konsequenz lassen sich alle in einer Ambulanz und Klinik vorkommenden Wunden in 3 verschiedene Gruppen einteilen (Tabelle 2):

- 45% aller Wunden sind Verletzungen, die nach primärer chirurgischer Wundversorgung ohne jede weitere additive Lokalbehandlung spontan abheilen (frische Schnitt-, Platz- und Rißwunden).
- 36% sind Wunden mit hoher Infektionswahrscheinlichkeit (Biß-, Quetsch-, Stich-, Schürf-, ausgedehnte Rißwunden, Verbrühungen, Verbrennungen, Verätzungen). Zur Infektionsverhütung ist bei dieser Art von Wunden nach chirurgischer Versorgung eine Lokaltherapie mit PVP-Jod-Salbe angezeigt [16].

Tabelle 2. Klassifikation von 4243 Wunden, die 1976 in der Chirurgischen Poliklinik des Klinikum Steglitz der Freien Universität Berlin behandelt wurden

Gruppe	Wundtyp	Häufigkeit [in %]
I	Spontanheilung nach chirurgischer Versorgung (Schnitt-, Riß-, Platzwunden)	45
II	Hohe Infektionsgefährdung (Schürf-, Quetsch-, Stich-, Biß-, Verbrennungs-, Verbrühungs-, Verätzungswunden)	36
III	Manifeste Infektionen (Abszesse, Gangrän, Phlegmone, Paronychie, Panaritium usw.)	19

- 19% aller Wunden sind Infektionen oder infizierte Wunden (Abszesse, Gangrän, Paronychien, Panaritien, Phlegmonen, infizierte Unfallwunden).

Bei manifesten Wundinfektionen wird die chirurgische Behandlung durch den lokalen Einsatz von PVP-Jod ergänzt (PVP-Jod-Salbenverbände, PVP-Jod-Lösungen zur Wundreinigung und PVP-Jod-Flüssigseife für Reinigungsbäder). Die gleichzeitige systemische Anwendung eines Antibiotikums ist nur indiziert, wenn zusätzlich Zeichen für eine septische Allgemeinreaktion bestehen (Lymphangitis, Fieber, Bakteriämie).

Beispiele für die Behandlung von Wunden mit manifester Infektion

Die chirurgische Infektion ist durch folgende Merkmale charakterisiert: Es fehlt die spontane Abheilung, wobei der Heilungsprozeß in der Regel zu einer Vereiterung, Nekrose, Gangrän und Sepsis führt, wenn keine chirurgische Behandlung erfolgt. Die chirurgischen Therapierichtlinien beinhalten Grundreinigung, Exzision von nekrotischem Gewebe, Eröffnung von abszedierten Höhlen, Drainage. Die infizierte Wunde muß grundsätzlich so weit eröffnet werden, daß das eitrige Sekret ungehindert abfließen kann. Bei Abszessen müssen die Abszeßmembranen entfernt werden. Erst nach sorgfältiger chirurgischer Sanierung wird ein PVP-Jod-Salbenstrei-

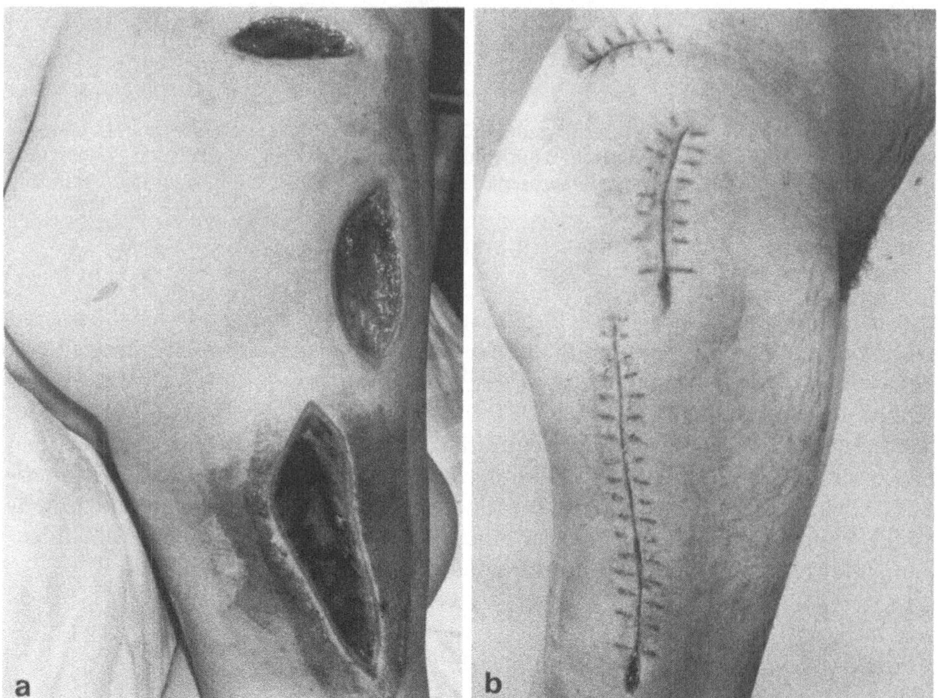

Abb. 5. a Zustand nach Spaltung eines ausgedehnten Spritzensenkungsabszesses am rechten Oberschenkel; **b** 14 Tage nach Abszeßspaltung und lokaler PVP-Jod-Therapie konnte eine Sekundärnaht der Wunden durchgeführt werden

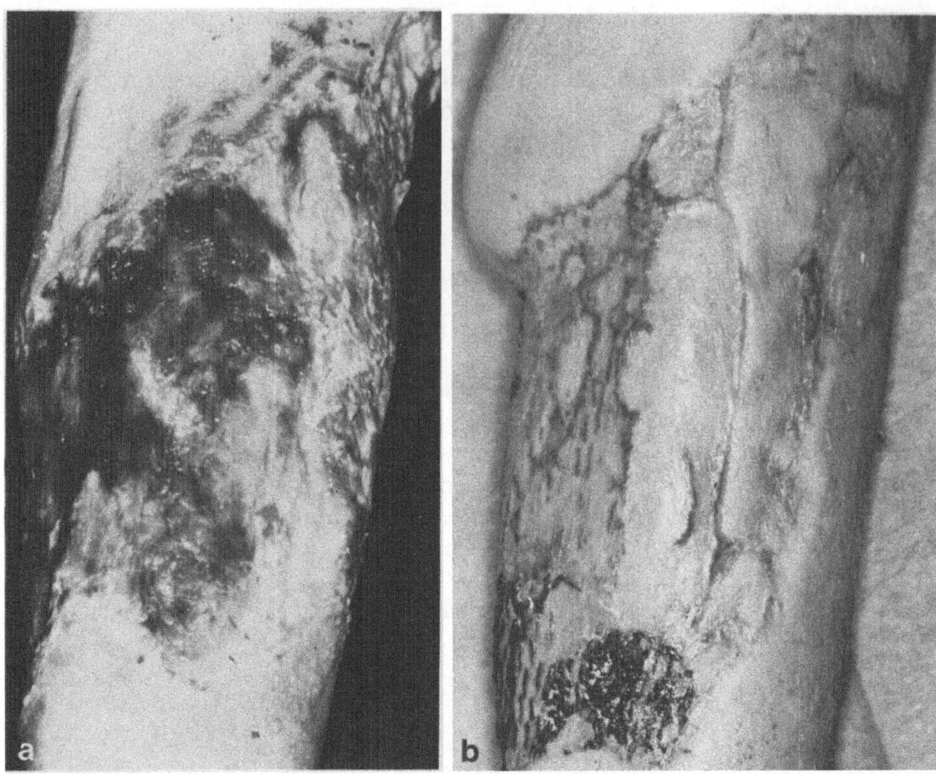

Abb. 6. a Ausgedehntes Ulcus cruris mit gangränöser Entzündung bei arteriellen Durchblutungsstörungen; **b** nach Konditionierung der Wunde durch Lokalbehandlung mit PVP-Jod-Salbe konnte 4 Wochen später nach vorheriger Nekrosenabtragung eine plastische Deckung des Ulkus mit Spalthaut durchgeführt werden

fen in die Wund- oder Abszeßhöhle eingelegt. Zur Anregung der besseren Durchblutung und zur Säuberung der Wunden von Sequester werden im weiteren Behandlungsverlauf die Wunden mit PVP-Jod-Lösungen durchspült (Abb. 5). Anschließend wird ein täglicher neuer PVP-Jod-Salbenverband aufgelegt. Die Spülbehandlung mit PVP-Jod-Waschkonzentrat hat sich bewährt bei sekundär heilenden Prozessen im Analbereich, bei Infektionen im Bereiche der Extremitäten (Panaritium, Ulcus cruris u. a.). Durch die Lokalbehandlung mit PVP-Jod kann die primär eitrige Wunde in der Regel rasch für eine Sekundärnaht oder für eine Defektdekkung mit Mesh-graft-Spalthauttransplantaten konditioniert werden (Abb. 6).

Vorteile von PVP-Jod bei der Wundbehandlung

Die fettfreie PVP-Jod-Salbe verflüssigt sich nach dem Auftragen unter der Körperwärme langsam und benetzt aufgrund der guten Wasserlöslichkeit alle Wundnischen. Das Wundsekret kann ungehindert in saugfähige Verbände abfließen. Der

Tabelle 3. pH-Werte verschiedener PVP-Jod-Präparate

Wäßrige PVP-Jod-Lösung 7,5%	3,57
Wäßrige PVP-Jod-Lösung 0,75%	3,84
Alkoholische PVP-Jod-Lösung 1%	3,79
PVP-Jod-Salbe 10%	2,42
PVP-Jod-Salbe 10% (eigen)	3,77

Tabelle 4. Das Keimspektrum bei positiven Wundabstrichen der chirurgischen Klinik und Ambulanz setzt sich in hohem Maße neben Staphylococcus aureus aus gramnegativen Keimen und anaeroben Keimen zusammen (Chirurgische Klinik Klinikum Steglitz der Freien Universität Berlin) (n = 450)

	Klinik [in %]	Ambulanz [in %]
Staphylococcus aureus	27	36
E. coli	21	19
Pseudomonas aeruginosa	17	21
Anaerobier	18	8
Proteus Sp.	15	18
Klebsiellen	12	6
Streptokokken	8	9
Pilze	11	8
Übrige	9	6

PVP-Anteil ist für die hygroskopische Eigenschaft der Salbe verantwortlich und führt zu einem raschen Austrocknen der Wunde. Bei infizierten Wunden wird durch das „Trockenlegen" den Bakterien der Lebensraum entzogen. Der saure Charakter der PVP-Jod-Zubereitungen (Tabelle 3) ist für die meisten Bakterien ein ungeeignetes Lebensmilieu. Die bakterizide Wirkung des PVP-Jods wurde an unserer Klinik wiederholt bei den verschiedenen Wundinfektionserregern untersucht. Das Keimspektrum wurde in der Klinik und in der Ambulanz von allen problematischen grampositiven wie gramnegativen Keimen beherrscht (Tabelle 4). Die lokal anwendbaren Chemotherapeutika und Antibiotika weisen erhebliche Wirkungslücken auf, so daß sie aus bakteriologischer Sicht nicht als Alternative zum PVP-Jod empfohlen werden können (Abb. 7). Bei nachgewiesenem empfindlichem Erreger kann in Ausnahmefällen eine gezielte lokale Antibiotikatherapie notwendig sein. Der alleinige lokale Einsatz von Aminoglykosiden zur Prophylaxe und Therapie von Weichteilinfektionen in der Abdominalchirurgie deckt ein breites Spektrum gramnegativer Keime ab, bietet aber die besten Voraussetzungen, die noch gefährlicheren Anaerobierinfektionen anzuzüchten. Aminoglykoside sind auch in hohen Konzentrationen gegen Anaerobier unwirksam.

Die Wirkungslücken der gebräuchlichsten Lokalantibiotika im Vergleich zu PVP-Jod.

	Sulfonamide	Chloramphenicol	Neomycinsulfat	Fusidinsäure	Gentamycinsulfat	Nitrofurazon	Spiramycin	Tetracyclin	PVP-Jod-Komplex
Staphylokokken			■	■		■	■	■	■
Streptokokken	■	■			■	■	■		■
E.coli	■	■	■		■	■			■
Proteus Species		■			■	■			■
Pseudomonas aeruginosa					■				■
Klebsiellen			■		■	■			■
Pilze			(■)		(■)				■
Allergie	6 %	3–5 %	15 %	selten	selten	3–4 %	selten	2–4 %	selten
Resistenzentwicklung	langsam	langsam	rasch	schnell	langsam	langsam	langsam	langsam	keine
Parallelresistenz	+	+	+	+	+	+	+	+	-
Proteinbindung	- 90 %	50 %	45 %	90 %	gering	50 %	gering	20–75 %	hoch

■ hohe Empfindlichkeit

□ geringe Empfindlichkeit bzw. hohe Resistenz

Abb. 7. Das Wirkungsspektrum von lokalen Chemotherapeutika ist gegen Wundkeime lückenhaft. PVP-Jod ist gegen alle Keime wirksam

Nachteile des PVP-Jods bei der Wundbehandlung

Die Nachteile des PVP-Jods bei der Wundbehandlung sind im wesentlichen durch das Jod bedingt. Je nach Ausmaß der offenen Wundfläche können Veränderungen der Jod-Serum-Konzentration auftreten. Nach mehrwöchiger Lokaltherapie mit PVP-Jod-Salbe kann es zu einem Stagnieren der spontanen Epithelisierung der Wunde kommen. Die Wundoberfläche verliert ihre frische Granulation und ist mit reichlich Zelldetritus belegt (Abb. 8). Nach Fortsetzung der Behandlung ohne jegliche lokale Chemotherapie tritt meistens eine rasche vollständige Abheilung ein. Mit nachlassender infektionsbedingter Wundheilungsstörung kommt offensichtlich bei

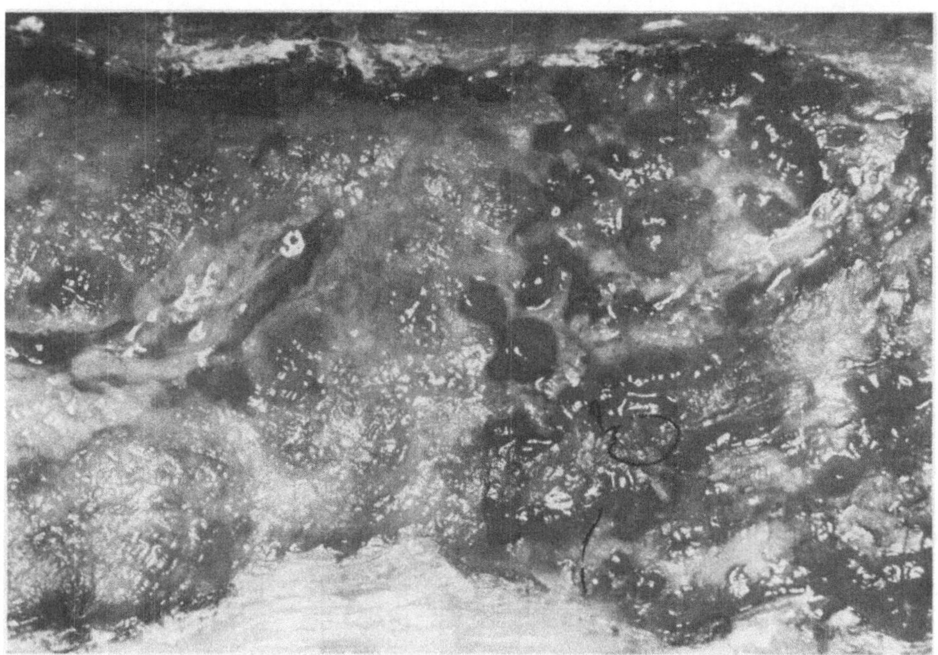

Abb. 8. Stagnierende Epithelisierung bei einer chronischen Ulzeration nach PVP-Jod-Behandlung, der Wundgrund ist mit reichlich Zelldetritus bedeckt

der PVP-Jod-Therapie aufgrund seiner aggressiven Wirkung ein regenerationshemmender Effekt auf die Zellen zum Tragen.

PVP-Jod zur Peritonitisbehandlung?

Die Peritonitis gehört auch heute noch zu den chirurgischen Infektionen mit der höchsten Letalität [8, 18, 38]. Nach perforierter Appendizitis beträgt sie bis 10%, bei der postoperativen Peritonitis über 50%. Um die Heilungschancen einer Peritonitis zu verbessern, wird nach chirurgischer Sanierung zusätzlich eine Peritonealtoilette mit und ohne antibakteriell wirksame Substanzen empfohlen. Die guten Erfahrungen bei der Behandlung von infizierten Wunden mit PVP-Jod und kasuistische Berichte über gute Behandlungsergebnisse mit der peritonealen Anwendung von PVP-Jod in der Behandlung der Peritonitis haben uns zu einer einmaligen intraoperativen Spülbehandlung mit PVP-Jod-Lösungen veranlaßt.

Die In-vitro-Empfindlichkeit von wäßrigen PVP-Jod-Lösungen auf bei Peritonitiskranken isolierte Erreger sowie auf Laborkeime ergab eine rasche Keimreduktion innerhalb von wenigen Minuten (Tabelle 5). Nach einer Einwirkzeit von 60 min wurde bei einer 1%igen wäßrigen PVP-Jod-Lösung kein Keimwachstum mehr beobachtet [22]. Diese Ergebnisse führten zu einem Behandlungskonzept, wie es in Tabelle 6 dargelegt ist. Tägliche bakteriologische Kontrollen des Peritonealexsuda-

Tabelle 5. Zur Peritonealspülung wurde eine 1%ige wäßrige PVP-Jod-Lösung verwendet. Diese Lösung war gegen alle Peritonitiserreger und Laborstämme nach einer Einwirkzeit von 60 min wirksam

Mikrobizide Effektivität von PVP-Jod in verschiedenen Medien

Keimspezies 1. Labor 2. Patienten	Aqua bidest. (1% PVP-J)			CSL (1% PVP-J)			CSL (1% PVP-J 20% serum)		
min	10	30	60	10	30	60	10	30	60
1.1 Staphylococcus aureus ATCC 6538	–	–	–	–	–	–	98	1	–
1.2 Escherichia coli ATCC 11229	–	–	–	–		–	12	–	–
1.3 Proteus mirabilis ATCC 19153	–	–	–	–	–	–	>1000	–	–
1.4 Klebsiella pneumoniae ATCC 4352	–	–	–	–	–	–	112	1	–
1.5 Pseudomonas aeruginosa ATCC 15442	15	–	–	>1000	–	–	>1000	>300	–
1.6 Candida albicans ATCC 26718	12	–	–	–	–	–	16	–	–
2.1 Escherichia coli	–	–	–	–	–	–			
2.2 Escherichia coli	–	–	–	–	–	–			
2.3 Enterobacter cloacae	–	–	–	–	–	–			
2.4 Citrobacter freundii	12	–	–	–	–	–			
2.5 Streptococcus pyogenes	–	–	–	–	–	–			
2.6 Staphylococcus aureus	1	–	–	–	–	–			
2.7 Staphylococcus aureus	–	–	–	2	–	–			
2.8 Staphylococcus aureus	4	–	–	1	–	–			
2.9 Pseudomonas aeruginosa	18	–	–	>200	10	–			
2.10 Klebsiella pneumonia	1	–	–	–	–	–			
2.11 Bacteroides	–	–	–	–	–	–			
2.12 Candida albicans	–	–	–	–	–	–			

Tabelle 6. Die Lokaltherapie der Peritonitis mit Antiseptika

Intraoperative Therapie

1. Blutkultur und Peritonealabstrich abnehmen
2. Absaugen der Peritonealflüssigkeit
3. Operative Beseitigung der Peritonitisursache
4. Waschung der Bauchhöhle mit antiseptischer Lösung
5. Absaugen der Spülflüssigkeit
6. Legen der Drainagen (Latexdrainagen 8 × 12 oder Penrose-Bündel)
7. Verschluß der Bauchhöhle
8. Instillation der antiseptischen Lösung über die Drainagen
9. Drainagen abstöpseln
10. Ableitung der Drainagen nach 1–2 h
    Bei Penrose-Laschen-Drainagen Anus-praeter-Beutel aufkleben

tes, welches über Bauchhöhlendrains abgeleitet wird, erbrachten am 1. postoperativen Tag keinen Keimnachweis, ein Effekt, der auf die PVP-Jodspülung zurückgeführt wurde. Vom 2. Tag an waren aus den Drainabstrichen zunehmend häufig Keime zu isolieren. Nach einer Beobachtungsphase von über 3 Jahren konnten wir dennoch durch diese Spülprozedur keine Verbesserung in der Letalität der Peritonitis verzeichnen (Abb. 9). Als Alternative zur Peritonealspülung mit PVP-Jod wurde von 1980–1982 das Chemotherapeutikum Taurolin zur Peritonealtoilette bei der schweren, diffusen Peritonitis eingesetzt [8, 19, 33, 37]. Im Vergleich zum Jod konnte die Letalität von 43,1 auf 21,2% gesenkt werden [18]. Die Behandlungsergebnisse der Einzelursachen weisen bei der Magenperforation eine statistische Signifikanz ($p < 0{,}05$) auf, alle anderen Ergebnisse zeigen einen positiven Trend für Taurolin an ($p < 0{,}1$). Eine vergleichende Übersicht der klinischen Behandlungsergebnisse von anderen Autoren [9, 13, 15, 16, 38] zeigt, daß es sich im wesentlichen um kasuistische Beiträge oder Erfahrungsberichte handelt (Abb. 10). Lediglich Weissenhofer

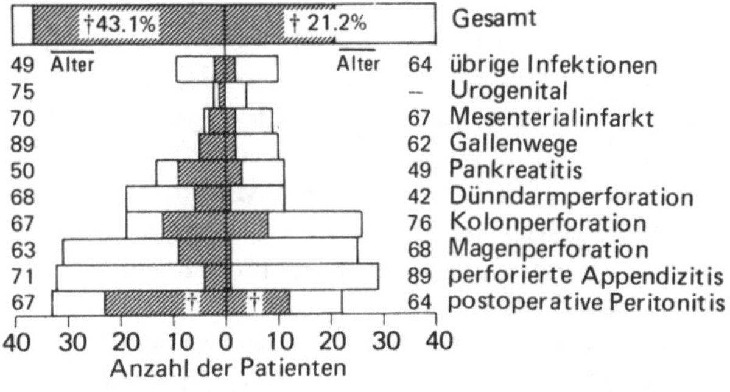

Abb. 9. Die Letalität bei diffuser Peritonitis sowie das Durchschnittsalter der Verstorbenen in Abhängigkeit von den Peritonitisursachen nach Spülung mit PVP-Jod 1% *(links)* und Taurolin 2% *(rechts)*

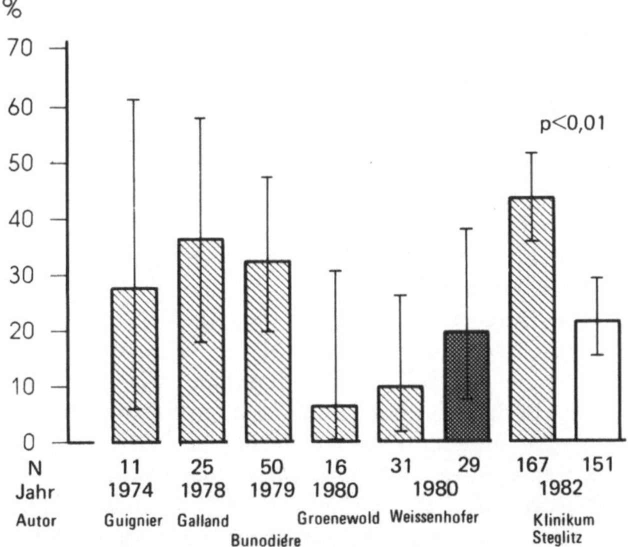

Abb. 10. Die Letalität bei der Peritonitis nach Behandlung mit PVP-Jod *(schraffiert)*. Exakte Vertrauensgrenzen nach der Binominalverteilung. Vergleichsgruppen: Studie Weissenhofer *(gepunktet)* ohne antimikrobielle Lokaltherapie, Studie Klinikum Steglitz: Taurolinspülung *(weiß)*

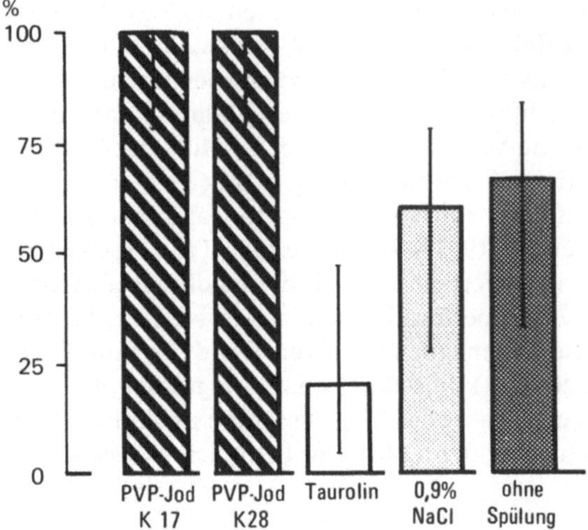

Abb. 11. Letalität bei experimenteller Peritonitis nach Peritonealspülung mit verschiedenen Antiseptika

[38] legte eine prospektiv randomisierte Studie vor, ohne daß die Letalität nach der Binominalverteilung ein signifikantes Behandlungsergebnis aufweist. Weissenhofer wendete intraperitoneal nur sehr niedrige PVP-Jod-Mengen im Bereiche des Infektionsherdes an. Die Dosierung betrug 2,5 ml/kg KG PVP-Jod-Lösung. Wegen der wenig aussagekräftigen klinischen Mitteilungen ergänzten wir unsere klinischen Erfahrungen durch experimentelle Untersuchungen. Die wichtigsten Ergebnisse an einem experimentellen Peritonitismodell am Kaninchen können wie folgt zusammengefaßt werden:

1. Die Wirksamkeit von PVP-Jod bei der Peritonealspülung beschränkt sich nur auf wenige Minuten. Nach 5 min ist bei einer infizierten Bauchhöhle kein aktives Jod mehr in der Bauchhöhle zu messen. Bei nichtbakteriell kontaminierten Bauchhöhlen ist nach einer Jodspülung aktives Jod noch bis zu 7,5 min nach der Spülung nachweisbar.
2. In dieser kurzen Zeit werden durch das PVP-Jod in Abhängigkeit von der Konzentration die Keimzahlen im Peritonealsekret drastisch gesenkt [18, 19].
3. Bei den Versuchstieren mit Peritonitis betrug die Letalität nach PVP-Jod-Behandlung 100%. Die unbehandelten Kontrollgruppen hatten nur eine Letalität zwischen 50 und 60%. Die beste Überlebensrate hatten Tiere nach Taurolinspülung (Abb. 11) [18].
4. Auf eine vorhandene Bakteriämie bei Peritonitis hatte eine PVP-Jod-Spülung keinen Einfluß [19].
5. Alle Tiere verstarben unter den Zeichen eines Schocks, die Regeneration von Leukozyten war verzögert [18].
6. Schwere gewebliche Veränderungen, wie Fettgewebsnekrosen und fibroplastische Peritonitis, traten nach intraperitonealer PVP-Jod-Applikation auf. Darüber wird an anderer Stelle ausführlich berichtet.
7. Intraperitoneale PVP-Jod-Spülungen führen zu hohen Jodid- und PVP-Jod-Resorptionen. C_{14}markiertes PVP-Jod konnte bis zu ½ Jahr in geringen Mengen in der Leber und Milz nachgewiesen werden (Abb. 12) [17, 36].

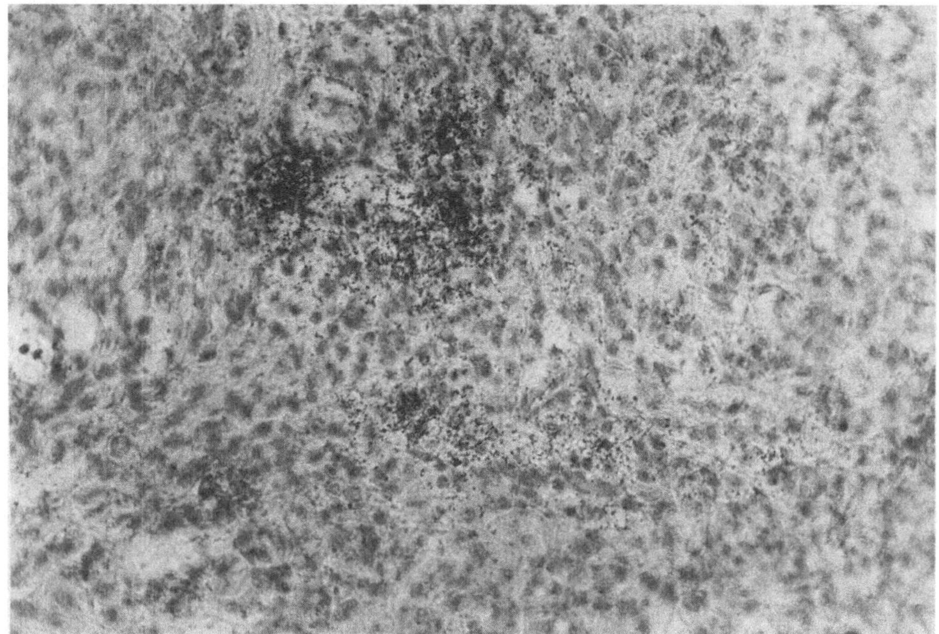

Abb. 12. Speicherung von ^{14}C-PVP-Jod in der Leber 2 Wochen nach intraperitonealer Instillation von PVP-Jod 1% beim Kaninchen, Hämalaun 400 ×

Die Nachteile von PVP-Jod hinsichtlich der Resorption und Verstoffwechselung der Jodbestandteile und des PVP werden in zusätzlichen Einzelreferaten unserer Arbeitsgruppe verdeutlicht.

Den wenigen Berichten mit guten Erfahrungen nach I. p.-Anwendung von PVP-Jod [15, 27] steht eine Vielzahl von experimentellen Untersuchungen anderer Autoren zum Problem der Peritonitis gegenüber, die einen negativen Behandlungseffekt nach intraperitonealer PVP-Jod-Behandlung beobachteten [1, 6, 8, 27, 28, 30]. Die bisherigen experimentellen und klinischen Erfahrungen können nicht zu der Empfehlung führen, PVP-Jod als Therapeutikum intraperitoneal einzusetzen. Nach unseren eigenen Untersuchungsergebnissen muß von der intraperitonealen PVP-Jod-Anwendung dringend abgeraten werden.

Diskussion

Auch ein gutes Medikament ist nicht frei von Nebenwirkungen. Das PVP-Jod besitzt eine bakterizide Wirkung gegen alle Erreger, die bei bakteriellen spontanen Wundinfektionen und chirurgischen Wundinfektionen von Bedeutung sind [4, 22, 23, 34]. Die systemische und lokale Infektionsbehandlung muß das dominante Erregerspektrum abdecken. Aufgrund der Fähigkeit der Bakterien, gegen Antibiotika Resistenzen zu entwickeln, sollte der Gebrauch von Antibiotika, wo immer mög-

Tabelle 7. Kontraindikationen für die Anwendung von PVP-Jod in der Chirurgie

Hyperthyreose
Schilddrüsenkarzinom
Schwangerschaft
Neugeborene
Lokaltherapie der Peritonitis

lich, durch Alternativen ersetzt werden. In der Lokaltherapie von Wundinfektionen sind Antiseptika mit omnispektraler Wirksamkeit und fehlender Resistenzentwicklung trotz kalkulierbarer Nachteile einer lokalen Antibiotikatherapie vorzuziehen. Die Nebenwirkungen des PVP-Jods sind im wesentlichen von dem Jodanteil abzuleiten. Bei allen Anwendungsformen muß mit einer erhöhten Jodkontamination gerechnet werden, die die Schilddrüsenfunktion beeinflussen kann [2, 28, 36]. Die Indikationen für PVP-Jod (Haut- und Händedesinfektion [7, 25, 31, 32], Patientenwaschungen [14, 29], Wundbehandlungen) werden aufgrund des Jodanteils durch folgende Kontraindikationen eingeschränkt: Das resorbierte, diaplazentar gängige Jodid [12] kann zu erheblichen Störungen der fetalen Entwicklung führen, so daß sämtliche Jodpräparate in der Schwangerschaft abzulehnen sind. Ebenso ist die Schilddrüse des Neugeborenen für hohe Jodidmengen besonders störanfällig. Beim Vorliegen eines Schilddrüsenkarzinoms kann durch hohe Jodidbelastung eine notwendige Radiojodtherapie unwirksam sein. Bei Patienten mit hyperthyreoten Schilddrüsenerkrankungen [disseminierte Autonomie, autonomes Adenom, immunogen bedingte Hyperthyreosen (M. Basedow)] kann eine hohe Jodidexposition zu einer jodinduzierten, nur schwer steuerbaren Entgleisung des hyperthyreoten Stoffwechsels führen (Tabelle 7). Bei diesen Patienten sollte die Anwendung von PVP-Jod und anderen jodhaltigen Medikamenten nur bei vitaler Indikation (z. B. Verbrennungen) und unter strenger Kontrolle erfolgen. Von einer Peritonitisbehandlung durch intraperitoneale PVP-Jod-Anwendung muß dringend abgeraten werden.

Nach Resorption des PVP kann infolge einer ungenügenden Ausscheidung das Makromolekül lange Zeit im Organismus gespeichert werden. Diese Probleme traten früher nach I.-v.-Periston-Anwendungen auf [3]. Im chirurgischen Bereich wurde eine teilweise oder vollständige Resorption des PVP-Trägermoleküls nur nach peritonealer Instillation festgestellt [17].

Um den Stellenwert eines Therapeutikums zu beurteilen, sollte man nicht zu einer nur theoretischen Bewertung neigen, weshalb ich mir erlaube, mit einem Wort von de Ruyter zu schließen, welches 1887 in den Arbeiten aus der Chirurgischen Klinik der Königlichen Universität Berlin (E. v. Bergmann) zu lesen ist:

„Voran dürfen wir bei der Prüfung von Antiseptika gewiß die wertvollen Resultate stellen, die sie in der Praxis gehabt haben. Bei den bakteriologischen Untersuchungen ist alle Mal zu beachten, daß der menschliche Organismus keine Reagenzkultur vorstellt und daß die Tierversuche nur aproximativ für die praktische Medizin heranzuziehen sind." [11].

Zusammenfassung

Es werden die experimentellen und klinischen Erfahrungen in der Anwendung von PVP-Jod in der Chirurgie mitgeteilt. PVP-Jod findet routinemäßige Anwendung in der Hautdesinfektion und wird zusätzlich als Waschkonzentrat zur Händedesinfektion benutzt. Bakteriologische Kontrollen erbrachten bisher keine Nachteile. Zur Lokalbehandlung von infizierten Wunden und zur Infektionsprophylaxe bei infektionsgefährdeten Wunden werden PVP-Jod-Komplexe anstelle von Lokalantibiotika bevorzugt angewendet. PVP-Jod ist gegen das gesamte Keimspektrum von Wundinfektionen wirksam. Als Nachteil der Jodapplikation wurde eine unterschiedlich hohe Jodresorption gemessen, Schilddrüsenfunktionsstörungen wurden nicht beobachtet. Bei tierexperimentellen Untersuchungen war eine hohe Letalität der Versuchstiere nach intraperitonealer PVP-Jod-Applikation zu beobachten, gleichzeitig traten Fettgewebsnekrosen intraperitoneal auf. Nach einer einmaligen Spülbehandlung der diffusen Peritonitis konnte durch PVP-Jod die Letalität nicht gesenkt werden. Aus der Peritonealhöhle wird das PVP und Jod vollständig resorbiert.

Literatur

1. Ahrenholz DH, Simmons RH (1979) Povidone-iodine in Peritonitis. Adverse effects of local instillation in experimental E. coli peritonitis. J Surg Res 26: 458–463
2. Alexander NM, Nishimoto M (1981) Protein-Linked Iodothyrosines in serum after topical application of Povidone-Iodine (Betadine). J Clin Endocrinol Metab 53: 105–108
3. Ammon R, Braunschmidt G (1949) Das Schicksal des Peristoms im Organismus. Biochem Z 319: 370–377
4. Arango A, Lester JL, Martinez OV, Malinin TI, Zeppa R (1979) Bacteriologic and systemic effects of intraoperative segmental bowel preparation with povidone iodine. Arch Surg 114: 154–157
5. Behan RJ (1934) Acute generalized suppurative peritonitis; treatment by intra-abdominal lavage with ethyl alcohol (reduction of mortality from 50–4%). Am J Surg 25: 28
6. Bolton JS, Bornside GH, Cohn J jun (1979) Intraperitoneal Povidone-iodine in experimental canine and murine peritonitis. Am J Surg 137: 780–785
7. Botzenhart KE, Sprenger E, Schneider J (1975) Untersuchungen zur präoperativen Hautdesinfektion mit einem Jodophor. Fortschr Med 93: 345–348
8. Browne MK (1981) The treatment of peritonitis by an antiseptic – taurolin. Pharmatherapeutica 2: 517–522
9. Bunodiére M, Boury G, Houdard C (1978) Traitement des peritonites aigues par antiseptic peritoneale a l'aide d'une solution de Polyvinylpyrrolidone-Iodee. Nouv Presse Med 7: 1752
10. Davaine MC (1880) Recherches sur le traitement des maladies charbonneuses chez l'homme. Bull Acad Nat Méd Paris 9: 757
11. De Ruyter G (1887) Zur Jodoformfrage. In: Bergmann E von (Hrsg) Arbeiten aus der chirurgischen Klinik der Königlichen Universität Berlin. Hirschwald, Berlin, S 38–49
12. Etling N, Gehin-Fouque F, Vielh JP, Gautray JP (1979) The iodine content of amniotic fluid and placental transfer of iodinated drugs. Obstet Gynecol 53: 376
13. Galland RB, Mosley JG, Saunders JH, Darrell JH (1977) Prevention of wound infection in abdominal operations by preoperative antibiotics or povidone-iodine: A controlled trial. Lancet II: 1043
14. Gerhartz H, Buchsteiner P (1979) Oberflächendekontamination infektgefährdeter Patienten.

Symposium Fortschritte in der nicht antibiotischen, antimikrobiellen Prophylaxe und Therapie mit PVP-Jod, Berlin 1979. Symposiumsband 27–30

15. Gilmore OJA, Houang E, Shaw EJ (1978) Intraperitoneal Povidone-Iodine in peritonitis. J Surg Res 25: 471–476
16. Görtz G (1977) Die Wundbehandlung mit PVP-Jodkomplexen. – Ersatz lokaler Antibiotika. In: Schaaf D (Hrsg) Stellungnahme zu aktuellen Fragen der Desinfektion, Sterilisation, Chemotherapie. Verlag Hygieneplan, Friedberg, S 119–135
17. Görtz G, Häring R, Pfeufer W, Franke J (1981) Retention von ^{14}C-markiertem PVP-Jod mit hohem Molekulargewicht nach intraperitonealer Anwendung bei der Ratte. Chirurg. Forum '81 für exper. u. klin. Forschung. Langenbecks Arch Chir [Suppl] 1–6
18. Görtz G, Häring R, Koppensteiner G, Lehnhardt F-J (1982) Die Wirkung einer intraoperativen Bauchhöhlenwaschung mit verschiedenen Antiseptika bei experimenteller Peritonitis. In: Weller S (Hrsg) Chirurgisches Forum '82 für experim. u. klin. Forschung. Springer, Berlin Heidelberg New York, S 177–183
19. Görtz G, Häring R, Wicki O (1983) Die antiseptische Lokalbehandlung der diffusen Peritonitis. Helv Chir Acta 50: 161–165
20. Groenewald JH (1980) Peritoneal lavage: Methodology and choice of irrigation solution. In: Altemeier WA (ed) II. World Congress Antisepsis The proceedings. H. P. Publishing, New York, pp 69–71
21. Guignier M, Brambilla C, Brabant A et al. (1974) Les lavages peritoneaux a la Polyvinylpyrrolidone Jodee. A propos de 11 cas. Nouv Press Med 3: 1559–1560
22. Gundermann K-O, Görtz G (1978) Antibacterial and antimycotic activity of Povidone-Iodine (Mundidone) used in the treatment of burns and peritonitis therapy. In: Siegenthaler W, Lüthy R (eds) Current Chemotherapy Proceedings, 10th International Congress Chemotherapy Zürich. Am Soc Microbiol (Washington) 735–736
23. Houang ET, Gilmore OJA, Reid C, Shaw EJ (1975) Absence of bacterial resistance to povidone-iodine. J Clin Pathol 29: 752–755
24. Jarrad MM, Freeman JB (1977) The effects of antibiotic ointments and antiseptics on the skin flora beneath subclavian catheter dressings during intravenous hyperalimentation. J Surg Res 22: 521
25. Joress SM (1962) A study of disinfection of the skin: a comparison of Povidone-iodine with other agents used for surgical scrubs. Ann Surg 155: 296–304
26. Kanz E (1971) Aseptik in der Chirurgie. Urban & Schwarzenberg, München Berlin Wien, S 17–50
27. Lagarde MC, Bolton JS, Cohn J jun (1978) Intraperitoneal Povidone-iodine in experimental peritonitis. Ann Surg 187: 613–619
28. Lavigne JE, Brown CS, Machiedo GW et al. (1974) The treatment of experimental peritonitis with intraperitoneal Betadine solution. J Surg Res 16: 307–311
29. Lick RF (1979) Infektionsbekämpfung in der Chirurgie. Altemeier WA (ed) American College of surgeons, Committee on Control of Surgical Infections of the Committee on pre- and postoperative Care. Schattauer, Stuttgart New York, pp 2–145
30. Lores ME, Ortiz JR, Rossello PJ (1981) Peritoneal lavage with Povidone-Iodine Solution in experimentally induced peritonitis. Surg Gynecol Obstet 153: 33–38
31. Lowbury EJL (1982) Methods of disinfection of hands and operative sites. Presented at the third symposium on control of surgical infections. American College of Surgeons, Washington, Jan. 10–11
32. Müntener M, Schwarz H, Reber H (1972) Zur chirurgischen Händedesinfektion mit einem Jodophor (Betadine). Schweiz Med Wochenschr 102: 699–706
33. Pfirrmann RW, Leslie GB (1979) The Anti-Endotoxin activity of Taurolin in experimental animals. J Appl Bacteriol 46: 97–102
34. Pollock AV, Evans M (1975) Povidone-iodine for the control of surgical wound infection: A controlled trial against topical cephaloridine. Br J Surg 62: 292
35. Sindelar WF, Mason GR (1979) Intraperitoneal irrigation with Povidone-Iodine Solution for the prevention of intra-abdominal abscesses in the bacterially contaminated abdomen. Surg Gynecol Obstet 148: 409–411
36. Strife CF, Uhl M, Morris D, Fallon G (1977) Peritoneal absorption of povidone iodine. Lancet I: 1265

37. Vankemmel M, Scherpereel R, Erb F, Sonnenfeld H, Verkindre AM, Brice A (1982) Nouvelle approche foundamentale de la chimiothérapie anti-infecticuse en chirurgie, abdominale: l'utilisation par voie locale et générale d'un antiseptique: la taurolidine. Monogr Soc Réanimat Langue Franc Expans Sci Franc 283–289
38. Weissenhofer W (1980) Effect of Betadine Solution on bacterial peritonitis. In: Altemeier WA (ed) II. World Congress Antisepsis The Proceedings. H. P- Publishing, New York, pp 72–74

PVP-Jod in der Thorax-, Herz- und Gefäßchirurgie

J. C. Reidemeister und N. Rohm

Klinik für Thorax- und Kardiovaskuläre Chirurgie, Universitätsklinikum Essen, Hufelandstraße 55, D-4300 Essen

Einleitung

Polyvinylpyrrolidonjod (PVP-Jod) hat auch in der Thorax-, Herz- und Gefäßchirurgie in den letzten Jahren eine zunehmende Verbreitung gefunden. Ursächlich waren die bakteriziden, viruziden und fungiziden Eigenschaften dieses Chemotherapeutikums, das bei seiner Anwendung zu keiner Resistenzentwicklung führt und nur in 0,05% der Fälle allergische Hautreaktionen verursacht.

Nach dem allgemein anerkannten Grundsatz, daß Prophylaxe die beste Form der Therapie ist, hat PVP-Jod naturgemäß quantitativ den Hauptanwendungsbereich in der *präoperativen Hautdesinfektion* gefunden. Gerade bei großen Eingriffen auf dem Gebiet der Thorax-, Herz- und Gefäßchirurgie, wo die Infektionsgefahr mit der Ausdehnung des Eingriffes, der Länge der Operationsdauer, dem Einsatz der Herz-Lungen-Maschine und der Anwendung von prothetischem Material – wie Schrittmacher, Herzklappen und Gefäßprothesen – zunimmt, stellt die Prophylaxe einer Infektion eine wesentliche Voraussetzung für die Durchführbarkeit solcher Eingriffe dar. Intra- und postoperativ gehört die Anwendung und die Pflege von *Druck- und Infusionskathetern* [1], von externen Schrittmacherdrähten und Drainagen zu den wesentlichen Infektionsmöglichkeiten. Während und nach großen Herzoperationen und Eingriffen an der thorakalen Aorta gehören die Verwendung von 1–3 Venenkathetern zur Infusionstherapie und Druckmessung, sowie die Verwendung eines arteriellen Katheters in der A. radialis sowie 2 thorakal herausgeleiteter Druckmeßkatheter im rechten und linken Vorhof, die Einlage von 2 Schrittmacherdrähten und die Verwendung von bis zu 4 Drainagen (2 im Mediastinum und jeweils eine in jeder Pleurahöhle) zur Routine. Diese Katheter stellen während der direkten postoperativen Intensivbehandlung, insbesondere bei Verbleiben über den 4. postoperativen Tag hinaus, eine zunehmende, exponentiell in der Häufigkeit ansteigende Infektionsgefahr dar. Eine intensive 3malige Hautdesinfektion mit PVP-Jod im gesamten Operationsgebiet und an allen Gefäßpunktionsstellen sowie vor eventuellen Gefäßfreilegungen zur Einführung von Kathetern gehört zu den wesentlichen Voraussetzungen. Von Dietzel [4] wurden Ganzkörperwaschungen mit 25%iger Lösung oder PVP-Jod-Seife empfohlen, die wir bisher nicht angewandt haben. Ein deutlicher Effekt der desinfizierenden Waschung war bis 8 h nach der Applikation nachzuweisen. Postoperativ sollten auch Hautzugangsstellen von Kathe-

PVP-Jod in der operativen Medizin
Herausgegeben von G. Hierholzer und G. Görtz

tern und Drainagen täglich kontrolliert und mit PVP-Jodgetränktem Material neu verbunden werden. Dabei hat sich in einer retrospektiven Studie von Kaiser et al. [6] die Hautantisepsis mit PVP-Jod signifikant ($P < 0,1$) wirksamer erwiesen als z.B. mit Hexachlorophenäthanol.

Bei großen herzchirurgischen Eingriffen sowie bei allen herz- und gefäßchirurgischen Eingriffen mit Verwendung von Fremdmaterial in Form von *Prothesen* aller Art, hat sich eine zusätzliche *antibiotische Prophylaxe* als wirksam erwiesen. Von Kaiser et al. [6] wurde bei 565 gefäßchirurgischen Rekonstruktionseingriffen eine Senkung der Infektionshäufigkeit von 7% unter Plazeboanwendung auf 1% unter Cephacolingabe ($P < 0,01$) berichtet. Sebening et al. [16] fanden bei 1600 offenen Herzoperationen unter Anwendung der genannten prophylaktischen Maßnahmen primäre Wundinfektionen in 1%, und sekundäre Wundinfektionen in 6%.

Die *Behandlung chirurgischer Wundinfektionen* nach thorax-, herz- und gefäßchirurgischen Eingriffen erfolgt im Thorax als auch im Abdominal- und Extremitätenbereich selbstverständlich nach den klassischen chirurgischen Behandlungsmethoden, d.h. infizierte Wundhöhlen müssen eröffnet, nekrotisches Material entfernt und sämtliche Gewebetaschen chirurgisch gesäubert werden. Als zweiter Schritt erfolgt die lokale Wundbehandlung mit PVP-Jod-Lösung. Bei infizierten Kathetern muß nach Möglichkeit der Katheter entfernt und zur bakteriologischen Untersuchung eingesandt werden. Welcher Fortschritt hier durch die PVP-Jod-Hautdesinfektion erzielt wurde, wird deutlich, wenn man die vor der PVP-Ära berichteten, katheterbedingten Septikämieraten – in einer Größenordnung von 40–90% angegeben von Kaminski u. Zamirowski [7] – mit Untersuchungen aus dem Jahre 1968 von Corso et al. [3] vergleicht, die bei 505 Kathetern nach entsprechender Hautvorbehandlung und bakteriologischer Untersuchung nur noch 5,2% positive Bakterienbefunde feststellten und diese infizierten Katheter in nur 0,4% für eine Bakteriämie verantwortlich machten.

Zu den *allgemeinen Kontraindikationen* zur lokalen Anwendung von PVP-Jod gehört auch in der Thorax-, Herz- und Gefäßchirurgie eine bestehende Schwangerschaft bis zum 5. Monat, die Anwendung bei Neugeborenen bis zum 5. Monat, das nachgewiesene autonome Adenom der Schilddrüse, die dekompensierte Hyperthyreose, aber auch die kompensierte Hyperthyreose, weil sie durch PVP-Jod-Anwendung dekompensieren kann, sowie die unabgeklärte blande Struma, da sich hinter derselben ein autonomes Adenom verbergen kann [5].

PVP-Jod in der Thoraxchirurgie

Wundinfektionen im Thoraxbereich werden nach den genannten allgemeinen Richtlinien der Wundbehandlung versorgt, spezielle Probleme stellen im Thoraxbereich der Lungenabszeß und das Pleuraempyem dar. Beim *größeren Lungenabszeß* empfiehlt sich die operative Eröffnung und Ausräumung der Höhle, Einlage einer Drainage und Instillation von 0,5%iger PVP-Jod-Lösung, für die 1 h durch Abklemmung der Drainage zur Einwirkung gebracht wird. Diese Instillation von PVP-Jod über die Drainage mit Abklemmung kann in den darauffolgenden Tagen fortgesetzt werden, bis bakteriologische Untersuchungen der Drainageflüssigkeit negativ ausfallen und sich die Abszeßhöhle verkleinert sowie der Allgemeinzustand verbessert hat. Nach Abklingen der Infektion kann die Abszeßresthöhle reseziert oder z. B. eine Lobektomie durchgeführt werden. Nach den gleichen Prinzipien sollte beim *Pleuraempyem* [8, 9] vorgegangen werden. Hier ist eine chirurgische Sanierung nach Eröffnung der Pleurahöhle notwendig, bei Fehlen von Bronchusfisteln sollte ebenfalls die Instillation von PVP-Jod durchgeführt werden. Eine Saug-Spül-Drainage empfiehlt sich wegen der großen Resorptionsfläche im Pleurabereich nicht. Nach Abklingen der akuten Entzündungszeichen kann im infektionsfreien Intervall eine *Dekortikation* nach Ausheilung des Empyems bzw. die Pneumonektomie einer „distroyed lung" vorgenommen werden.

PVP-Jod in der Herzchirurgie

Schrittmachertascheninfektionen werden durch Entfernung der Schrittmacherbatterie möglichst mit gesonderter Ausführung der belassenen Schrittmacherelektrode behandelt. Anschließend wird die Schrittmachertasche nach den chirurgischen Behandlungsprinzipien gesäubert und eine lokale Wundbehandlung mit PVP-Jod vorgenommen. Nach Abklingen der Infektion kann eine erneute Schrittmacherimplantation, z. B. von der Gegenseite des Thorax, erfolgen.

Durch die zunehmende Häufigkeit *bakterieller Endokarditiden* und die damit verbundene Zunahme von akuten Klappeninsuffizienzen, insbesondere im Mitral- und Aortenklappenbereich, werden prothetische Klappenimplantationen selbst im Stadium einer floriden bakteriellen Endokarditis aus hämodynamischen Gründen notwendig. Hier ist eine Klappenringdesinfektion vor Prothesenimplantation mit PVP-Jod indiziert. Ebenso wird bei *infektionsbedingten prothetischen Klappenlecks* während Rezidivoperationen mit eventuellem Austausch einer Klappenprothese verfahren.

Routinemäßige Spülungen des Herzbeutels mit PVP-Jod sollten wegen der Gefahr der Auslösung einer Pericarditis calcarea unterbleiben [10]. Bei *Sternumpseudarthrosen und Dehiszenz* auf dem Boden einer Infektion sowie bei der *Sternumosteomyelitis* empfiehlt sich die chirurgische Ausräumung, die lokale Anwendung von PVP-Jod, evtl. die Einlage von Gentamycinketten sowie die erneute Sternumstabilisierung.

Eine erhebliche Bedrohung für den Patienten stellt die *akute Mediastinitis* dar. Ein potentielles Vorstadium stellt der Koagulothorax bei verstopften Drainagen dar. Bei rein konservativer Behandlung ist die akute Mediastinitis mit einer Mortalität von etwa 70% belastet, nach chirurgischer Behandlung verbleibt eine Letalität von etwa 30%. Die Mediastinitis nach kardiochirurgischen Eingriffen ist besonders gefürchtet, weil die Infektion hier zu einer Arrosion der kardialen oder aortalen Kanülierungs- und Zugangsstellen zum Herzen mit nachfolgender unbeherrschbarer Massenblutung führen kann. Wir haben 2 Patienten nach jetzt 3800 Eingriffen am offenen Herzen an der Essener Abteilung an dieser Komplikation verloren. Die

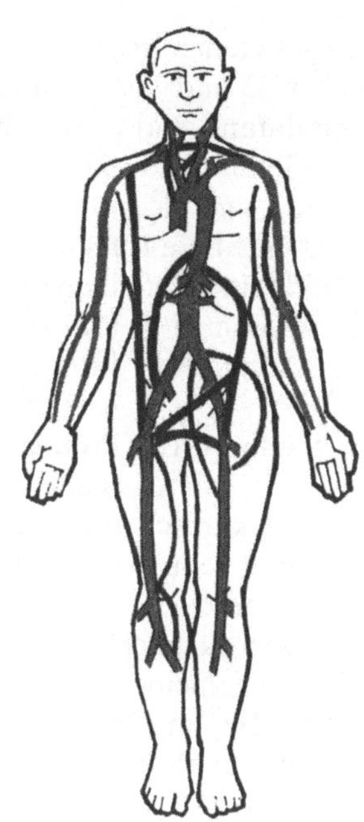

Abb. 1. Extraanatomische Bypassverfahren

derzeit adäquate *Behandlungsmöglichkeit der akuten Mediastinitis* [11, 12] besteht in einer frühzeitigen Reoperation mit Wiedereröffnung des Sternums, Exzision der infizierten Hautanteile, Entfernung des nekrotischen Materials aus dem Sternum und dem Retrosternalraum, und sorgfältiger mechanischer Säuberung des gesamten Mediastinums und des Herzbeutels. Anschließend wird eine *Saug-Spül-Drainage* (s. Abb. 1) mit PVP-Jod angelegt. Es ist darauf zu achten, daß das kraniale Zulaufsystem und das distale Ablaufsystem keinen direkten Kontakt miteinander haben, damit die Spülflüssigkeit nicht direkt über das Ablaufsystem entweichen kann. Anschließend kann das Sternum mit V2A-Stahldrahtnähten und die darüberliegende Haut dicht verschlossen werden. In den folgenden Tagen wird das Mediastinum mit 5%iger PVP-Jod-Lösung kontinuierlich bis zu etwa 4000 ml pro Tag mit einer Bilanzierung wegen der Gefahr der Tamponade gespült. Üblicherweise werden die bakteriologischen Befunde ab dem 2. Tag in der Ablaufflüssigkeit steril, dennoch sollte die Spülung für etwa eine Woche fortgesetzt werden. Zur allgemeinen Therapie gehören selbstverständlich eine Antibiotikabehandlung nach Antibiogramm sowie eine Hyperalimentation. Thurer et al. [17] berichteten 1974, daß 12 von 14 so behandelten Patienten mit einer akuten Mediastinitis überlebten.

PVP-Jod in der Gefäßchirurgie

Wundinfektionsraten bei Gefäßeingriffen im Abdomen und an den Extremitäten werden mit unter 1% beschrieben [14]. Bei Implantation von Prothesen sind in der Literatur jedoch auch Angaben über Infektionsraten bis zu 6% zu finden [6, 15]. Bei eingetretener Infektion betragen die Letalitätsraten bei infizierten Prothesen zwischen 35 und 75% [2], infizierte infrarenale aortale Prothesenanastomosen mit Massenblutung sind praktisch nicht mehr zu beherrschen.

Gefäßinfektionen lassen sich nach *Szilagyi in 3 Schweregrade* einteilen. Bei Grad I und II sind nur die Haut, bzw. Haut und Subkutis, infiltriert. Bei Grad III liegt eine tiefe Infektion mit Befall der Gefäßprothese vor. *Van Dongen* hat für den Grad III nach Szilagyi der Protheseninfektion 3 Stadien unterschieden:

- Stadium I: Protheseninfektion ohne Blutung oder Implantatverschluß
- Stadium II: Protheseninfektion mit Sickerblutung oder einmaliger starker Anastomosenblutung
- Stadium III: Protheseninfektion mit wiederholter Massenblutung aus dem Implantat

Die klinischen Zeichen einer Infektion nach Gefäßrekonstruktion können mannigfaltig sein. Auch ohne oberflächliche Wundinfektion kann eine generalisierte Sepsis bestehen.

Oberflächliche Infektionen vom Grad I und II nach Szilagyi werden nach den allgemeinen Behandlungsprinzipien versorgt. Auch bei Infektionen vom Grad III/I mit Infektion der Prothese ohne Blutung oder Verschluß derselben ist der Versuch gerechtfertigt, das Transplantat zu erhalten und eine Saug-Spül-Drainage mit PVP-Jod nach Wundbehandlung vorzunehmen. Durch diese Maßnahmen ist in einer Reihe von Fällen eine sterile Einheilung des infizierten Implantates zu erreichen. Im *Stadium II der Infektion nach Van Dongen,* d. h. bei Auftreten von Sikkerblutungen, ist eine biologische Umhüllung des Transplantates mit einem gestielten Omentumlappen oder anderer gut durchbluteter angrenzender Gewebe beschrieben worden. Auch dieses Verfahren kann mit einer Saug-Spül-Drainage kombiniert werden. Im *Stadium III der tiefen Infektion* liegt das Implantat als Sequester im Gefäßbett. Eine Einheilung ist nicht mehr zu erwarten. Hier erfolgt nach Entfernung der Prothese die Wundbehandlung nach den Regeln der septischen Chirurgie sowie eine Saug-Spül-Drainage mit PVP-Jod. Die Durchblutung der befallenen Extremität wird möglichst sekundär, gelegentlich aber auch primär, durch *extraanatomische Bypassverfahren* (s. Abb. 1) sichergestellt [13].

Zusammenfassung

Die prophylaktische und therapeutische Anwendung von PVP-Jod in der Thorax-, Herz- und Gefäßchirurgie hat in den letzten Jahren eine weite Verbreitung gefunden. Neben Hautdesinfektion sowie der Pflege von Druck- und Infusionskathetern hat sich insbesondere bei Verwendung von Prothesen die gleichzeitige antibiotische Prophylaxe bewährt. Die Behandlung chirurgischer Wundinfektionen nach thorax-, herz- und gefäßchirurgischen Eingriffen entspricht den allgemeinen Richtlinien. Einige Kontraindikationen müssen bei der lokalen Anwendung berücksichtigt werden.

Zur Anwendung in der Thoraxchirurgie gehören größere Lungenabszesse sowie das Pleuraempyem, in der Herzchirurgie werden Schrittmachertascheninfektionen, bakterielle Endokarditiden vor prothetischem Klappenersatz, Sternumpseudarthrosen und Dehiszenzen sowie Sternumosteomyelitiden mit PVP-Jod behandelt. Außerdem werden Saug-Spül-Drainagen bei der akuten Mediastinitis verwandt. In der Gefäßchirugie kommt die Anwendung von PVP-Jod im Stadium der tiefen Infektion nach Van Dongen im Stadium II und III in Frage.

Literatur

1. Band JD, Maki DG (1979) Infections caused by arterial catheters used for hemodynamic monitoring. Am J Med 67: 735
2. Bhat DJ, Tellis VA, Kohlberg WI, Driscoll B, Veith FJ (1980) Management of sepsis involving expanded polytetrafluoraethylene grafts for hemodialysis access. Surgery 87: 445
3. Corso JA, Agostinelli R, Brandriss MW (1969) Maintenance of venous polyethylene catheters to reduce risk of infection. JAMA 210: 2075
4. Dietzel W (1977) Infektionsprophylaxe in der Intensivtherapie durch Patientenwaschungen mit PVP-Jod. Prakt Anaesth 12: 318
5. Herrmann J (1982) Gefahren von Povidon-Jod (Jod-PVP) bei Schilddrüsenkranken und Neugeborenen. Dtsch Aerztebl 79: 47
6. Kaiser AB, Clayson KR, Mülherin JL, Roach AC, Allen TR, Edwards WH, Dale WA (1978) Antibiotic prophylaxis in vascular surgery. Ann Surg 188: 283
7. Kaminski MV, Zamirowski T (1978) Skin sterilization for percutaneous I. V. cannulation. In: Altemeier WA (ed) Proceedings of the World Congress on Antisepsis. H. P. Publishing, New York, p 122
8. Machado Macedo ME (1978) Prophylaxis and treatment of infection in cardiothoracic surgery with Betadine solution. In: Altemeier WA (ed) The Proceedings of the World Congress on Antisepsis. H. P. Publishing, New York, p 124
9. Machado Macedo ME, Lima R de, Sena Lino JA, Cravino J, Gomes de Crus A (1980) Control of infection in cardiothoracic surgery. In: Boswick JA, Altemeier WA (eds) II. World Congress Antisepsis. The Procéedings. H. P. Publishing, New York, p 155
10. Marsa R, Mehta S, Willis W, Bailey L (1979) Constrictive Pericarditis after myocardial revascularization. Report of three cases. Am J Cardiol 44: 177
11. Meisner H, Struck E, Schmidt-Habelmann P, Sebening F (1978) Management of postoperative wound infection in cardiothoracic surgery. In: Altemeier WA (ed) The Proceedings of the World Congress on Antisepsis. H. P. Publishing, New York, p 126
12. Parulkar GB, Kale VV (1980) Use of Betadine solution in the management of cardiothoracic surgery. In: Boswich JA, Altemeier WA (eds) II. World Congress Antisepsis. The Proceedings 48/158/1980. H. P. Publishing, New York, p 158
13. Reidemeister JC, Rohm N, Horn H-P (1978) Die Bedeutung des Lagers für Gefäßimplantation. 16. Jahrestagung d. D. Ges. plastische und Wiederherstellungschirurgie November 1978. S 313
14. Reuter C, Valesky A (1981) Die Rolle der lokalen Wundbehandlung bei Infektionen in der Gefäßchirurgie. Med Welt 32: 295
15. Scobie TK, Elder RH, McPhail N (1978) Infected abdomina arotic grafts. Can J Surg 21: 527
16. Sebening F, Meisner H, Kloevekorn WP (1980) Six year's experience with betadine solution in heart surgery. In: Boswick JA, Altemeier WA (eds) II. World congress Antisepsis. The Proceedings. H. P. Publishing, New York, p 151
17. Thurer RJ, Bognolo D, Vargas A, Isch JH, Kaiser GA (1974) The management of mediastinal infection following cardiac surgery. J Thorac Cardiovasc Surg 68: 962

Indikation und Kontraindikation von PVP-Jod in der Unfallchirurgie und operativen Orthopädie

S. Hierholzer und G. Hierholzer

Berufsgenossenschaftliche Unfallklinik, Großenbaumer Allee 250, D-4100 Duisburg 28

Die Geschichte der operativen Medizin ist gleichzeitig auch die Geschichte der Antisepsis, da man zu jeder Zeit versuchte, mit geeigneten Mitteln die Wundinfektion zu bekämpfen, d.h. also mit antibakteriell wirksamen Substanzen die die Wunden besiedelnden Keime abzutöten. Gerade in der Unfallchirurgie und operativen Orthopädie ist dies von außerordentlichem Interesse, da eine posttraumatische oder postoperative Infektion, insbesondere im Bereich von Extremitäten, auf den Knochen mit der Folge der Ausbildung einer Knocheninfektion übergreifen kann. Eine derartige Entwicklung ist in der Regel für den Patienten schicksalhaft.

Die Bekämpfung der Wundinfektion erfolgte zunächst empirisch. Bekanntlich wurde gerade Jod seit Jahrhunderten in der Medizin verwendet [5]. Es fand seit der Darstellung seiner Eigenschaften als Antiseptikum große Verbreitung. In den letzten Jahren wurde dabei elementares Jod von Jodkomplexbindungen (z. B. PVP-Jod) abgelöst, die einerseits die mikrobiziden Eigenschaften des Jods enthalten, andererseits eine geringere Rate an Nebenwirkungen zeigten. Nach teilweise sehr ausgedehnter Anwendung von PVP-Jod werden jetzt zunehmend kritische Stimmen nach systematischen Untersuchungen laut. Demnach werden von Zytologen, Toxikologen und Mikrobiologen die folgenden Forderungen an Antiseptika aufgestellt (Tabelle 1) [1, 4, 8, 9]:

1. Benetzte Gewebestrukturen dürfen nicht zerstört werden. Insbesondere differenziertes Gewebe, wie Sehnen, Muskeln, Knorpel, Knochen, das z.T. während der Heilung bindegewebig narbig ersetzt wird, sollte nicht zerstört und die Wundheilung nicht beeinträchtigt werden.
2. Eine ggf. eintretende Resorption der Substanz wie auch seine Toxizität sollte so niedrig wie möglich sein.
3. Die Allergisierungsquote muß möglichst gering sein.

Tabelle 1. Die von Zytologen, Toxikologen, Mikrobiologen und Chirurgen gestellten Forderungen an Antiseptika

1. Gute Gewebeverträglichkeit
2. Bei Resorption möglichst geringe toxische Wirkung
3. Geringe Allergisierungsquote
4. Adäquates Keimspektrum
5. Keine Inaktivierung durch biologisches Material

PVP-Jod in der operativen Medizin
Herausgegeben von G. Hierholzer und G. Görtz

4. Die antibakterielle Aktivität muß die üblicherweise heute in einer Klinik vorkommenden Keime treffen. Dabei ist das Problem des Hospitalismus zu bedenken.
5. Die antiseptischen Eigenschaften der Substanz sollten nicht durch biologisches Material inaktiviert werden. Hierbei scheinen eiweißhaltige Gewebeflüssigkeiten, wie Wundsekret oder auch Eiter, eine Rolle zu spielen.

Vor dem Hintergrund dieser Systematik ergeben die Eigenschaften eines Antiseptikums den therapeutischen Index. Er ist definiert aus dem Verhältnis der maximalen, für den Wirtsorganismus nicht toxischen Dosis zu der minimalen, für den Parasiten tödliche Dosis. Günstigerweise ist er möglichst hoch [1].

Zu den physikalisch-chemischen, toxikologischen und mikrobiologischen Eigenschaften von PVP-Jod und den damit verbundenen Problemen wurde von theoretischer Seite in Teil I Stellung genommen. Uns interessierte in diesem Rahmen die Frage, wie das Keimverhalten in infizierten Wunden unter lokaler Anwendung von PVP-Jod ist.

Untersuchungen

In unseren Untersuchungen wurde PVP-Jod bei 35 Patienten angewendet. Die Patienten wurden nach gleichen chirurgischen Regeln behandelt. Eine Vergleichsstudie mit einem anderen Antiseptikum wurde nicht durchgeführt.

Die Patienten hatten gleichförmige, infizierte Wunden, größtenteils an den Extremitäten. Der Wundgrund war mit sekundären Granulationen bedeckt. Meistens lag erschwerend eine chronische Knocheninfektion vor [2, 6, 7].

Behandlungsschema

PVP-Jod wurde in einer 7,5%igen wäßrigen Lösung verwendet. Bei täglichen Verbandwechseln wurden die Wunden mit PVP-Jod gereinigt und danach mit PVP-Jod getränkte Tupfer als Verband aufgelegt. Bei stark sezernierenden Wunden erfolgte 2maliger Verbandswechsel pro Tag. Vor Behandlungsbeginn und jede darauffolgende Woche erfolgte *vor* dem täglichen Verbandwechsel mit PVP-Jod ein Wundabstrich zur Erregerbestimmung[1]. Bei diesem Zeitpunkt der Abnahme des Wundabstriches war nicht mit einer Verfälschung des Ergebnisses zu rechnen. Auf die jeweils notwendigen chirurgischen Maßnahmen wird in diesem Rahmen nicht eingegangen.

Der Untersuchungszeitraum endete entweder mit Abheilung der Wunde oder mit einer weiterführenden Versorgung, wie z. B. einer Spalthautplastik, bei der mit einem operativen Behandlungsschritt der Wundbereich so verändert wurde, daß die Indikation zur Fortsetzung der PVP-Jod-Therapie nicht mehr gegeben war.

1 Die Erregerbestimmung wurde im Institut für Mikrobiologie der Universität Essen, Direktor Prof. Dr. med. Linzenmeier, durchgeführt

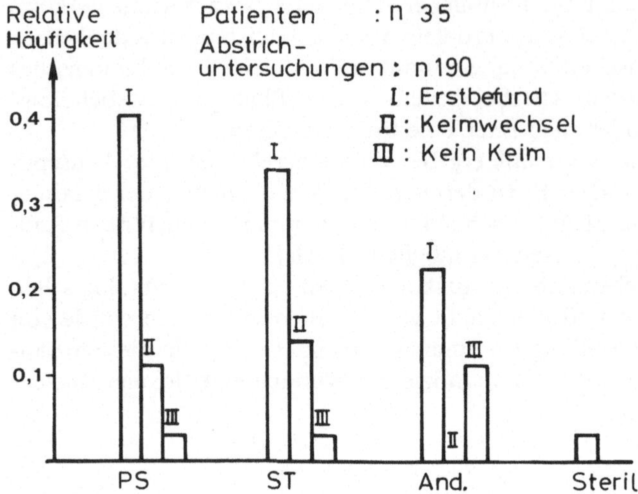

Abb. 1. Keimverteilung vor und während der PVP-Jod-Therapie

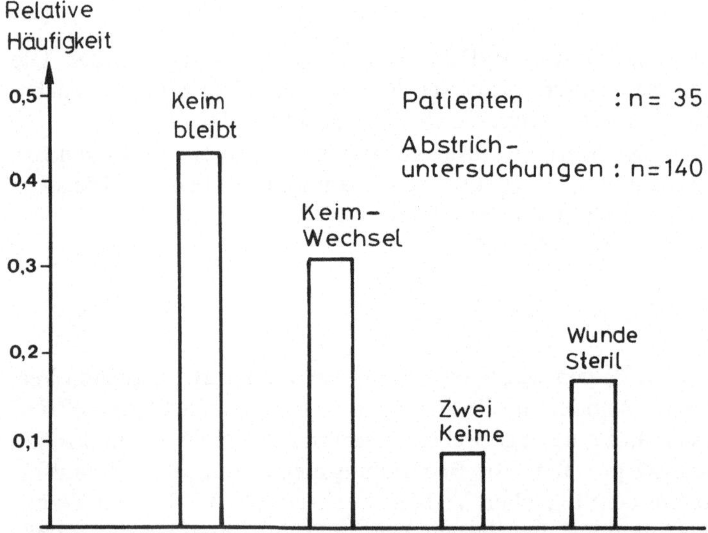

Abb. 2. Keimverhalten bei lokaler PVP-Jod-Therapie

Bis 3 Wochen nach Untersuchungsbeginn war aus diesem Grunde noch knapp die Hälfte der Patienten zu beobachten, nach 6 Wochen noch etwa ¼.

Ergebnisse

Aus den Abstrichen vor Behandlungsbeginn konnten überwiegend Pseudomonas aeruginosa (relative Häufigkeit: 0,4) und Staphylococcus aureus (relative Häufigkeit: 0,34) kultiviert werden (Abb. 1). 8mal fanden sich andere Keime wie z. B. En-

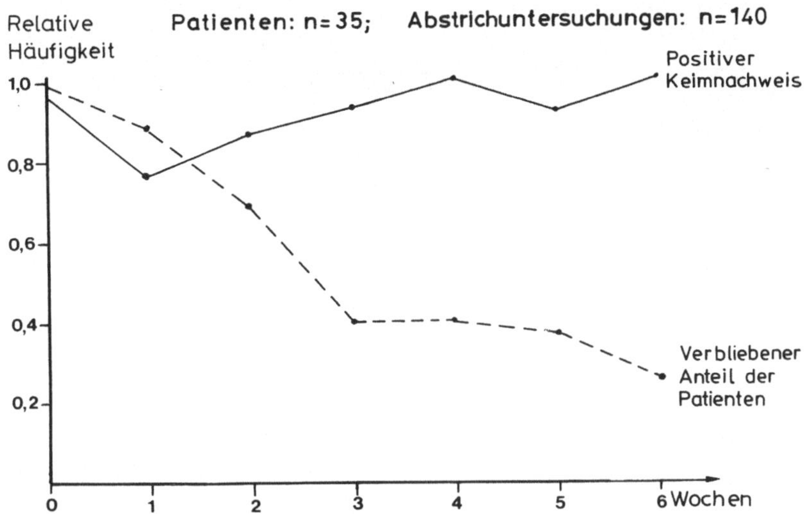

Abb. 3. Relative Häufigkeit positiver Keimnachweise in einem 6wöchigen Behandlungszeitraum in Abhängigkeit zum Anteil der Patienten, die in der Studie weiterverfolgt werden konnten

terobacteriaceae, hämolysierende Streptokokken und auch eine Mischflora. Ein geringer Anteil der Ausgangsabstrichuntersuchungen war steril.

Im Laufe der antiseptischen Behandlung mit PVP-Jod kam es mit einer relativen Häufigkeit von etwa 0,30 zum Keimwechsel, sterile Abstriche waren nur in einer relativen Häufigkeit von 0,17 festzustellen (Abb. 2).

Die Ausgangsabstrichuntersuchungen zeigten einen Keimbefall mit einer relativen Häufigkeit von 0,97. Bei der ersten Kontrolluntersuchung, also nach 1 Woche der PVP-Jod-Therapie, waren etwa ¼ der Abstriche steril; dieses war jedoch nicht immer das Behandlungsende. Bereits nach der zweiten Beobachtungswoche steigt die relative Häufigkeit der positiven Keimnachweise wieder leicht an, wobei jedoch der Anteil der in der Studie verbliebenen Patienten etwa um die Hälfte sank (Abb. 3).

Diskussion

Erwartungsgemäß bewirkt die antiseptische Behandlung einer infizierten Wunde mit PVP-Jod eine Abnahme in der Häufigkeit der Keimbesiedlung. Dieser Verlauf ist jedoch nur vorübergehend. Der Anteil positiver Keimnachweise steigt danach wieder an. Schließlich wurden also nur noch vornehmlich jene Patienten beobachtet, die ohnehin einen langen Wundheilverlauf aufgrund ihrer chronischen Knocheninfektion haben. Sie beeinflussen damit insoweit das weitere Gesamtbild, als eine Keimfreiheit im weiteren Verlauf nur selten herbeizuführen war. Folgende Gründe hierfür lassen sich diskutieren:

1. Das Antiseptikum war zu gering dosiert bzw. zu wenig häufig angewendet.
2. Die antiseptische Substanz wurde durch biologisches Material – z. B. eiweißhaltiges Wundsekret oder Eiter – inaktiviert.

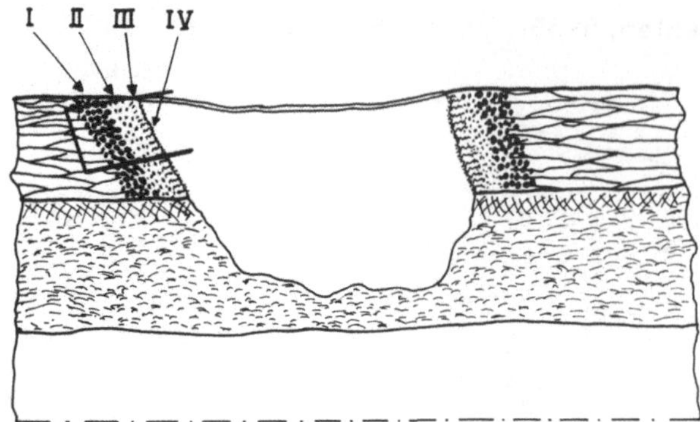

Abb. 4. Schema einer Knochenmulde bei chronischer Knocheninfektion mit besonderer Kennzeichnung der von der Tiefe zur Oberfläche unterschiedlichen Gewebeschichten mit unterschiedlichen pathomorphologischen Eigenschaften. *I* Knochensklerose (Gefäße), *II* Narbengewebe (Gefäße), *III* Granulationsgewebe (Gefäße), *IV* Nekrose (keine Gefäße). Absonderungsrichtung von *I* nach *IV*

3. In Folge der besonderen Pathomorphologie der Infektionen, speziell der Knocheninfektion, kann ein äußerlich appliziertes Antiseptikum wegen der entgegengesetzten Sekretabsonderungsrichtung nicht in tiefere Gewebeschichten eintreten. Aus diesen tieferen Bereichen werden dagegen regelmäßig Keime an die Wundoberfläche geschwemmt (Abb. 4).
4. Insbesondere bei der chronischen posttraumatischen Knocheninfektion sind die morphologischen Voraussetzungen, nämlich eine ausreichende Vaskularisation des Gewebes, für die Keimabwehr im Wundbereich erschwert. Hinzu kommt eine nachgewiesene Schwäche der körpereigenen und spezifischen Infektabwehr (Tabelle 2). Daraus ergibt sich das bekannte Problem der langwierigen Keimpersistenz in derartigen Wunden.

Aus den theoretischen Ausführungen zur physikalischen Chemie, Mikrobiologie und Toxikologie, sowie aus den Forderungen, die man an ein lokales Antiseptikum zu stellen hat, ergeben sich nun auch für die Traumatologie und orthopädische Chirurgie die Kontraindikationen (Tabelle 3).

Da für PVP-Jod zytotoxische Eigenschaften nachgewiesen sind [3, 4], sollten vitale und hochdifferenzierte Gewebe mit PVP-Jod nicht benetzt werden. Dies gilt insbesondere für die offene Fraktur mit freiliegenden Knochen, Muskeln oder Sehnen. Auch vitales Gewebe einer Schnittwunde während einer aseptischen Operation (z. B. Osteosynthese, totaler Hüftgelenksersatz) würde von einem Antiseptikum mit nachgewiesener Zytotoxizität geschädigt, so daß aseptische Nekrosen zu erwarten sind. Zur Körperhöhlenspülung mit PVP-Jod wird an anderer Stelle referiert und speziell hierbei auf das Problem der Resorption und Toxikologie eingegangen.

PVP-Jod als Zusatz bei Spül-Saug-Drainagen halten wir ebenfalls nicht für indiziert, da freiliegendes, vitales, differenziertes Gewebe, wie Knochenmarksraum, Knorpel, Muskel- und Knochenoberfläche, benetzt werden kann. Außerdem scheint uns in diesem Zusammenhang die Gefahr der Resorption in ihrer quantitativen Bedeutung und das Ausmaß einer toxischen Schädigung nicht ausreichend beantwortet.

Tabelle 2. Mögliche Ursachen der Erregerpersistenz bei lokaler Anwendung von Antiseptika

1. Spezielle Morphologie des chronisch infizierten Knochens
   → Penetrationshindernisse für Chemotherapeutika und Faktoren der Infektabwehr
2. Veränderte Infektabwehrmechanismen
   → Funktionsminderung der zellulären und humoralen Faktoren
3. Spezielle Erregereigenschaften
   → Bakterielle Resistenz
   → Temporärer Ruhezustand (Lag-Formen)

Tabelle 3. Kontraindikation für die PVP-Jod-Therapie

1. Bei freiliegendem, vitalem, differenziertem Gewebe (Sehnen, Muskeln, Knochen, Knorpel)
2. Zur Körperhöhlenspülung
3. Als Zusatz zur Spül-Saug-Drainage
4. Bei bekannter Jodallergie
5. Bei Risikopersonen

Tabelle 4. Indikation für die PVP-Jod-Therapie

1. Bei eitrig-nekrotisierenden Zuständen zur Vorbereitung der Revision
2. Bei granulierenden Oberflächen vor sekundären operativen Maßnahmen wie Muldenbildungen (Oberflächenwunden)

Demgegenüber empfehlen wir die PVP-Jod-Therapie bei eitrig-nekrotisierenden Zustandsbildern (Tabelle 4). Hier ist mit der lokalen antiseptischen Maßnahme innerhalb von kurzer Zeit eine Wundreinigung zu erzielen, so daß chirurgische Sekundäreingriffe zum Wundschluß eingeleitet werden können. Die antiseptische Therapie ist dabei jedoch nicht als Ersatz für notwendige chirurgische Maßnahmen, wie der Nekrosenentfernung oder Abszeßentlastung, anzusehen. Dagegen wird sie als Begleitmaßnahme zur Wundreinigung in einem chirurgischen Gesamtbehandlungsplan angesehen.

Schließlich empfehlen wir die PVP-Jod-Therapie dann, wenn nach chirurgischer Intervention Höhlen entstanden sind (z. B. nach Entfernung infizierter künstlicher Gelenke).

Aufgrund der Eigenschaften von PVP-Jod gibt es zur Antisepsis derzeit keine Alternative. Daher sind die warnenden Stimmen von seiten der Toxikologen oder auch Mikrobiologen lediglich auf die Infektions*prophylaxe* zu beziehen. Dagegen bietet sich PVP-Jod zur begleitenden antiseptischen Therapie und Wundreinigung einer manifesten Infektion in der Extremitätenchirurgie gerade dann an, wenn eitrig-nekrotisierende Zustände beherrscht oder Wunden zur sekundären Versorgung vorbereitet werden müssen.

Zusammenfassung

Unseren Untersuchungen entsprechend kann die Häufigkeit der Keimbesiedlung in infizierten Wunden bei chronischen Knocheninfektionen durch die antiseptische Therapie mit PVP-Jod gesenkt werden. Mit zunehmendem Beobachtungszeitraum steigt jedoch der Anteil positiver Keimnachweise wieder an, während derjenige der in der Studie verbliebenen Patienten sinkt. Das weitere Gesamtbild wird also schließlich von jenen Patienten geprägt, die aufgrund ihrer chronischen Knocheninfektion ohnehin einen langen Wundheilverlauf haben. Dabei kann nicht erwartet werden, daß das bekannte Problem der langwierigen Keimpersistenz bei der chronischen Knocheninfektion aufgrund der speziellen Pathomorphologie und der geschädigten Infektabwehr allein durch ein Antiseptikum gelöst wird. Vielmehr ist die lokale Verwendung einer antiseptischen Substanz als wertvolle Begleitmaßnahme in einem chirurgischen Gesamtbehandlungsplan anzusehen. Dies gilt insbesondere für eitrig-nekrotisierende Zustandsbilder oder auch Höhlenbildungen.

Literatur

1. Bruns W (1980) Antibiotica und Chemotherapeutica, Desinfektionsmittel. In: Forth W, Henschler D, Rümmel W (Hrsg.) Allgemeine und spezielle Pharmakologie und Toxikologie. Bibl Inst, Mannheim Wien Zürich, S 552
2. Fink E (1977) Die nicht-antibiotische antimikrobielle Therapie und Prophylaxe. Antibiotika Prax 5–6: 69
3. Gilmore OJA, Reid C, Strokon A (1977) A Study of the effect of povidone-iodine on wound healing. Postgrad Med J 53: 122–125
4. Kallenberger A (1979) Experimentelle Untersuchungen zur Gewebsverträglichkeit von Desinfektionslösungen. Aktuel Probl Chir Orthop 12: 87
5. Knolle P (1975) Alt und aktuell – Keime und Jod. Hosp Hyg Gesundheitswes Desinfekt 11: 389
6. Michael J (1977) Klinische Erfahrungen mit Betaisodona-Mikrobiziden in der Chirurgie und Orthopädie. Therapiewoche 27: 9328
7. Neff G, Hettrich R (1979) Zur konservativen Behandlung infekt-gefährdeter Weichteilverletzungen und Verbrennungen der Hand – Indikation, Durchführung und Ergebnisse. Orthop Prax 15: 891
8. Thofern E (1982) Desinfektionsmittel und Desinfektionsverfahren – Eine chronologische Übersicht. Hyg Med 7: 521
9. Werner H-P (1982) Jodophore zur Desinfektion? I. Mitteilung: Scheinbare bakterizide Wirkung im Suspensionstest. Hyg Med 7: 205

Verbrennungsbehandlung mit PVP-Jod

P. Lilius, K.-A. Brandt und P. Preißler

Abteilung für Handchirurgie, Plastische Chirurgie und Brandverletzte, Berufsgenossenschaftliche Unfallklinik, Großenbaumer Allee 250, D-4100 Duisburg 28

Einleitung

Der Brandverletzte ist einer Infektionsgefahr in ganz besonderem Maße ausgesetzt, da einerseits durch die Verbrennung der schützende Hautmantel zerstört wird, andererseits das geschädigte Gewebe sowie das Wundsekret einen idealen Nährboden für eine Keimbesiedlung darstellen.

Diese kann durch Autoinfektion oder Keimübertragung von Dritten wie auch durch die Luft erfolgen. Auf Dauer läßt sich eine Infektion der Brandwunden nicht vermeiden. Hier kommt neben den baulichen Voraussetzungen, der notwendigen Isolierung des Verletzten und Beachtung der Antisepsis, dem Oberflächenbehandlungsmittel eine bedeutende Rolle zu.

Schon im Alten Testament sind Verbrennungen beschrieben. In Ebers Papyrus, 1500 Jahre vor Christus, werden zum ersten Mal Behandlungsmaßnahmen vorgeschlagen, und zwar sollten schwarzer Schlamm, gekochter Kuhmist und Gänsemist in den ersten 5 Tagen regelmäßig aufgelegt werden. Hippokrates war schon fortschrittlicher; er hat die Bedeutung der Sauberkeit erkannt und die Wundflächen mit sauberem Wasser oder Wein gespült. Er war auch bestrebt, die betroffenen Stellen trocken zu halten. Allerdings dauerte es bis zum Anfang dieses Jahrhunderts, bevor effektive Oberflächenbehandlungsmethoden eingeführt wurden. 1906 hat Oppenheimer die Verwendung von Pikrinsäure genannt und 1925 hat Davidson eine Arbeit über die Verwendung von Tannin bei der Behandlung von Verbrennungen veröffentlicht [7].

Patienten und Methoden

Es wurden 51 Patienten, 34 Männer und 17 Frauen, mit einer durchschnittlichen Verbrennung von 30,8% der Körperoberfläche untersucht. Abstriche wurden 2mal in der Woche von den Wunden abgenommen. Unmittelbar nach der Aufnahme wurden die oberflächlichen Nekrosen abgetragen, der Patient gebadet und ohne Verband ins Bett gelegt. Auf die verbrannten Flächen wurden PVP-Jod-Lösung anfänglich 2- bis 4stündlich, später 4- bis 6stündlich mittels durchtränkter Kompres-

PVP-Jod in der operativen Medizin
Herausgegeben von G. Hierholzer und G. Görtz

sen aufgetragen. Im Laufe der Behandlung entstand eine schwarzbraune und feste trockene Kruste.

Wenn die Ablösung des Wundschorfes nicht in Narkose operativ erfolgte, wurde diese durch Anwenden von Fettgazeverbänden unterstützt, in die PVP-Jod-Salbe eingemengt wurde.

An aufliegenden verbrannten Körperpartien kommt es infolge fehlender Luftzirkulation eher zu einer Mazeration des Verbrennungsschorfes. Diese durch Feuchtigkeit bedingte Mazeration läßt sich einerseits dadurch beeinflussen, daß der Schaumstoff, auf dem die Patienten bei uns ausschließlich liegen, evtl. 2mal täglich gewechselt wird, und andererseits durch häufigen Lagewechsel im sog. Stryker-Bett. Eine diesbezüglich ideale Konstruktion stellt das sog. Luftbett dar. Die Wirkungsweise beruht darauf, daß kleine Keramikkügelchen durch einen warmen, regulierbaren Luftstrom in eine Art flüssigen Zustand gebracht werden. Hierdurch wird der Patient von allen Seiten von Luft umströmt, und der Auflagedruck wird gleichmäßig verteilt, so daß Druckstellen vermieden werden können. Auch in diesem Bett werden die Wundflächen regelmäßig mit PVP-Jod behandelt, bleiben aber an den Auflageflächen völlig trocken [3, 5].

Eine weitere Art der Oberflächenbehandlung, in die die PVP-Jod Einzug gehalten hat, ist die Grobsche Gerbungsmethode. Ursprünglich wurde Mercurochrom 2%ig, Tannin 2,5%ig und Silbernitrat 10%ig verwandt. Das Mercurochrom ist eine komplexe Quecksilberfluoreszeinverbindung und es kann bei lokaler Anwendung eine toxische Wirkung nicht sicher ausgeschlossen werden. Aus diesem Grunde hat man das Mercurochrom durch PVP-Jod ersetzt [8].

Bei drittgradigen Verbrennungen wird die eingangs erwähnte Lokalbehandlung mit PVP-Jod flüssig bis zur Nekrosenabtragung fortgesetzt, danach sofort Spalthaut transplantiert oder zunächst als temporäre Wundabdeckung Fremdhaut oder als synthetischer Hautersatz Epigard aufgelegt. Die Kunsthaut wird entsprechend dem Defekt exakt zugeschnitten, sie wird dann mittels Fettgazestreifen, die mit PVP-Jod durchsetzt sind, festgebunden. Darüber kommt ein gut saugfähiger Verband. Das Epigard selbst wird alle 3–4 Tage gewechselt.

Bei 23 schwerverbrannten Patienten wurden während der gesamten Dauer der stationären Behandlung die Schilddrüsenhormonwerte (T_3, T_4, TSH, ETR und RT_3U) bestimmt.

Ergebnisse

In Tabelle 1 ist das Vorkommen der einzelnen Keime auf den Wunden dargestellt worden. Die Infektionsrate von Staphylococcus aureus und Enterobakterien haben ihren Höhepunkt in der ersten Woche. Als Quelle dieser Kontamination dient die kutane und fäkale Flora des Patienten. Nur in einem Abstrich konnte Candida albicans nachgewiesen werden.

Bei den Patienten, bei denen die Schilddrüsenfunktion untersucht wurde, wurde während der Dauer des stationären Aufenthaltes Thyroxin (T_4), Trijodthyronin (T_3) und TSH im Serum sowie der effektive Thyroxinquotient (ETR) und die T_3-Bindungskapazität (RT_3U) bestimmt. Bei allen Patienten kam es während der ersten beiden Wochen zu einem signifikanten Abfall der Konzentration von T_4 und insbe-

Tabelle 1. Prozentualer Anteil pathogener Keime an allen Wundabstrichen in Verbrennungswunden bei lokaler PVP-Jod-Salben-Therapie (n = 62)

	1.–3. Tag	4.–7. Tag	2. Woche	3. Woche	4. Woche	5. Woche
Staphylococcus aureus [in %]	43,4	36,9	40,6	44,8	60,0	50,0
Pseudomonas aeruginosa [in %]	15,2	23,8	33,3	41,3	33,3	33,3
Entero-bacteriaceae [in %]	17,3	30,9	18,7	12,0	6,6	16,6
Andere [in %]	23,9	8,3	7,2	1,7	–	–

sondere von T_3 in Abhängigkeit von der Ausdehnung der Verbrennung. ETR und RT_3U blieben weitgehend normal. Die TSH-Spiegel stiegen bis zur dritten Woche stark an und sanken erst im späteren Verlauf der Erkrankung in den Normbereich ab.

Diskussion

Heute stehen uns mehrere bewährte Oberflächenbehandlungsmittel zur Verfügung (Tabelle 2), von denen jedes Vor- und Nachteile besitzt. Die Verwendung von Antibiotika ist wegen der Entstehung von Resistenzen wieder verlassen worden. Heute sind PVP-Jod, Mafenid und Silbersulfadiacin (SSD) die Mittel der Wahl. Neben den grundsätzlichen Anforderungen, die an ein solches Mittel gestellt werden, nämlich hoher Wirkungsgrad bei geringer Toxizität, bestimmen auch andere Gesichtspunkte, wie die Belastung des Patienten bei den Badevorgängen und Verbandwechseln, den Einsatz des einen oder anderen Mittels.

Behandlung mit PVP-Jod kann verbandlos durchgefüht werden und ist für den Patienten schonend.

Die Problemkeime sind, wie bereits beschrieben, Staphylococcus aureus, Pseudomonas und Enterobakterien [9, 10].

Zeitpunkt und Art der ersten Infektion in bezug auf das Vorkommen der verschiedenen Keime unterscheiden sich nicht wesentlich von der Behandlung mit SSD und Mafenid [14].

Allerdings sind bei der Behandlung mit SSD und Mafenid positive Abstriche von Candida albicans nachgewiesen worden [15]. Man hat auch eine Zunahme der positiven Candida-albicans-Abstriche im Laufe der Behandlung festgestellt [13].

Der anfängliche Abfall der peripheren Hormonwerte, auf den eine deutliche Erhöhung der T_3-Spiegel und ebenfalls eine Erhöhung der T_4-Spiegel folgt, ist einerseits Ausdruck einer intakten Regulation der Schilddrüsenfunktion unter externer Jodbelastung. Andererseits ist er Ausdruck eines Nieder-T_3-Syndroms, welches bei

Tabelle 2. Übersicht über die gebräuchlichen Mittel zur Oberflächenbehandlung bei Verbrennungswunden

Oberflächen-behandlungsmittel	Anwendungs-weise	Wirkungs-weise	Vorteile	Nachteile
Silbernitrat	Feuchte Verbände mit 0,5% Lösung	Freie Silberionen Bakterio-statisch	Breites Spektrum Schmerzloses Auftragen	Schlechte Penetration Hyponatriämie Hypochloriämie Methämoglobin-bildung Häufige Verband-wechsel
Nitrofurane Furacin Furacinsol Carofur	Imprägnierte Gaze oder wasser-lösliche Salben mit Verbänden	Enzymhem-mung im Koh-lehydratstoff-wechsel in den Zellen Bakterizid	Gute Verträg-lichkeit und Penetration Schmerzloses Auftragen	Praktisch unwirksam gegen Pseudomonas Allergien Häufige Verband-wechsel
Gentamycin Refobacin	0,1% wasser-lösliche Salbe Offene Behand-lung mit zweima-ligem täglichen Auftragen	Bakterizid	Breites Spektrum Gute Penetration Schmerzloses Auftragen	Tägliches Baden und Säubern der Wunden Besonders schnelle Entstehung von resistenten Keimstäm-men
Mafenidazetat Sulfamylon Napaltan	10% wasser-lösliche Salbe zweimaliges tägli-ches Auftragen	Nicht bekannt Bakterio-statisch	Breites Spek-trum, besonders wirksam gegen Pseudomonas Sehr gute Pene-tration	Pilzinfektion Auftragen schmerzhaft Allergische Reaktionen bei 5% Metabolische Acidose, besonders in Verbren-nungen über 40% der Körperoberfläche Tägliches Baden und Säubern der Wunden
Silbersulfadiazin Flamazine Silvadene	1% Silber-Sulfa-diazin-Komplex in wasserlöslicher Salbe mit oder ohne Verbänden	Bakterizid	Breites Spektrum Gute Penetration	Pilzinfektion Leukopenie, Sulfon-amidallergie Tägliches Baden und Säubern der Wunden
PVP-Jod Braunol Betadine Betaisodona	10%ige Lösung oder wasserlös-liche Salbe auf-tragen Offene Behand-lung	Bakterizid	Breites Spektrum Gute Penetration Wirksam gegen Pilze Keine Verbände notwendig	Hohe Jodresorption mit Störungen der Schilddrüsenfunktion

dieser schweren Erkrankung sehr ausgeprägt ist. Der teilweise hohe Anstieg der TSH-Werte spiegelt die Jodkontamination wider.

Es ist von besonderem Interesse, daß bei den verstorbenen Patienten trotz hoher TSH-Werte ein Anstieg der peripheren Hormonspiegel ausblieb.

Es ist bekannt, daß bei der Lokalbehandlung mit PVP-Jod große Mengen Jod resorbiert werden [2, 6, 11].

Zusammenfassung

Die von uns durchgeführten bakteriologischen Untersuchungen zeigen das gewöhnliche Muster einer Intensivstation für Brandverletzte, wo Staphylococcus aureus und Pseudomonas aeruginosa vorherrschend sind. Durch die Behandlung mit PVP-Jod ist es gelungen, die Pseudomonasinfektion zu verringern. Im Laufe mehrjähriger Verwendung haben wir keine Resistenzentwicklung und auch keine Zunahme von positiven Pilzkulturen feststellen können.

Trotz nachgewiesener Wirkung auf die Schilddrüsenhormonstoffwechsel sind eindeutig nachteilige Wirkungen zu Lasten der externen Jodbelastung bisher noch nicht bekannt geworden.

Literatur

1. Artz CP, Moncrief JA, Pruitt BA (1979) Burns a Team approach. Saunders, Philadelphia
2. Balogh D, Bauer M, Hackl M, Anderl H (1980) Iodine resorption and excretion in betaisodona (Betadine) treatment of extensive burns. Chir Plastica (Berl) 5: 127–134
3. Borrman JG, Carr S, Kemble JV (1981) A clinical evaluation of the air-fluidized bed in a general plastic surgery unit. Br J Plast Surg 34: 165–168
4. Butenandt I, Coerdt I (1979) Verbrennungen im Kindesalter. Enke, Stuttgart
5. Fourgerhouse D, Hargest TS (1979) A comparative survey of burn supports. 2nd Symposium on air fluidized bed, clinical medical research. Medical University of South Carolina, Charlston, USA
6. Habermann J, Pickardt CR, Scriba PC, Zellner P (1982) Veränderungen der Schilddrüsenfunktion bei Behandlung von Brandwunden mit Polyvinylpyrrolidon-Jod-Komplex. Unfallheilk 85: 253–256
7. Hauber DJ, Yanai E, Mahler D (1981) On the history of the treatment of burns. Burns 7: 6
8. Hohlfeld M, Butenandt I (1979) Gerbungsbehandlung von Verbrennungen im Kindesalter unter Verwendung von Polyvidon-Jod. MMW 121: 5
9. Jonsson C-E, Nylén B, Olander K (1980) Burns Unit in Stockholm: A report on patients treated 1971–1975 for acute burn injuries. Scand J Plast Reconstr Surg 14: 171–177
10. Keswani RK, Miglani OP, Sabherwai U, Scharma HK, Sharma RG, Singh G (1982) Infection in burn patients. Burns 8: 256–262
11. La Velle KJ, Kleit SA, Doedens DJ (1975) Iodine absorption in burn patients treated topically with povidone – iodine. Clin Pharmacol Ther 17: 355
12. Mac Millan Br (1980) Symposium on surgical infections. Infection following burn unjury. Surg Clin North 60: 1
13. Micheels J, Moray V, Castermans A (1979) A ten-year retrospective sutdy of sepsis in severely burned patients treated with or without silver sulfadiazine. Scand J Plast Reconstr Surg 13: 85–87
14. Müller FE (1979) Die Infektion der Brandwunde. Springer, Berlin Heidelberg New York (Hefte zur Unfallheilkunde)
15. Pegg Stuart P, Ramsay K, Meldrum L, Laundy M (1979) Clinical comparison of Maphenide and Silversulfadiazine. Scand J Plast Reconstr Surg 13: 95–101

Klinische Anwendung von PVP-Jod-Komplex in der Urologie (am Beispiel der TUR-P)

R. Hubmann und K. Hugo

Urologische Abteilung, Allgemeines Krankenhaus St. Georg, Lohmühlenstraße 5, D-2000 Hamburg 1

Die Urologie gehört bekanntlich zu den am stärksten hospitalismusgefährdeten medizinischen Fachdisziplinen [6, 10, 11]. Eine wesentliche Bakterienquelle im Sinne des Hospitalismus stellen, neben der Darmflora der Patienten, die in unseren Abteilungen anfallenden großen Harnvolumina mit ihren hohen Keimzahlen dar. Der Katheter, seine Applikation und Pflege im weitesten Sinne in Klinik und Praxis wird immer notwendig sein. Die Antibiotikaprophylaxe führt zur Resistenzentwicklung von Darm- und Urinkeimen, wiederum ein wesentlicher Faktor in der Hospitalismusentwicklung. Eine betonte Asepsis und v. a. Antisepsis ist daher sinnvoller als eine systemische Chemotherapie (Tabelle 1).

In den letzten Jahren wurde nach breit anwendbaren, effektiven und gut verträglichen, möglichst atoxischen Substanzen für die Antisepsis im Bereich der distalen Harnwege gesucht [1, 31, 32, 37, 57, 59]. Der PVP-Jod-Komplex hat sich als vielseitig anwendbar erwiesen. Freies Jod gehört neben Sauerstoff und Chlor zu den wirksamsten antiseptischen Substanzen. PVP-Jod zeigt ein breites Anwendungsspektrum, da es von der Haut- und Schleimhautdesinfektion bis zur Wund- und Verbrennungsbehandlung reicht.

Bei den folgenden Untersuchungen wurde die Verhinderung der Infektion von Blase und Prostatawunde sowie bei primär infizierten Patienten die Vermeidung der Bakterienausbreitung im Operations- und Stationsbereich angestrebt, bei gleichzeitiger Einsparung der antibiotischen Therapie und Prophylaxe. Die Bakterieneinschleppung durch pflegerische Maßnahmen der verschiedensten Personen und aus der patienteneigenen Darmflora sollte verhindert werden.

Die Verwendungsmöglichkeiten des PVP-Jod liegen sowohl im Stations- als auch im Operations- und Endoskopiebereich. In der Urologie sind vorwiegend Haut- und Schleimhautgrenzen zu desinfizieren. Es sollten daher gut schleimhautverträgliche Substanzen zur Anwendung kommen. Quecksilberhaltige Substanzen

Tabelle 1. Sinn der Anwendung von Antiseptika

1. Vermeidung von Neu- und Kreuzinfektionen
2. Vermeidung der Verbreitung von Hospitalkeimen und Resistenzfaktoren
3. Einsparung von Antibiotika
4. Erleichterung der Patientenpflege

PVP-Jod in der operativen Medizin
Herausgegeben von G. Hierholzer und G. Görtz

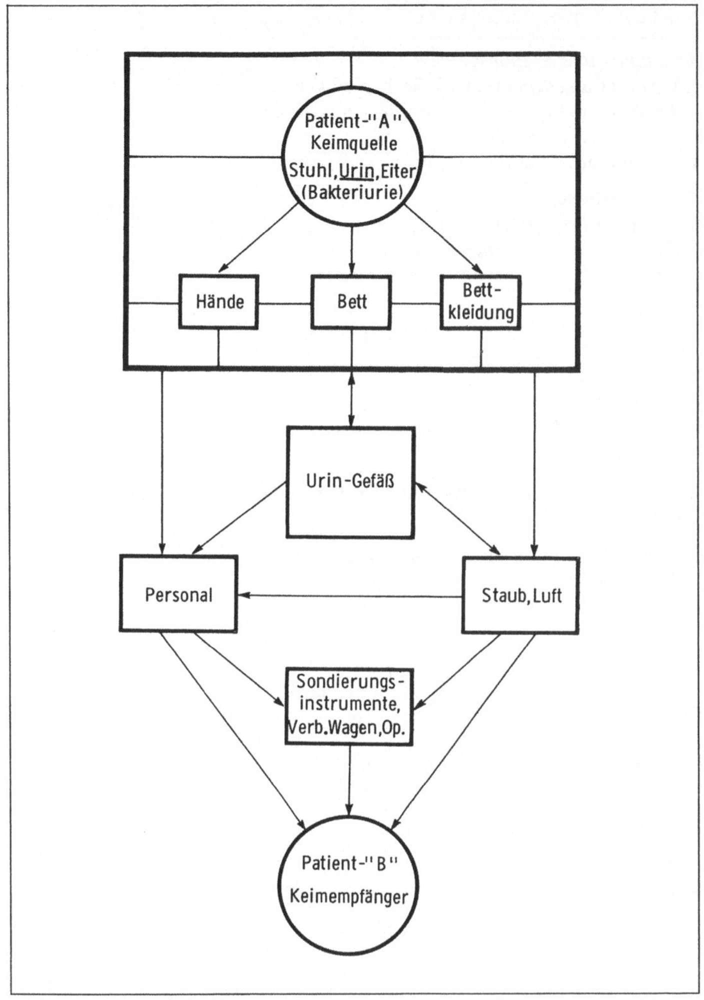

Abb. 1. Schema der Keimübertragung in der Urologie. (Nach [6])

sind aus toxikologischen Gründen im weitesten Sinne zu vermeiden, alkoholische Präparate nur begrenzt anwendbar [19].

Die größte Zahl der Neu- und Kreuzinfektionen entsteht auch in modernen urologischen Abteilungen im Stationsbereich. Von Brühl [6] wurden die Wege der Keimverbreitung in Abb. 1 dargestellt. In der Zeichnung fehlt die Sanitärzone, die die Ausbreitung der Bakterien und der Resistenzfaktoren forciert. Die Wege des Keimtransportes sind durch betonte Asepsis und v. a. Antisepsis zu bekämpfen. Durch antiseptische Maßnahmen läßt sich eine Selektion von resistenten Erregern in den Stationen und Fachpraxen verhindern. Nicht nur aus Sparsamkeitsgründen sollte der Antibiotikaverbrauch auf ein Minimum reduziert werden. Die antiseptischen Maßnahmen beziehen sich auf die in Tabelle 2 angegebenen Bereiche.

Tabelle 2. Anwendung von PVP-Jod in der Urologie

Ambulanz- und Stationsbereich
1. Vorbereitung von endoskopischen Eingriffen
2. Antibakterielle Blasenspülung zur Katheterpflege
3. Postoperative Harnableitung
4. Postoperative Patientenpflege

Operationsbereich
1. Präoperative antiseptische Blasenspülung
2. Desinfektion im Genitalbereich

Tabelle 3. Vorbereitung von Dauerkatheterträgern zu Eingriffen an Blase und Prostata

1. Blase mit antiseptischen Lösungen spülen, 100 ml der Lösung in der Blase belassen, Katheter entfernen
2. Genitale und Oberschenkel mit PVP-Jod-Seife reinigen
3. Kompressen mit PVP-Jod um das Glied bzw. in die Vulva legen

Tabelle 4. Bakteriologische Befunde von präoperativ gewonnenem Blaseninhalt bei primär infizierten Patienten nach präoperativer Instillation von 100 ml PVP-Jod (n = 45)

	praeop.	intraop.	postop.
steril	0	39	0
Keimzahl 10^5 10^6	0	6	0
Keimzahl 10^6	45	0	45

Vorbereitung für endoskopische Eingriffe

Für die Vorbereitung endoskopischer Eingriffe, insbesondere Operationen, hat sich ein Vorgehen bewährt, das in Tabelle 3 beschrieben wird. Diese Maßnahmen sollen die Verbreitung von Bakterien im Endoskopie- und Operationsbereich auf ein Minimum reduzieren. Die bei Operationsbeginn in der Blase enthaltene Spülflüssigkeit enthielt in der 1. Stunde nur selten vitale Erreger (Tabelle 4).

Antisepsis in der postoperativen Harnableitung nach Prostata- und Blasenoperationen

In der postoperativen Infektions- und Hospitalismusprophylaxe haben sich folgende Maßnahmen bewährt (Tabelle 5): Ein klassischer Dauerkatheter, unter aseptischen Kautelen in die Harnröhre eingelegt, läßt sich bei subtiler Pflege und Anwen-

Tabelle 5. Asepsis und Antisepsis bei der postoperativen Blasenableitung

1. Steriles Einlegen des Katheters (Desinfektion mit PVP und Instillagel für 5 min)
2. Intermittierender Katheterismus
3. Suprapubische Punktionsdrainage (Cystofix)
4. Dauerkatheter (2- oder 3läufig) Ch 18–22
   a) PVP-Jod-Salbenstreifen an der Harnröhrenmündung (Nebacetin, Furacin)
   b) Genitale und Oberschenkelinnenseite 2mal täglich mit PVP-Jod-Seife reinigen
   c) Katheter mit PVP-Jod-Salbe bestreichen
5. Abteilung im geschlossenen System
6. Dauerkatheter mit längerer Verweildauer intermittierend oder dauernd mit Antiseptika spülen

dung eines geschlossenen Ableitungssystems nur 2–3 Tage steril halten [2, 5, 6, 21, 29, 39, 60]. Unter Verwendung weiterer antibakterieller oder antiseptischer Maßnahmen läßt sich dieser Zeitraum verlängern. Eine intermittierende oder dauernde Spülung mit Antiseptika hat sich hierfür bewährt. Das Prinzip wurde vor 10–15 Jahren von Gillespie et al. [21] sowie Kunin [39] herausgestellt (Chlorhexidine bzw. Antibiotika) [14, 37, 57]. Eine Dauerspülung empfiehlt sich wegen der Blutungsmöglichkeit nach Prostataoperationen. Manuelle Blasenspülungen mit Eröffnung des Ableitungssystems können so vermieden werden. Die kritischen Punkte der Harnableitungssysteme, an denen die Keiminvasion erfolgen kann, sind bekanntlich die Harnröhrenschleimhaut, die Kopplung des Katheters mit dem Ablaufschlauch sowie das Rückschlagventil am Auffangbeutel. Der Zusatz von Antiseptika verhindert die Bakterienvermehrung im Auffangsystem [50].

Ein Salbenstreifen mit PVP-Jod-Salbe um den Katheter an der Harnröhrenmündung dient nicht nur als Hemmung der Bakterieninvasion, sondern soll auch die mechanische Schädigung der Harnröhrenschleimhaut durch angetrocknete Sekrete verhindern und damit der Ausbildung einer Meatusstenose oder Harnröhrenstriktur vorbeugen. Bereits bei der Applikation des Katheters kann PVP-Jod-Salbe oder -Gel auf den Katheter aufgebracht werden [24].

Die regelmäßige Reinigung von Genitale und Oberschenkelinnenseiten ist beim Dauerkatheterträger zu empfehlen, da diese Bereiche regelmäßig stark mit Bakterien kontaminiert sind [32].

Die manuelle Blasenspülung

Die manuellen Blasenspülungen mit einer Spritze sollen auf ein Minimum reduziert werden und nur mit antiseptischen Lösungen erfolgen [1, 16, 19]. Antibiotikainstallationen zur täglichen Pflege eines Dauerkatheters sind sinnlos. Als antiseptische Zusätze zu den Spüllösungen sind der PVP-Jod-Komplex, Etacridinsäurelactat (Rivanol) und Tosylchloramin (Clorina) zu empfehlen [57, 61, 63]. Rivanol hat sich beim Querschnittsgelähmten zur Blasenspülung nach intermittierendem Katheterismus besser bewährt als PVP-Jod-Lösungen oder Antibiotika [54]. Rivanol bleibt offensichtlich länger im Blasenlumen. Am Patientenbett oder auf dem Verbandswagen stehende angebrochene Spüllösungen entwickeln bei Zimmertemperatur innerhalb weniger Stunden hohe Keimzahlen und bedürfen daher antiseptischer Zusätze, wenn sie nicht sofort verbraucht werden (Tabelle 6).

Tabelle 6. Lösungen zur antiseptischen Blasenspülung

1. Tosylchloramin 1: 1000 (Clorina)
2. PVP-Jod-Komplex 1: 20 der Stammlösung (Dauerspülung 1: 40 bis 30000 Dalton)
3. Etacridinsäure 1: 1000 (Rivanol) in aqua destillata

Tabelle 7. Infektionsprophylaxe bei TUR-P (Mittleres Resektionsgewicht Gewebe Prostata 33 g)

Intermittierende Dauerspülung	Na Cl	PVP-Jod	Rivanol
Präoperativ steril	100%	100%	100%
Postoperativ steril	36%	80%	54%
Klebsiellen	5%	5%	4%
Fieber	11%	1,7%	(2%)
n	133	265	44
Infiziert			
Keimwechsel		25	(34%)
Fieber		1%	(1%)
n		105	23

Tabelle 8. Bakteriologische Befunde vor und nach transurethraler Entfernung der Prostata (1974). (Mittleres Resektionsgewicht 28 g, mittlere Katheterliegezeit 4, 5 Tage)

Halboffene Ableitung und Antibiotikaprophylaxe (n = 115)	Vor	Nach
Steril	60	2
E. coli	13	23
Proteus	7	23
Pseudomonas	13	20
Klebsiella	18	58
Enterokokken	13	9
Staphylokokken	3	1
Hefe	0	3
Mischinfektion	12	19
Fieber	0	13

Tabelle 9. Bakteriologische Befunde aus dem Auffangbeutel von primär infizierten Patienten – Dauerspülung randomisiert 1:50 und 1:30 PVP-Jod (n = 20)

Steril	Infiziert 1:30	Infiziert 1:50
16	1	3

Ergebnisse der Infektions- und Hospitalismusprophylaxe

Die Ergebnisse der prophylaktischen PVP-Jod-Spülung nach transurethralen Operationen der Prostata zeigt die Tabelle 7. Die Behandlung wurde mit Etacridinsäure begonnen. Seit 1979 erfolgten parallel laufende postoperative Dauerspülungen mit physiologischer Kochsalzlösung und mit PVP-Jod-Prophylaxe, durchgeführt unter klinischen Bedingungen einer Großstadtklinik ohne Möglichkeit einer speziellen Kontrolle der Katheterpflege. Unter postoperativer Dauerspülung mit physiologischer Kochsalzlösung wiesen nur 26% der Patienten bei der Entlassung einen sterilen Urin auf, im Vergleich zu 80% in der Gruppe, bei denen der Kochsalzlösung PVP-Jod hinzugesetzt wurde. Klebsiellaspezies fanden sich nur noch in 5% der postoperativen Kulturen, während 1974 unter Antibiotikatherapie noch etwa 50% postoperativ eine Klebsielleninfektion zeigten (Tabelle 8). Der Katheter wurde am 3. postoperativen Tag routinemäßig entfernt. Das mittlere Resektionsgewicht betrug 30 g, d. h., die Patienten hatten überwiegend eine große Wunde in der Prostatakapsel. Wir verzichten seit Jahren auf eine prä- und postoperative Antibiotikagabe auch bei primär infizierten Harnwegen. Postoperative Fieberschübe waren auffallend selten. Sie sind insbesondere nach postoperativer Katheterentfernung bekannt [51]. Die Infektionsraten anderer Autoren mit und ohne antibiotische Prophylaxe lagen zwischen 13 und 100%, im Mittel bei 60–70% (s. Bülow u. Frohmüller [7] und Lux u. Otto [42]).

Bakteriologische Untersuchungen aus dem Inhalt der Urinauffangbeutel bei 20 Patienten mit Harnwegsinfektionen ergaben bei der Anwendung einer Verdünnung des PVP-Jods von 1:30 und 1:50 keinen Unterschied hinsichtlich des Keimwachstums. Bei starker Eiweißbelastung konnte keine Bakterienfreiheit erzielt werden. Eine Behandlung bakterieller Infektionen mit PVP-Jod ist nicht möglich [47] (Tabelle 9). Bei Patienten mit primär infizierten distalen Harnwegen kam es nur in 25% der Fälle postoperativ zu einem Keimwechsel.

Toxikologische Probleme bei der Anwendung von PVP-Jod in der Blase

Die Polyvinylpyrrolidonelimination

Die Anwendung von Fremdsubstanzen am menschlichen Körper bringt die Möglichkeit von toxischen und allergischen Nebenwirkungen mit sich. Insbesondere bei intrakavitärer Anwendung von PVP-Jod-Komplex im Peritoneum, aber auch in der Blase und im Darmlumen, kann es zu einer Diffusion der Komponenten in den Kreislauf kommen. Von seiten der amerikanischen FDA wurde für diesen Anwendungsbereich nur PVP mit einer Molekülgröße unterhalb 35000 Dalton zugelassen [18]. Nur kleine Molekülketten können ohne weiteres durch die Niere ausgeschieden werden [25, 48]. Nachdem Inulin in den Harnwegen keiner wesentlichen Diffusion unterliegt, ist dieses auch für das größere PVP-Molekül nicht zu erwarten. Anders liegen die Verhältnisse nach Prostataoperationen, bei denen in der Wundfläche

Gefäße offen sein können. Bei den vorliegenden Versuchen wurden die Spülungen erst 24 h nach dem Eingriff begonnen. An der intakten Blase ist bei kurzzeitigen Spülungen z. B. zur Katheterpflege und beim Katheterwechsel, mit einer Diffusion der Substanzen in den Körper nicht zu rechnen.

Die Jodaufnahme in den Körper

Ein anderes Problem ist die Diffusion von Jod durch die Blasenschleimhaut. Nach Egger et al. [15] passieren ungefähr 4% der applizierten Dosis/h durch die Schleimhaut der Kaninchenblase bei Verwendung der 7,5%igen Stammlösung [15]. Die Diffusion verschiedener Moleküle durch das Uroepithel ist bekannt. Es erfolgt entsprechend dem Konzentrationsgefälle.

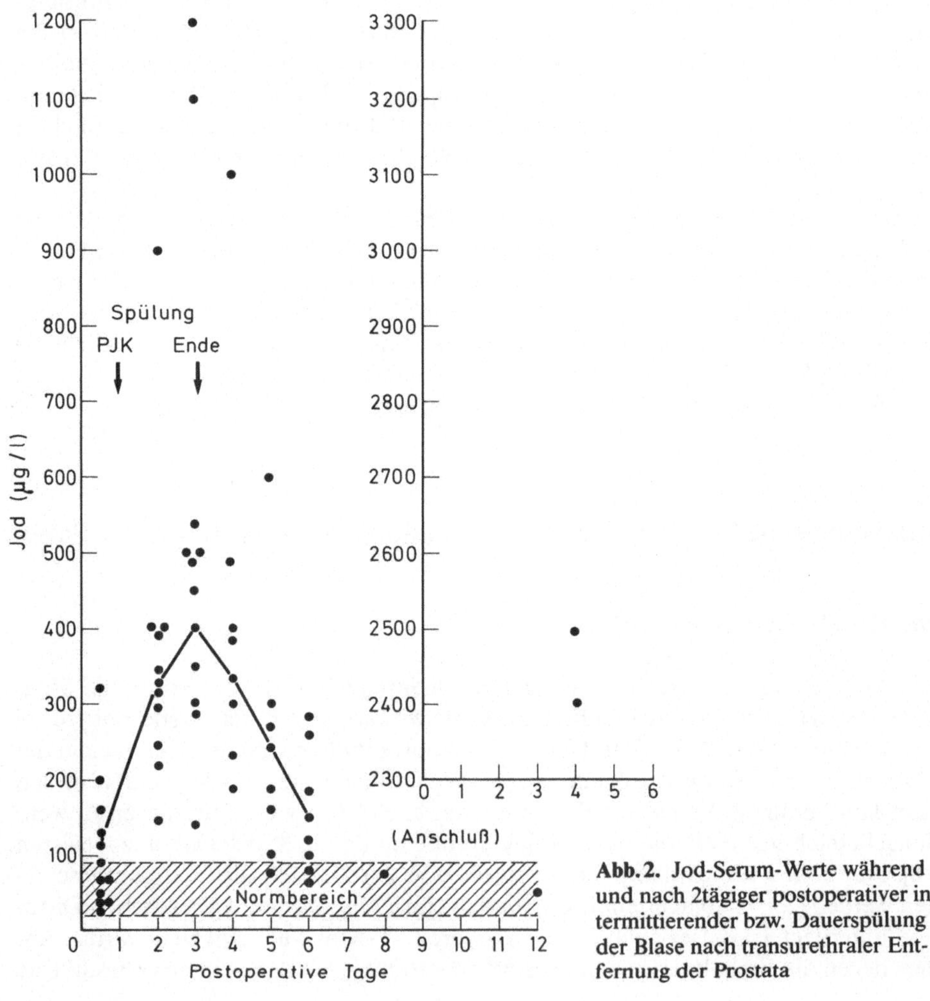

Abb. 2. Jod-Serum-Werte während und nach 2tägiger postoperativer intermittierender bzw. Dauerspülung der Blase nach transurethraler Entfernung der Prostata

Bei 50 Patienten wurde das Gesamtserumjod unter einer Dauerspülung mit 1:-40 bis 1:50 PVP-Jod-Verdünnung der 10%igen Stammlösung (6–9 l/Tag) bestimmt. Die Abb. 2 zeigt die Serumwerte während und nach 2tägiger postoperativer intermittierender bzw. Dauerspülung der Blase nach transurethraler Entfernung der Prostata. Die Serum-Jod-Konzentrationen blieben in einem Bereich, wie er auch nach Kontrastmittelgaben gesehen wird. Die Jodwerte kehren nach Beendigung der Dauerspülbehandlung in wenigen Tagen zu ihren Ausgangswerten zurück. Bestimmungen der T_3- und T_4-Werte nach entsprechenden Blasenspülungen ergaben nach Peters keinen späteren Anstieg [47].

Diskussion

Vor der Einführung der sog. geschlossenen Systeme der Harnableitung war eine Infektion der distalen Harnwege beim Dauerkatheterträger auch kurzfristig nicht zu vermeiden. In der Zeit vor der Einführung der Antibiotika wurden Prostataoperationen erst nach mehrwöchiger Harnableitung z. T. durch suprapubischen Katheter operiert. Die Zahl der uroseptischen postoperativen Komplikationen konnte nach entsprechender Antikörperbildung der Patienten auf ein Minimum reduziert werden. Seit einigen Jahren ist man nach Möglichkeit bestrebt, ohne vorherige Blaseninfektion zu operieren und die Harnwege steril zu halten. Bereits vor der Einführung geschlossener Harnableitungssysteme wurden Untersuchungen über den Effekt einer perioperativen Antibiotikaprophylaxe veröffentlicht (s. Bülow [7] [2, 3, 4, 7, 20]). Zwei Möglichkeiten bieten sich zur Verhinderung einer Infektion an: eine möglichst kurze Liegedauer des Katheters (unter 48 h) und eine Antibiotikaprophylaxe. Die Liegedauer des Katheters ist sehr wesentlich für das Auftreten einer Infektion, aber auch stark abhängig von der Operationstechnik und v. a. von der Menge des entfernten Prostatagewebes, d. h. der Größe der Operationswunde und der Blutungsgefahr [52]. Ein offenes oder halboffenes Ableitungssystem (täglich mehrfacher Wechsel von Einmalbeuteln) mit oder ohne Antibiotikatherapie ist stark hospitalismusfördernd, v. a. bei hoher Operationsfrequenz. Die Verkürzung der Liegedauer des Blasenkatheters ist nur bei kleinen Eingriffen sinnvoll. Eine Alternative ist die antiseptische Dauerspülung, in der vorliegenden Zusammenstellung am PVP dargestellt. Die postoperative Keimbesiedlung der Harnwege konnte bei 80% der Patienten verhindert werden, ebenso wurde ein Keimwechsel zu Hospitalismuskeimen bei primär infizierten Harnwegen begrenzt.

Die vorliegenden Untersuchungen wurden mit Etacridinsäurelactat (Rivanol) begonnen. Ihre Anwendung wurde wegen technischer Probleme aufgegeben. Auch muß die Substanz als mutagen angesehen werden. Bei einer 6jährigen Anwendung von PVP-Jod bei Operationen im Urogenitalbereich an über 5000 Patienten und bei chirurgischer Händedesinfektion konnte nur eine kutane Allergie beobachtet werden. Nach Verweilen von 100 ml 1:20 PVP-Jod-Verdünnung der 10%igen Stammlösung für 30–60 min in der Blase wurden bei 5 Patienten histologisch keine Schleimhautveränderungen gesehen (s. a. [41]). Bei einer Dauerspülung in Verdünnung von 1:40 der Stammlösung mußte die Prophylaxe in 1% der Fälle wegen Blasenbeschwerden bis zu Blasenkrämpfen aufgegeben werden.

Tabelle 10. Mögliche Nebenwirkungen der Antiseptika

PVP-Jod-Komplex
Auslösung eines dekompensierten Schilddrüsenadenoms
PVP-Speicherung im RES
PVP-Granulome
Blasenschleimhautirritation
Tosylchloramin
Methämoglobinbildung
Etacridinlactat
Mutagen
Ausfällung durch Chlorionen

Tabelle 11. Bakteriologische Befunde bei komplizierten Harnwegsinfektionen (in %)

	Je 1 Quartal 1975 (n 182)		1977 (n 201)	
	Aufnahme	Entlassung	Aufnahme	Entlassung
E. coli	22,5	18,7	27,4	28,1
Proteus	17,6	*12,6*	18,9	*21,4*
Klebsiellen	*16,5*	*45*	*12,4*	*19*
Pseudomonas	11,5	*17,5*	13,4	*9*
Enterokokken	7,7	3,8	2,5	2
Staphilokokken	2,2	1,1	0,5	1
Hefen	1,1	3,1	1	0,5
Serratia				1
Steril	32,4	*17*	31,8	20,4
Mischinfektionen	11,5	16,5	8	8,5

Das Problem der PVP-Retention im Körper ist durch die Möglichkeit der Verwendung von PVP mit kürzeren Kettenlängen gelöst. Bei jeder Jodapplikation stellt die Überleitung eines kompensierten Schilddrüsenadenoms mit Auslösung einer Hyperthyreose ein Problem dar, das zwar selten auftritt, aber möglich ist. Nach Empfehlung verschiedener Autoren sind Patienten mit Strumen und vorherigen Schilddrüsenerkrankungen von einer Jodapplikation auszuschließen [4, 26, 27, 35, 36, 53]. Die für die Haut- und Händedesinfektion beobachteten Wirkungslücken des PVP-Jod-Komplexes konnten in der vorliegenden Untersuchung nicht nachgewiesen werden. Allerdings waren bei dem oben beschriebenen Vorgehen von Anfang an längere Einwirkzeiten als 5 min vorgesehen. Ein vermehrter postoperativer Nachweis von Staphylokokken, Pseudomonas oder Hefen wurde nicht beobachtet [11, 23, 49, 62]. Narbige Granulombildungen im Bereich der Prostataloge und Umgebung wurden nicht gesehen [28, 33, 63] (Zimmermann, persönliche Mitteilung) (Tabelle 10). Im Vordergrund unserer Bemühungen standen hygienische und bakteriologische Gesichtspunkte. Die Zusammenstellung der Bakterienflora bei unseren stationären Patienten mit sekundären Harnwegsinfektionen zeigte bei einem Vergleich der Urinkulturen bei der Aufnahme und bei der Entlassung 1977 im Vergleich zu 1975 einen Rückgang der Klebsiellaspezies von über 60%. Wir halten insbesondere den PVP-Jod-Komplex für eine ausgezeichnete und vielseitig anwendbare Substanz zur Hospitalismusprophylaxe beim Dauerkatheterträger, besonders in der postoperativen Pflege (Tabelle 11).

Zusammenfassung

Mit den vorliegenden Untersuchungen sollte festgestellt werden, ob unter Verwendung einer geschlossenen Harnableitung mit Dauerspülung die postoperative Keimbesiedlung der Harnwege und die Verbreitung von Keimen durch Zusatz von Antiseptika weiter reduziert werden kann, und in welchem Umfang die Jodaufnahme bei Verwendung des PVP-Jod-Komplexes im Organismus stattfindet. Eine Beseitigung bestehender Infektionen wurde durch diese lokale Anwendung bei offenen Wunden nicht erwartet. Ein Keimwechsel bei primär infizierten Patienten konnte eingeschränkt werden. Im Vordergrund unserer Bemühungen standen hygienische und bakteriologische Gesichtspunkte. Die Zusammenstellung der Bakterienflora bei unseren stationären Patienten zeigt im Vergleich zu 1975 einen starken Rückgang der Klebsiellaspezies. Der Umfang der Jodaufnahme in den Kreislauf unter Dauerspülung wurde aufgezeigt.

Wir halten Polyvidon-Jod für eine vielseitig verwendbare Substanz zur Hospitalismusprophylaxe in der Urologie, insbesondere in der prä- und postoperativen Pflege.

Literatur

1. Böcker R, Fröhlich G (1974) Essigsäure-Dauerspülung der Harnblase bei chronisch hartnäckiger Zystitis. Verh Dtsch Ges Urol. Springer, Berlin Heidelberg New York, S 290–292
2. Brand HP, Bandhauer K (1978) Gezielte Antibiotika-Prophylaxe bei transurethralen Eingriffen an der Prostata. In: Porpaczy P (Hrsg) Aktuelle Fragen zur Behandlung bakterieller Infektionen des Harntraktes. Egermann, Wien, S 153–156
3. Bremer B, Madsen PO (1972) Route and prophylaxis of ascending bladder infection in male patients with indwelling catheters. J Urol 108: 719–722
4. Breuel HP, Breuel C, Emrich D, Fischer P, Gilak A, Winkler C (1979) Veränderungen der Schilddrüsenfunktion durch Röntgenkontrastmittel bei Schilddrüsengesunden. Med Klin 74: 1492–1496
5. Brühl P, Weißbach L (1973) Zur Blasenspülung nach transurethralen bzw. transvesikalen urochirurgischen Eingriffen. Urologe [Ausg] A 12: 25
6. Brühl P (1978) Asepsis und Antisepsis in der Urologie – Gedanken zur klinischen Hygiene. Hyg Med 3: 144–154
7. Bülow H, Frohmüller H (1977) Keimspektrum und Antibiogramm bei Harnwegsinfektionen nach transurethralen Prostataresektionen. Verh Dtsch Ges Urol. Springer, Berlin Heidelberg New York, S 284
8. Bultitude MI, Eykin S (1973) The relationship between the urethral flora and urinary infection in the catherised male. Br J Urol 45: 678–680
9. Daschner F (1978) Prioritäten der Infektionsverhütung im Krankenhaus. MMW 120: 1411
10. Daschner F (1981) Hospitalismusprophylaxe. Z Allg Med 57: 2193
11. Daschner F, Borneff J, Jackson G, Parker MT (1978) Detection, prevention and control of hospital acquired infection. Infection 6: 194–196
12. Dittel E (1980) Indikation und Kontraindikation bei PVP-Jod-Spülung bei offenen und transurethralen Eingriffen an der Prostata. In: Porpaczy P (Hrsg) Lokale Anwendung antimikrobieller Substanzen in Blase und Harnröhre. Egermann, Wien
13. Dittel E (1980) Special aspects of bladder irrigation. Presented at II. World Congres Antisepsis, New York

14. Drach GW, Lacy SS, Cox CE (1971) Prevention of catheter indured post prostatectomy infection. Effects of systemic cephaloridine and local irrigation with neomycin polymyxin through closed drainage catheter system. J Urol 105: 840–842
15. Egger G, Berg D, Schmahl W, Hertel E (1978) Absorption of Polyvinylpyrrolidone-^{125} I and its influence on the bladder mucosa. In: Siegenthaler W, Luethy R (eds) Current Chemother Proc 10th Intern Congr Chemother, Zürich 1977. Am Soc Microbiol 732–733
16. Eisen M, Jurcovic K, Pfeiffer E, Skoluda D, Busse K (1976) Die klinische Anwendung von Na OCl zur lokalen Behandlung und Prophylaxe von Harnwegsinfekten und Therapie von Schrumpfblasen. Urologe [Ausg A] 15: 39
17. Figdor PP (1980) Dauerspülbehandlung der Harnblase nach transvesikalen und transurethralen Eingriffen. In: Porpaczy P (Hrsg) Lokale Anwendung mikrobieller Substanzen in Blase und Harnröhre. Egermann, Wien, S 119
18. Food and Drug Administration (1978) Federal register, vol 43 Nr 4
19. Ganeval D, Lachand AT, Kleinknecht D, Jungers P (1973) Iatrogenic and pharmaceutic pathology in urology. I. Renal complications and renal failure due to drugs. Acute mercury poisoning after bladder lavage with mercury oxycyanide (3 cases). J Urol Nephrol 79/12: 541–457
20. Genster HG, Knuth OE, Madsen PO (1970) Harnwegsinfektion nach transurethraler Prostatektomie. Urologe [Ausg A] 9: 26–28
21. Gillespie WA, Lennon GG, Linton KB, Slade N (1964) Prevention of urinary infection in gynaecology. Br Med J 2: 423
22. Görtz G, Häring R (1979) Wirkung und Nebenwirkung von Polyvinylpyrrolidon-Jod (PVP-Jod). In: Fortschritte in der nichtantibiotischen, antimikrobiellen Prophylaxe und Therapie mit Polyvidon-Jod. Berlin 1979, S 11
23. Grün C (1982) Unzulängliche Keimabtötung durch wäßrige Jodophor-Präparate in Hinblick auf die chirurgische Händedesinfektion. Hyg Med 7: 167–169
24. Harrison LH (1980) Comparison of a microbicidel Povidone iodine gel and a placebo gel as catheter lubricants. J Urol 124: 347–349
25. Hecht G, Scholtan W (1959) Über die Ausscheidung von Polyvinylpyrrolidon durch die normale Niere. Z Ges Exp Med 130: 577–603
26. Herrmann J (1980) Gefahren des Jod-PVP bei ungeklärter Schilddrüsenfunktion. In: Porpaczy P (Hrsg) Lokale Anwendung antimikrobieller Substanzen in Blase und Harnröhre. Egermann, Wien, S 151
27. Herrmann J, Krüskemper HL (1978) Gefährdung von Patienten mit latenter und manifester Hyperthyreose durch jodhaltige Röntgenkontrastmittel und Medikamente. Dtsch Med Wochenschr 103: 1434–1443
28. Hölscher AH, Altmannberger M (1982) Pseudotumor durch Injektionen von Procain Polyvinylpyrrolidon. Dtsch Med Wochenschr 107: 51–54
29. Hofstetter A, Strobel A, Böwering R (1978) Ist eine Chemoprophylaxe zur Verbindung einer Harnwegsinfektion nach transurethraler Resektion von Prostataadenomen und Dauerkatheterbehandlung sinnvoll? In: Porpaczy P (Hrsg) Lokale Anwendung antimikrobieller Substanzen in Blase und Harnröhre. Egermann, Wien, S 157–161
30. Hohlfeldt M, Butenandt I (1979) Gerbungsbehandlung von Verbrennungen im Kindesalter unter Verwendung von PVP-Jod. MMW 181–184
31. Hubmann R (1978) Die postoperative Dauerspülung mit antiseptischen Substanzen nach Operationen an der Prostata. In: Porpaczy P (Hrsg) Aktuelle Fragen zur Behandlung bakterieller Infektionen des Harntraktes. Egermann, Wien, S 173–176
32. Hubmann R, Matz K (1977) Hospitalismusprophylaxe in der Urologie. Urologe [Ausg B] 17: 223–230
33. Hüsselmann H (1952) Speicherungserscheinungen beim Menschen nach Periston. Klin Wochenschr 30: 801–808
34. Irvin R, Knig MDAW, Diddle MD (1970) Protein-bound iodine and T_4 tests after vaginal application of povidone-iodine. Am J Obstet Gynecol 1175–1177
35. Joseph K, Mahlstedt J (1980) Potentielle Hyperthyreosen: Früherkennung durch Nachweis autonomen Schilddrüsengewebes (AFTT) im Strumaendemiegebiet. Therapiewoche 30: 6315–6326
36. Knolle P, Schwartzmann G (1980) Polyvidon-Jod zur antimikrobiellen Lokaltherapie und Prophylaxe. Hyg Med 3: 211–215

37. Kollwitz AA, Henze B, Watermann J (1973) Beitrag zur Wirksamkeit von Spül- und Instillationsmitteln in der Urologie. Verh Dtsch Ges Urol. Springer, Berlin Heidelberg New York, S 188
38. Krüskemper HL (1972) Unerklärte Erhöhung des proteingebundenen Jods. Dtsch Med Wochenschr 97: 959–960
39. Kunin CM (1972) Detection, prevention and management of urinary tract infections. Lea & Febiger, Philadelphia
40. Ledermann M, Willenegger H (1971) Longsterm irrigation with drainage of the bladder after transvesical prostatectomy. Helv Chir Acta 38: 294–298
41. Leroyer G, Hutinel P, Cibert J (1977) Utilisation de la polyvinylpyrrolidon iodée en lavage vésicalcontinu aprés prostatectomie. Lyon Med 238: 271–275
42. Lux B, Otto G (1978) Katheterbehandlung und Infektprophylaxe nach transurethralen Eingriffen. Therapiewoche 28: 1999–2002
43. Mahlstedt J, Joseph K (1980) Hyperthyreose nach jodhaltigen Röntgenkontrastmitteln: Kontrollieren verhüten? Dtsch Med Wochenschr 105: 203–205
44. Ott R, Niederhausen W von (1978) Operationen an der Prostata ohne prophylaktische antibakterielle Therapie. In: Porpaczy P (Hrsg) Aktuelle Fragen zur Behandlung bakterieller Infektionen des Harntraktes. Egermann, Wien, S 149–152
45. Peters HJ (1978) Antibiotikatherapie in der Prostatachirurgie. In: Porpaczy P (Hrsg) Aktuelle Fragen zur Behandlung bakterieller Infektionen des Harntraktes. Egermann, Wien, S 135–142
46. Peters HJ (1980) Perfusion der Blase mit PVP-Jod-Lösung nach TUR-P. In: Porpaczy P (Hrsg) Lokale Anwendung antimikrobieller Substanzen in Blase und Harnröhre. Egermann, Wien, S 127–131
47. Peters HJ (1981) Möglichkeiten der lokalen antiseptischen Therapie mit Polyvinylpyrrolidon-Jodkomplex in der Urologie. Therapiewoche 31: 1375–1378
48. Ravin HA, Seligman AM, Fine J (1952) Polyvinylpyrrolidone as a plasma expander. N Engl J Med 247: 921–929
49. Rotter M, Koller W, Wewalka G (1980) Über die Wirksamkeit von PVP-Jod-haltigen Präparaten bei der Händedesinfektion. Hyg Med 5: 553–556
50. Schaeffer AJ (1980) Wasserstoffperoxid hält Urinbeutel keimfrei. Appl Environ Microbiol 40: 337–33
51. Schalkhäuser AJ (1981) Cefoperazen als perioperative Prophylaxe. Krankenhausarzt 54: 952–957
52. Schmidbauer CP, Porpaczy P (1980) Einfluß der postoperativen Spülbehandlung mit PVP-Jod-Lösung nach Adenektomie und transurethraler Resektion der Prostata. In: Porpaczy P (Hrsg) Lokale Anwendung antimikrobieller Substanzen in Blase und Harnröhre. Egermann, Wien, S 163–168
53. Steidle B, Grehn S, Seif FJ (1979) Jodinduzierte Hyperthyreose durch Kontrastmittel. Dtsch Med Wochenschr 104: 1435–1438
54. Stöhrer M, Mandalka B, Schöffner W (1981) Die Infektion der Harnwege beim Querschnittsgelähmten. Urologe [Ausg A] 20: 74–77
55. Thornton GF, Lytton B, Andriole KT (1966) Bacteruria during indwelling catheter drainage. Effect of constant bladder rinse. J Am Med Assoc 195: 179–183
56. Truss F, Hildebrand FD (1974) Modellversuche zur lokalen Beeinflußbarkeit von Problemkeimen des Harntraktes. Verh Dtsch Ges Urol. Springer, Berlin Heidelberg New York, S 292
57. Truss F, Hildebrand FD, Hoffmann H, Zimmermann A (1974) Blasenmodellversuche zur lokalen Beeinflußbarkeit von Coliinfektionen durch Harnantiseptika. Urologe Ausg A 13: 37
58. Wade A, Martindale (1977) The extra Pharmacopoeia. Pharmaceutical Press, London
59. Walter E, Stamm MD (1975) Guidelines for prevention of catheterassociated urinary tract infections. Ann Intern Med 3: 386–390
60. Weißbach L, Rinsche K, Ritzerfeld W (1972) Die Harnwegsinfektion nach Prostatektomie. Verlauf und Beeinflußbarkeit. Urologe [Ausg A] 11: 14–18
61. Werboff H (1926) Zur Behandlung der Blasentuberkulose. Rivanol bei Harnleiden. Z Urol 20: 10
62. Werner HP (1982) Jodophore zur Desinfektion. Hyg Med 7: 205–212
63. Wildbolz H (1934) Lehrbuch der urologischen und der chirurgischen Krankheiten der männlichen Geschlechtsorgane. Springer, Berlin

Anwendungsbereiche von PVP-Jod in Gynäkologie und Geburtshilfe

K. A. Walz

Frauenklinik, Universitätsklinikum GH Essen (Direktor: Prof. Dr. med. H. Ludwig); Hufelandstraße 55, D-4300 Essen

Die Anwendungsgebiete von Polyvinylpyrrolidonjod (PVP-Jod) als unverdünnte oder verdünnte Lösung, als Salbe bzw. Gel, Wundvlies oder Vaginaltabletten sind in der Gynäkologie und Geburtshilfe umfangreich und lassen sich nur gleichsam kursorisch in einer Übersicht darstellen, die keinesfalls Anspruch auf Vollständigkeit erheben kann. Besonders hervorgehoben seien eingangs Behandlungsverfahren mit so speziellem Zuschnitt auf das PVP-Jod wie das Behandlungsschema nach Laserkoagulation der Vulva von Baggish u. Dorsey [2] oder die Infektionsprophylaxe bei vorzeitigem Blasensprung nach Saling [24, 25].

Behandlungsschema nach CO_2-Lasertherapie der Vulva nach Baggish u. Dorsey [2]:

- 4mal täglich Meerwassersitzbäder
- Vulvaspülung mit PVP-Jod-Lösung, verdünnt 1:4
- Föntrocknung nach jedem Bad bzw. jeder Spülung.

Im Hinblick auf den Umfang der Anwendungsbereiche drängt sich die Frage auf, ob zum einen die Substanz so wirksam ist [19], daß diese Verbreitung gerechtfertigt ist. Benötigt man diese Präparate tatsächlich überall, wo man sie großzügig anwendet? Zum anderen erhebt sich spätestens seit 1978, dem Zeitpunkt der Publikation von Chabarolle u. Rossier [6], erneut [1] die Frage, ob die Anwendung des PVP-Jods in dem genannten Umfang auch so unbedenklich ist. Dies gilt besonders für den geburtshilflichen Bereich. Vor der Diskussion dieser Fragen wird zunächst ein Überblick über die gynäkologischen und geburtshilflichen Anwendungsbereiche von PVP-Jod gegeben.

Gynäkologische Anwendungsbereiche von PVP-Jod

Die Fortschritte in der spezifischen Therapie an sich harmloser genitaler Infektionen (Abb. 1), die aber zu Entzündungen an Vulva, Vagina und Zervix führen, sind zwar eindrucksvoll, genügen jedoch nicht allen Erwartungen [23]. Die meisten der gebräuchlichen „Schmalband"-Therapeutika sind zur Bekämpfung einzelner spezieller Vaginalinfektionen geeignet, lassen aber unerkannte Krankheitserreger und durch sie zusätzlich bedingte Begleiterscheinungen unbehelligt, die ihrerseits den Boden für eine Neuinfektion bereiten. Die ergänzende bzw. nachfolgende Breit-

PVP-Jod in der operativen Medizin
Herausgegeben von G. Hierholzer und G. Görtz

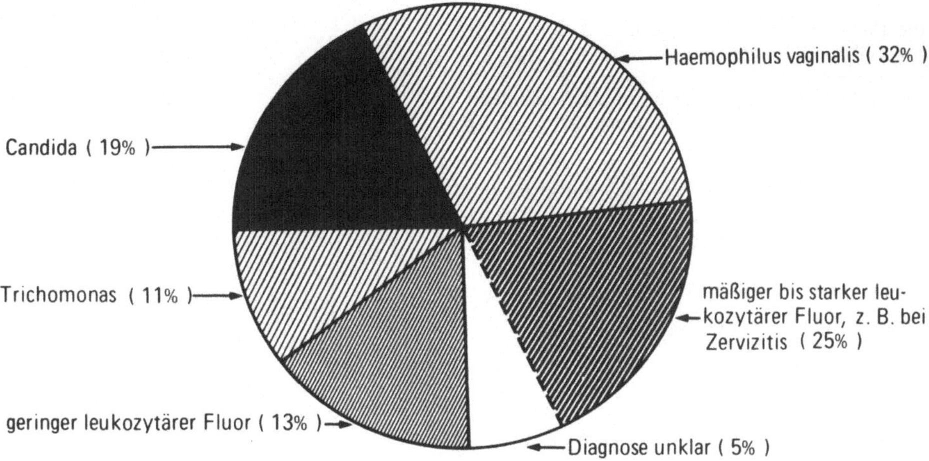

Abb. 1. Erregerhäufigkeit bzw. Fluorbefunde bei 10000 nichtausgewählten Patientinnen. (Nach Fleury [9])

bandtherapie mit dem PVP-Jod als Vaginaltabletten oder Vaginalgel hat sich hier als wirksam erwiesen; neben Candida albicans und Trichomonaden werden die Bakterienarten, die am häufigsten in der Vagina pathogen sind – darunter besonders auch Haemophilus vaginalis –, und bestimmte Viren erfaßt [9]. Die Breitbandwirksamkeit wurde in Doppelblindstudien von Roland [23] überprüft. Über den therapeutischen Effekt bei Herpes-genitalis-Infektionen berichten Friedrich u. Masukawa [10].

PVP-Jod-Anwendungsbereiche in der konservativen Gynäkologie:

- Entzündliche Erkrankungen an Vulva, Vagina und Zervix, verursacht durch bakterielle, Candida-, Trichomonas- und Virusinfektion.

Auch im kindergynäkologischen Bereich findet man bei den vielfältigen Vaginalinfektionen ein Behandlungsfeld, dem PVP-Jod-Vaginalgel und -tabletten günstig entsprechen [4]; eine angepaßtere Form von Vaginal-Styli wäre wünschenswert.

Die Leistungsfähigkeit der PVP-Jod-Prophylaxe im gynäkologisch-operativen Bereich (Tabelle 1), und zwar vergleichbar einer Antibiotikaprophylaxe, wird von Gerstner et al. [11] sowie Blackmore et al. [3] in Frage gestellt. Zur Frage der bakteriellen Besiedelung eines vaginalen Operationsgebietes als Ausgangspunkt nachfolgender klinisch-manifester Infektionen [21], einem ätiologischen Gesichtspunkt, der besonders auf Studien von Kaya und Ledger zurückgeht (zitiert nach [11, 12]), findet man in der Literatur widersprüchliche Aussagen: Einerseits existieren Studien, die für jeweils prophylaktisch und perioperativ angewandte Antibiotika den Nachweis erbringen, wie damit die postoperative Morbidität zuverlässig gesenkt werden kann [18]. Andererseits wird der Schwerpunkt in der sog. lokalen Desinfektionsprophylaxe gesehen. So beschreiben Payne [21] sowie Rha u. Nam [22] einen beträchtlichen Rückgang der postoperativen febrilen Morbidität nach Hysterektomie, infolge oder einhergehend mit einer signifikanten Senkung der bakteriellen Besiedelung der vaginalen Abschlußwunde durch eine konsequente PVP-Jod-anti-

Tabelle 1. Prä- und postoperative Infektionsprophylaxe durch lokale Antisepsis mit PVP-Jod

Behandlung der Vagina vor und nach vaginalen Kleineingriffen, vor und nach Hysterektomie, vor IUD-Einlage bzw. -Wechsel
Behandlung der Scheidenabschlußwunde nach Hysterektomie
Pflege von geburtshilflichen Wunden
Wundpflege nach Vulvektomie
Behandlung nach Lasertherapie

Tabelle 2. Behandlung infizierter Wundgebiete mit PVP-Jod

Radiogene und karzinomatöse Ulzera
Sekundär heilende Operationswunden
Abszeßeröffnungs- und Marsupialisationswunden
Drainierte Abszeßhöhlen (Douglas-Abszeß, abszedierende Mastitis)
Reinigung von Fisteln

septische Prophylaxe. Ebenso werten manche Autoren [17] die Wundpflege von großflächigen Wunden, z. B. nach radikaler Vulvektomie oder auch nach großen Lappenplastiken, mit PVP-Jod-Salbe als Maßnahme zur Vermeidung von Wundinfektionen und somit zur Förderung der Wundheilung.

Aus dieser Diskussion kann für die Praxis die Konsequenz eines – und zwar nicht im negativen Sinn – gewissen Nihilismus entstehen. Dieser äußert sich darin, übertriebenen Hoffnungen auf den Effekt lokaler antiseptischer Maßnahmen einen Sinn abzusprechen. Ebenso skeptisch wird man dann aber auch den vielfältigen „Angeboten" von Antibiotikaprophylaxe gegenüberstehen, zumal das Problem von Infektionen durch resistente Keime eine stete Steigerung erfährt [12].

Mit Grosspietsch et al. [12] nehmen auch wir eine vermittelnde Stellung ein, welche die Antibiotikagabe auf Operationen mit prä- und intraoperativ überaus hohem Infektionsrisiko bzw. auf besondere Riskiopatientinnen beschränkt, im übrigen eine sorgfältige antiseptische Vorbereitung und Nachbehandlung des vaginalen Wundgebietes als Voraussetzung erachtet. Vorrangig bleibt, die allgemeinchirurgischen Prinzipien einer sorgfältigen und sauberen Operationstechnik ganz in den Vordergrund zu stellen, für einen selbstdrainierenden Wundverschluß, wo immer nötig, zu sorgen, und sowohl sich selbst als auch das mit dem operativen Bereich in Verbindung stehende Personal in hygienischer Hinsicht zu äußerster Disziplin anzuhalten.

Aus dem septischen Bereich der operativen Gynäkologie (Tabelle 2) sind die PVP-Jod-Präparate nicht mehr wegzudenken. Als besondere Gesichtspunkte seien

Tabelle 3. Spezifisch-geburtshilfliche Anwendung von PVP-Jod

Generelle antepartale Scheiden-„Desinfektion“
Scheidenvorbehandlung vor terminiertem Kaiserschnitt
Behandlung des vorzeitigen Blasensprungs

eine beschleunigte Abstoßung von Nekrosen, die rasche Verminderung der Sekretmenge und damit eine deutliche Herabsetzung der subjektiven, v.a. auch der Geruchsbelästigung der Patientin genannt.

Geburtshilfliche Anwendungsbereiche von PVP-Jod

Die aszendierende Infektion beschäftigt wegen der hohen Gefahr für Mutter und Kind seit vielen Generationen die Geburtshilfe [7, 25]. Die Einführung der geburtshilflichen Intensivüberwachung mittels direkter Ableitung der fetalen Herzaktion und Entnahme von Mikroblutgasanalysen von der Kopfhaut des Kindes hat zu einer Erhöhung dieser Gefährdung geführt [20].

Innerhalb der Anwendungsgebiete von PVP-Jod in der Geburtshilfe (Tabelle 3) ist die Behandlung des vorzeitigen Blasensprungs, dazu noch in der hinsichtlich der Lungenreife kritischen Prämaturitätsperiode der Gravidität, also vor der 35. Schwangerschaftswoche, von besonderem klinischen Interesse [25]. Verhältnismäßig häufig findet man das Regime vor, wenigstens 48 h abzuwarten, um eine die Lungenreife fördernde Therapie noch durchführen zu können. Bereits in diesem Zeitintervall steigt die Gefahr der aszendierenden Infektion jedoch an. Eine Antibiotikatherapie über eine u. U. lange Periode, sogar über Wochen, ist unter der Resistenzzunahme der Erreger abzulehnen [25]. Saling [24] entwickelte das Verfahren der Infektionsprophylaxe durch laufende Benetzung der Vagina mit einer 5%igen PVP-Jod-Lösung. Ein dünner PVC-Katheter wird mit einem inerten, nicht resorbierbaren Faden an der vorderen Muttermundlippe durch Naht befestigt. Anschließend wird ununterbrochen die 5%ige PVP-Jod-Lösung durch eine Infusionspumpe mit 20 ml/h eingebracht. Die Infektionsprophylaxe muß innerhalb von 4 h nach dem Blasensprung einsetzen. Die ersten Ergebnisse weckten die Hoffnung, daß mit dem Verfahren in Form einer prä- und subpartalen Infektionsprophylaxe, also auch in der Indikation auf jeden, zumindest den protrahierten Geburtsverlauf übertragbar, eine deutliche Verminderung auch jedes Infektionsrisikos zu erzielen sei. Es hat sich jedoch gezeigt, daß mit solchen antiseptischen Maßnahmen bei weitem noch nicht genügend die geburtshilflichen Infektionsprobleme gelöst sind [7]. Neeb et al. [20] berichten 1980 nochmals über Erfahrungen mit der PVP-Jod-Applikation zur Prophylaxe gegenüber einer amnialen Infektion bei vorzeitigem Blasensprung und zu einer gleichzeitigen Verhinderung von Kopfhautinfektionen des Kindes bis hin zur Neugeborenensepsis über den Weg der Kopfelektrode oder kleiner Läsionen, die bei wiederholtem Anlegen der Kopfelektrode oder bei der Entnahme von Blut zur Mikroblutgasanalyse gesetzt wurden. In breiterem Umfang hat sich das Verfahren aber nicht durchgesetzt; auch wird seine Wirksamkeit grundsätzlich angezweifelt [8, 19]. Dies gipfelt in der erneut und grundsätzlich aufgeworfenen Frage [15], ob der Zusatz von Desinfektionsmitteln bzw. Antiseptika zu der im geburtshilflichen Bereich angewandten Spülflüssigkeit überhaupt wirksam und erforderlich ist, oder ob allein häufiges Abspülen, z. B. der Dammgegend, als solches ausreicht.

Wirksamkeit und Nebenwirkungen der PVP-Jod-Antisepsis

Zu den eingangs erhobenen Forderungen bzw. gestellten Fragen nach Wirksamkeit und möglichen Nebenwirkungen der PVP-Jod-Antisepsis [14] verfügen wir über keine eigenen Untersuchungen. Wir stützen uns auf die spezielle Literatur aus dem gynäkologisch-geburtshilflichen Bereich [5, 11, 12, 13, 19], innerhalb dessen das Präparat sehr rasch eine große Bedeutung gewann.

Anstelle der alkoholischen Präparate zur Desinfektion bietet das alkoholfreie PVP-Jod den Vorteil, daß es die Haut des äußeren Genitales sowie die angrenzenden Schleimhäute wie auch die Scheidenhaut so gut wie nicht schmerzhaft reizt [5]. Die unspezifisch-antiseptische Wirkungsweise des PVP-Jods führt allerdings zu einem schnellen Verbrauch und einer frühzeitigen Inaktivierung auf der Gewebeoberfläche. Daraus läßt sich der kurzdauernde Effekt bei der Verwendung als Haut-, Schleimhaut- und Wundantiseptikum erklären, somit auch die rasche Regeneration der physiologischen Vaginalflora [13]. Dies hat zur Folge, daß beispielsweise zu einer wirksamen präoperativen Scheidenvorbehandlung [12] lange und wiederholte Vorbehandlungszeiten erforderlich werden können; empfohlen wird eine Dauer von 12 h bis zu 3 Tagen [22].

Aus solchen längerfristigen Einwirkungszeiten erklären sich ungünstige Faktoren der PVP-Jod-Antisepsis (Tabelle 4), noch mehr die Frage nach potentiellen Gefahren, welche aus der quantitativ unterschiedlichen Jodexposition entstehen können [1]. Aus dem gynäkologischen Arbeitsgebiet beschreiben King u. Diddle [16], sie seien gleichsam zufällig auf die signifikante PBI- und T4-Alteration nach der Vorbereitung einer Abortuskürettage mit PVP-Jod-Lösung aufmerksam geworden. Es liegt auf der Hand, daß gerade die vaginale Oberfläche, noch vergrößert durch ihre vielfältige Rugierung, eine beträchtliche Absorption zuläßt [1, 16]. In weiteren Untersuchungen [8, 16, 20] folgten Jodid-, T3-, T4- und TSH-Bestimmungen aus fetalem Blut wie auch aus dem Fruchtwasser mit dem Ergebnis, daß es sich im

Tabelle 4. Ungünstige Faktoren der PVP-Jod-Anwendung in Geburtshilfe und Gynäkologie

Dosierungsprobleme zur zuverlässigen Antisepsis
Passagere T3-, T4- und TSH-Erhöhung
Folgen der Jodexposition (jodinduzierte Hyper- bzw. Hypothyreose)

wesentlichen jedoch um eine passagere Erhöhung dieser Werte, z. B. TSH-Erhöhungen beim Feten [20], handelt. Als Resorptionsweg gilt die maternale Scheidenhaut, ebenso kommt jedoch auch die fetale Kopfhaut in Betracht. Eine besondere Empfindlichkeit muß für Frühgeborene angenommen werden, bei denen eine noch nicht ausgereifte Schilddrüse vorliegt [6].

Von gynäkologisch-geburtshilflicher Seite möchten wir keinesfalls auf die zweifellos vorhandenen Vorteile der PVP-Jod-Antisepsis verzichten müssen, zumal brauchbare Alternativen kaum vorhanden sind. Man wird allerdings einer kritiklosen Verwendung der PVP-Jod-Präparate zu Recht entgegentreten [14] und einer beliebigen Ausweitung der Indikationen zur oberflächen- und tiefenantiseptischen Behandlung von Gewebe mit dem PVP-Jod mit Zurückhaltung begegnen.

Zusammenfassung

Anhand der eigenen Literatur aus dem gynäkologisch-geburtshilflichen Fachgebiet wird eine Übersicht über die Anwendungsbereiche der PVP-Jod-Antisepsis in diesem Fachgebiet gegeben. Besonders berücksichtigt sind die hier in Betracht kommenden Applikationsformen sowie die Stellung des PVP-Jods in Ergänzung und als Alternative der sog. Antibiotikaprophylaxe.

Indikationen und Kontraindikationen werden auseinandergesetzt. Auf die zweifellos vorhandenen Vorteile der PVP-Jod-Antisepsis möchte man auf keinen Fall verzichten müssen, zumal es sich bei den bekannt gewordenen Nebenwirkungen fast durchwegs um passagere Veränderungen handelt. Man wird allerdings einer kritiklosen Verwendung des PVP-Jods entgegentreten und einer beliebigen Ausweitung der Indikationen mit Zurückhaltung begegnen.

Literatur

1. Alden ER, Caporossi PV, Latham GC, Scherz RG (1970) Effect of prenatal Povidone-Iodine perineal antisepsis on serum protein-bound iodine. Obstet Gynecol 35: 253–254
2. Baggish MS, Dorsey JH (1981) Co_2-Laser for the treatment of vulva carcinoma in situ. Obstet. Gynecol 57: 371–375
3. Blackmore MA, Turner GM, Adams MR, Speller DCE (1981) The effect of preoperative Povidone-Iodine vaginal pessaries on vault infections after hysterectomy. Br J Obstet Gynaecol 88: 308–313
4. Boschitsch E, Gerstner E, Grünberger W (1982) Die Vulvovaginitis im Kindesalter. Fortschr Med 100: 1701–1708
5. Botzenhart K. Spengler E, Schneider J (1975) Untersuchungen zur präoperativen Hautdesinfektion mit einem Jodophor. Fortschr Med 93: 345–348
6. Chabarolle JP, Rossier A (1978) Goitre and hypothyreoidism in the newborn after cutaneous absorption of iodine. Arch Dis Child 53: 495–498
7. Creatsas G, Pavlatos M, Lolis D, Avantinos D, Kaskarelis D (1981) Bacterial contamination of the cervix and premature rupture of membranes. Am J Obstet Gynecol 139: 522–525
8. Etling N, Gehin-Fouque F, Vielh JP, Gautray JP (1979) The Iodine-content of amniotic fluid and placental transfer of iodinated drugs. Obstet Gynecol 53: 375–380

9. Fleury FJ (1980) Ausfluß und Infektionen der Vagina. Extract Gynaecol 4: 261–281
10. Friedrich EG, Masukawa T (1975) Effect of Povidone-Iodine on Herpes genitalis. Obstet Gynecol 45: 337–339
11. Gerstner GJ, Kofler E, Rotter M (1982) Zerviko-Vaginalflora von Patientinnen vor und nach vaginaler Hysterektomie. Eine prospektive Studie. Geburtshilfe Frauenheilkd 42: 680–684
12. Grosspietsch F, Hoffmann W, Lerche R, Kuhn W (1978) Antibiotikaprophylaxe bei gynäkologischen und geburtshilflichen Operationen. Gynaekol Prax 2: 87–96
13. Hauser GA (1975) Neues, die Döderlein-Flora schonendes Vaginaldesinfiziens zur Therapie unspezifischer Vaginitiden. Schweiz Rundschr Med 64: 1289–1291
14. Herrmann J (1982) Gefahren von Povidon-Jod (Jod-PVP) bei Schilddrüsenkranken und Neugeborenen. Dtsch Aerztebl 79: 47–48
15. Käser O, Hohl M (1981) Verlauf und Leitung der Geburt. Die letzten Schwangerschaftswochen und der Geburtsbeginn. In: Käser O, Friedberg V, Ober KG, Thomsen K, Zander J (Hrsg) Gynäkologie und Geburtshilfe, Bd II, Teil 2. Thieme, Stuttgart New York S 12.6
16. King JR, Diddle AW (1970) Protein-bound iodine and T4-tests after vaginal application of Povidone-Iodine. Am J Obstet Gynecol 108: 1175–1177
17. Knapstein P, Friedberg V (1981) Plastische Eingriffe an Vulva und Vagina. Gynaekologe 14: 42–48
18. Mickal A (1980) Cefoxitin Sodium: Double-blind vaginal hysterectomy. Prophylaxis in premenopausal women. Obstet Gynecol 56: 222–225
19. Monif GRG (1981) Mechanismus der mikrobiziden Wirksamkeit von Povidon-Jod. Kongreßbericht 2. Weltkongreß über Antisepsis, 12.–14.6. 1980 New York. Extract Gynaecol 5: 415–417
20. Neeb U, Caesar J, Krause E (1979) Passagere TSH-Erhöhung des Neugeborenen nach vaginaler Polyvinylpyrrolidon-Jod-Applikation sub partu. Geburtshilfe Frauenheilkd 39: 973–974
21. Payne DJH (1981) Mikroorganismen in der Vagina und postoperative Komplikationen in der Gynäkologie. Kongreßbericht 2. Weltkongreß über Antisepsis, 12.–14.6. 1980 New York. Extract Gynaecol 5: 415–417
22. Rha KY, Nam JH (1981) Postoperative febrile Morbidität bei Patientinnen nach abdominaler Hysterektomie. Kongreßbericht 2. Weltkongreß über Antisepsis, 12.–14.6. 1980 New York. Extract Gynaecol 5: 415–417
23. Roland M (1978) Vaginal-Infektion während der Schwangerschaft: Eine vorbereitende vergleichende Untersuchung der Anticandidal-Therapie bei nichtschwangeren Patientinnen. Extract Gynaecol 2: 89–96
24. Saling E (1977) Ein neuer Weg zur Bekämpfung der aszendierenden Infektion unter der Geburt. Tagungsbericht Gesellschaft für Geburtshilfe und Gynäkologie, Berlin, 2.2. 1977. Geburtshilfe Frauenheilkd 37: 543–547
25. Saling E (1979) Möglichkeiten und Grenzen der Tokolyse. 3. Wechselbeziehung zwischen Tokolyse und aszendierender Infektion sowie Infektionsbekämpfung. Arch Gynecol 228: 67–78

Jodallergien

J. Rakoski, H. Düngemann und J. von Mayenburg

Dermatologische Klinik und Poliklinik der Technischen Universität München, Biedersteinerstraße 29, D-8000 München 40

Einleitung

Allergien sind immunologisch bedingte Erkrankungen. Der Allergiker reagiert auf ein oder mehrere chemisch genau definierbare Stoffe, die sein Immunsystem zu erkennen vermag, mit Abwehrreaktionen. Diese immunologische Reaktion mit dem dazugehörigen klinischen Bild ist mit dem entsprechenden Stoff beim Patienten immer wieder reproduzierbar. Bei Jod und niedermolekularen Jodverbindungen kommt es im Falle einer Jodallergie zu einer zellulärbedingten Abwehrreaktion (Typ IV).

Material und Untersuchungsmethoden

Jod und Jodverbindungen werden in der Regel lokal an Haut und Schleimhäuten angewandt, allergische Reaktionen gegen diese Verbindungen zeigen das klinische Bild eines allergischen Kontaktekzems. Das allergische Kontaktekzem, bedingt durch eine spezifische, zellulär bedingte Immunreaktion, kann an der gesamten Haut des Patienten ausgelöst werden. Diesen Tatbestand macht man sich für die Diagnostik im Epikutantest zunutze: Ein Abschnitt der Rückenhaut des Patienten wird unter Standardbedingungen der verdächtigen Substanz ausgesetzt. Es tritt dann im Falle einer Kontaktallergie – meist innerhalb von 24–72 h nach Beginn der Untersuchung – im Testareal das typische Bild eines allergischen Kontaktekzems auf. Die Kontaktallergie ist somit bei diesem Patienten gegen den untersuchten Stoff nachgewiesen.

Ergebnisse

Bei der Testung mit einfachen anorganischen Jodverbindungen – getestet wird meist mit einer 10%igen Kaliumjodidvaseline oder mit einer 0,5%igen Jodtinktur – ist häufig eine ganze Reihe verschiedener Hautreaktionen auslösbar, die z. T. sehr schwer voneinander zu unterscheiden sind (Tabelle 1). Die eigentliche besonders

PVP-Jod in der operativen Medizin
Herausgegeben von G. Hierholzer und G. Görtz

interessierende allergische Reaktion zeigt makroskopisch Papulovesikel und mikroskopisch das typische Bild eines allergischen Kontaktekzems. Diese allergische Testreaktion kann beim Patienten jederzeit durch Testung erzeugt werden. Eine zweite Reaktionsform auf anorganische Jodverbindungen stellt die sog. Pustularreaktion dar. Man findet hier an der Haut makroskopisch follikulär gebundene Pusteln, mikroskopisch findet man ein polynukleäres Rundzellinfiltrat, besonders um die venösen Gefäße des mittleren und oberen Coriums und im Follikelwandepithel mit retikulären bandartigen Degenerationen im Follikelwandepithelbereich. Eine Spongiosa in der Epidermis ist im Gegensatz zum Kontaktekzem nicht zu finden. Diese Pustularreaktion läßt sich praktisch bei jedem Menschen mit Kaliumjodid auslösen, man muß nur die Kaliumjodidkonzentration hoch genug und die Expositionszeit lang genug wählen [8]. Der Pustularreaktion liegen keine spezifischen allergischen Phänomene wie beim Kontaktekzem zugrunde. Bei Wiederholungstestungen mit den gleichen Testbedingungen ist die Pustularreaktion häufig nicht wieder reproduzierbar. Bei der toxischen Reaktion sieht man makroskopisch eine Beschädigung der Epidermis, teils mit Nekrosen, teils mit Blasenbildung. Mikroskopisch fällt eine primäre Schädigung und degenerative Veränderung der Epidermis auf, die z.T. sekundär bis zum Corium reichen kann. Bei der routinemäßigen Epikutantestung mit Kaliumjodid oder Jodtinktur wird zwischen diesen 3 Reakti-

Tabelle 1. Unterschiedliche Reaktionsmuster auf Jodverbindungen

	Testreaktionen auf Kaliumjodid	
	Klinik	Wiederholbarkeit
Allergisch	Papulovesikel	+
Pustular	Follikuläre Pustel	–
Toxisch	Primäre Erosion	+/–

Tabelle 2. Häufigkeit von positiven Epikutantesten mit Kaliumjodid bzw. Jodtinktur

Autoren	Patientenauswahl	Zahl	Positiv [in %]
Alcon [1]	Dermatologische Patienten	185	41
Blumenthal (Zit. nach [4])	Zahnärzte	276	6,5
Jaffe (Zit. nach [4])			
Kutos [5]	Allergiepatienten	775	13
Düngemann u. Rakoski [2]	Allergiepatienten	500	0,7

onsformen der Haut meistens nicht unterschieden. Berücksichtigt man die unterschiedliche Pathogenese der 3 Reaktionsformen, so sagt ein positiver Epikutantest auf Jod eigentlich nur aus, daß auf Jod beim Patienten zum Zeitpunkt der Testung eine Unverträglichkeitsreaktion bestand. Auf Grund dieses Problems bei der Epikutanallergiediagostik ist verständlich, daß zur Häufigkeit von Jodallergien sehr unterschiedliche Angaben gemacht werden (Tabelle 2). Auffällig ist, daß besonders in den älteren Arbeiten eine größere Häufigkeit von Jodallergien bzw. Jodüberempfindlichkeiten berichtet wird [1, 3, 5, 10].

Diskussion

Klar und eindeutiger sind die Verhältnisse bei den organischen Jodverbindungen; so wird in der Literatur die Sensibilisierungshäufigkeit gegen Chlorjodoxychinolin (Vioform) je nach untersuchtem Kollektiv mit 0,9–2% angegeben [7]. Bei Polyvidonjodverbindungen fanden Münterer et al. bei 4000 Untersuchungen keine Allergien. Wir selbst fanden bei 500 untersuchten Allergiepatienten 2 Patienten mit Kontaktallergie gegen PVP-Jod-Verbindungen und bei 16 Patienten nicht allergische Unverträglichkeiten auf PVP-Jod-Verbindungen. Bei den allergisch auf PVP-Jod-Verbindungen reagierenden Patienten hatte 1 Patient eine echte Jodallergie, bei den unverträglich reagierenden Patienten hatten 2 eine echte Jodallergie. Alle anderen 497 Patienten zeigten bei der Testung mit Jod keine allergische Reaktion [2, 9]. Kunze et al. testeten 35 Patienten, die im Epikutantest das Bild einer Jodallergie zeigten, auch mit PVP-Jod-Zubereitungen. Bei PVP-Jod in Salbengrundlage zeigten 20% der Jodallergiker Unverträglichkeitsreaktionen, bei den PVP-Lösungen zeigte die Hälfte der untersuchten Jodallergiker Unverträglichkeitsreaktionen [3].

Zusammenfassung

Bei der epikutanen Allergietestung mit Jod und jodfreisetzenden Verbindungen gibt es 3 verschiedene Formen der Unverträglichkeitsreaktionen: die allergische, die pustulare und die toxische Reaktion. Die Reaktionsformen sind häufig klinisch nicht sicher voneinander unterscheidbar, haben aber unterschiedliche Pathogenesen. Lediglich die allergische Reaktion hat eine immunologische Grundlage und ist immer wieder unter gleichen Testbedingungen bei Patienten reproduzierbar. Die Angaben zur Häufigkeit von Jodallergien bzw. Jodunverträglichkeitsreaktionen sind in der Literatur sehr unterschiedlich, es werden positive Testreaktionen zwischen 0,7 und 41% der Untersuchten angegeben.

Literatur

1. Alcon D (1947) Sensitivity to iodides and bromides in dermatoses other than Dermatitis herpetiformis. J Invest Dermatol 8: 287–290
2. Düngemann H, Rakoski J (1976) Iodine allergy-facts and phantoms. Proceeding World Congression antisepsis. HP-Publishing, New York, pp 21–23
3. Hopf E (1951) Ekzeme bei Zahnärzten. Dtsch Zahnaerztl Z 22: 1229–1235
4. Kunze J, Kaiser HJ, Petres J (1983) Relevanz einer Jodallergie bei handelsüblichen Polyvidon-Jod-Zubereitungen. Z Hautkrankh 58 (4): 255–261
5. Kutos W (1968) Analyse der an der 1. Hautklinik der Universität Wien verwendeten Epikutanen-Standardreihe und Vorschläge zu Änderungen. Berufsdermatosen 16/6: 332–339
6. Münterer M, Schwarz H, Rber H (1972) Zur chirurgischen Händedesinfektion mit einem Jodophor (Betadine) Schweiz Med Wochenschr 102: 699
7. Pevny S, Schellenberg G (1971) Sensibilisierungen und Gruppensensibilisierungen der Cholinderivate. Hautarzt 22/1: 13–18
8. Plevig G, Kligman AA (1972) Folliculäre Pusteln im Kaliumjodid-Epicutantest. Arch Dermatol Forsch 242: 137–152
9. Rakoski J, Düngemann H (1981) Jodunverträglichkeiten. Fortschritte der Dermatologie. IMP-Verlag, Neu-Isenburg, S 181–183
10. Schnyder UW, Taugner M, Rossbach G (1969) Zur Histologie pathologischer Jod-Reaktionen an der Haut. Dermatologia 139: 266–270

PVP-Jod in der klinischen Anwendung. Zusammenfassung und kritische Stellungnahme

S. Hierholzer und G. Hierholzer

Berufsgenossenschaftliche Unfallklinik, Großenbaumer Allee 250, D-4100 Duisburg 28

Nach den vorangegangenen theoretischen Ausführungen besteht für den Kliniker Berechtigung, Antisepsis zu betreiben, d.h. durch lokale Maßnahmen das Keimwachstum zu beeinflussen. Allerdings ist die Frage zu beantworten, unter welchen klinischen Bedingungen Antiseptika mit welchen Eigenschaften lokal zu verwenden sind.

Es sollen nun die folgenden Gesichtspunkte beachtet werden, die sich aus den theoretischen Grundlagen über PVP-Jod ergeben (Hierholzer):

1. Es ist zu beachten, daß die Untersuchungen zur Zytotoxizität von PVP-Jod die Benetzung frischverletzter Strukturen oder lebensfähiger differenzierter Gewebe, wie Muskulatur, Sehnen, Nerven, Knorpel-Knochen, wohl ungünstig erscheinen lassen.
2. Ein anderes morphologisches Substrat besteht bei der Infektion und den dabei durchzuführenden antiseptischen Maßnahmen. Dabei ist hervorzuheben, daß die antiseptische Maßnahme in der Regel nur als Begleitmaßnahme zur operativen Therapie zu sehen ist.
3. Den theoretischen Grundlagen entsprechend ergeben sich aus der Mikrobiologie, der Zytotoxizität und der Jodresorption eingeschränkte Indikationen für PVP-Jod. Unter Abwägung der Nutzen-Risiko-Relation sind nun Ausnahmeindikationen zu formulieren, da sich derzeit keine eigentliche Alternative zu PVP-Jod als Antiseptikum mit nachgewiesenermaßen besserem antibakteriellem Spektrum und geringeren Nebenwirkungen in vivo stellt.
4. Schließlich ist in der Diskussion die Frage zu beantworten, welche Merkmale PVP-Jod und seine verschiedenen galenischen Aufbereitungen bei der prä- und postoperativen Behandlung eines Operationsgebietes und bei der chirurgischen Händedesinfektion hat.

Koppensteiner bemerkt anschließend und bezugnehmend auf die von Sonntag vorgetragenen perioperativen Hygienemaßnahmen, daß die PVP-Jod-Waschkonzentrate keine ausreichende Langzeitwirksamkeit haben. Dagegen sei ein derartiger Langzeiteffekt mit wäßrigen PVP-Jod-Lösungen gemäß den erörterten Richtlinien nachweisbar. Entsprechende Untersuchungen stehen für die alkoholische PVP-Jod-Lösung noch aus, lassen aber kein anderes Ergebnis erwarten. Hierzu meint Werner zweifelnd, daß wohl nur die alkoholische PVP-Jod-Lösung einen ausreichend gesicherten Effekt bei der chirurgischen Händedesinfektion zeigt. Auch sei die Langzeitwirkung für PVP-Jod nicht bewiesen. Daher ist das alkoholische PVP-

PVP-Jod in der operativen Medizin
Herausgegeben von G. Hierholzer und G. Görtz

Jod-Mischpräparat auch zur Desinfektion des Operationsgebietes anzuwenden. Dagegen ist Alkohol als Monosubstanz nicht zu empfehlen (Sonntag), da es erstens eine sehr stark hautaustrocknende Wirkung, und zweitens keine sehr ausgeprägte Langzeitwirkung besitzt. Für ein zur Vorbereitung des Operationsfeldes verwendetes Desinfektionsmittel ist aber gerade die Langzeitwirkung wichtig, so daß die Kombination von Alkohol und anderen Antiseptika durchaus wünschenswert ist. Ob dabei PVP-Jod das Mittel der Wahl ist, muß noch nachgewiesen werden. Als Alternativen zur Beimengung zu Alkohol werden z. B. Chlorhexidindiglukonat oder auch Phenolderivate mit wahrscheinlich relativ guter Langzeitwirkung genannt (Sonntag, Werner), Substanzgruppen, die ihrerseits aber auch mit Nebenwirkungen verbunden sind.

Die Frage nach der Einwirkzeit wird von Sonntag eindeutig mit der 5-min-Mindestgrenze festgelegt. Dieses betrifft also nicht nur die chirurgische Händedesinfektion, sondern natürlich auch die Vorbereitung des Operationsgebietes. Als wesentlicher Punkt wird herausgestrichen, daß es sich hier um eine Einwirkzeit handelt. Nach den desinfizierenden Anstrichen sollte also das Desinfektionsmittel nicht mit trockenen Tupfern entfernt werden.

Es wird nach der Effektivität der Alkoholdesinfektion in Verbindung mit sofortiger Folienbedeckung der Haut gefragt, um das Abdampfen der eigentlich desinfizierenden Substanz, nämlich des Alkohols, zu verhindern. Sonntag erinnert an die genannten Nachteile von Alkohol und meint, daß der Alkohol nach der Desinfektion verdampfen und unter der Folie lediglich die zugesetzte Kombinationssubstanz mit Langzeiteffekt wirksam werden sollte. Im übrigen ist es sicher, daß die Keimreduktionsraten durch längere Einwirkzeiten dieser Kombinationen steigen. Zu einer scheinbaren Langzeitwirkung des Alkohols bemerkt Werner folgendes: Nach kurzfristiger Einwirkung von Alkohol auf Mikroorganismen ist die Anwachsrate bei sofortiger Kultivierung hoch. Dagegen lassen sich nach einem Intervall keine Keime mehr züchten. Auf einer derartigen Wirkung des Alkohols beruht sicherlich die sehr geringe Keimzahl an den Händen nach 3stündigem Handschuhtragen nach Alkoholdesinfektion. In den letzten Jahren ist eine zunehmende Abschwächung der antibakteriellen Wirkung von PVP-Jod nicht zu bemerken und unter Hinweis auf den Wirkungsmechanismus von PVP-Jod auch nicht zu erwarten. Sonntag weist in diesem Zusammenhang noch einmal auf die methodische Problematik des Bakteriennachweises nach Behandlung mit Desinfektionsmitteln oder Antiseptika hin: U. U. wurde bei fehlender Stoffinaktivierung zunächst in vitro eine bakterizide Wirkung des Stoffes vorgetäuscht. Mit zunehmender verbesserter Methodik war daher ein Nachlassen der antibakteriellen Aktivität nur scheinbar.

Als Fazit ist festzustellen: PVP-Jod hat als Monosubstanz wie andere Monosubstanzen, z. B. Chlorhexidin und quarternäre Ammoniumverbindungen, ein lückenhaftes antimikrobielles Spektrum. Daher sind diese Substanzen nur in alkoholischen Lösungen zur chirurgischen Händedesinfektion und zur präoperativen Vorbereitung unbedenklich einsetzbar.

Den genannten Indikationen und Kontraindikationen für PVP-Jod in der Chirurgie, Unfallchirurgie und Orthopädie wurde nicht widersprochen. Ergänzend wird die lokale Applikation von PVP-Jod während der Operation, z. B. bei der Behandlung infizierter Kniegelenkprothesen, empfohlen (Rosegger). Dagegen ist die intraartikuläre Anwendung von PVP-Jod bei aseptischen Operationen kontraindiziert, da bereits nach 1stündiger Benetzung von Gelenkoberflächen mit PVP-Jod morphologisch eine Knorpelerweichung, und nach längerer Einwirkzeit im Bereich der Knorpeloberfläche erhebliche Veränderungen nachzuweisen sind (Mutschler).

Vergleichbare morphologische Veränderungen, nämlich kalzifizierende Perikarditiden, können sich nach Herzbeutelspülung mit PVP-Jod entwickeln. Diese traten innerhalb von 6 Wochen bis 6 Monaten nach der Spülung zuerst fibrotisch, dann verkalkend auf. Auch die routinemäßige PVP-Jod-Spülung der gesamten Haut, des Wundgebietes, der Subkutis oder des Sternums nach Osteotomie empfiehlt sich wegen der erhöhten Rate von Sternumpseudarthrosen nicht (Reidemeister). Als Konsequenz wird zusammengefaßt, daß die Berechtigung zur routinemäßigen intraoperativen Anwendung von PVP-Jod nicht besteht. Vielmehr sind die allgemeingültigen Maßnahmen zur Asepsis, wie beispielsweise gewebeschonendes Präparieren und Nichtaustrocknenlassen des Gewebes, die beste Infektionsprophylaxe (Hierholzer).

Im Rahmen der Diskussion des Beitrages von Lilius über die Anwendung von PVP-Jod bei Verbrennungen wird über tierexperimentelle Untersuchungen berichtet, die den Verdacht nahelegen, daß bei standardisierten Verbrennungswunden unter PVP-Jod-Behandlung ein Übergang von einer Verbrennung II. Grades in eine III. Grades besteht. Dagegen verweisen Lilius und Tiedtke auf eigene Beobachtungen und auch auf die Literatur: Derartige Beobachtungen seien bei Verbrennungswunden am Menschen nicht zu machen. Demnach stehen sich beide Aussagen gegenüber. Eine Übertragbarkeit aus dem Tierexperiment ist problematisch. Allerdings stellt Rakoski in diesem Zusammenhang fest, daß unter experimentellen Bedingungen im standardisierten Infekt die Entzündungsreaktion bei gleichzeitiger Kaliumjodatapplikation stärker ist als bei der Kontrolle.

Die günstige Wirkung von PVP-Jod auf Verbrennungswunden ist unumstritten. Es wird jedoch als mögliche Ursache hierfür auch eine gerbende bzw. austrocknende Eigenschaft des Präparates diskutiert (Werner). Da in der Behandlung von Verbrennungspatienten die Ausbildung sekundärer Infektionen mit Eiteransammlung unter Krusten auch bei der PVP-Jod-Behandlung beobachtet wird, bezweifelt Werner die immer wieder angenommene günstige Penetration des Präparates in das Gewebe. Hierholzer bittet an dieser Stelle, Alternativen zur Antisepsis bei Verbrennungswunden anzugeben, doch es werden keine Substanzen mit vergleichbarem antibakteriellem Spektrum bei geringeren Nebenwirkungen genannt.

Die Diskussion über die Anwendung von PVP-Jod in der Urologie und Geburtshilfe wird von Hubmann damit eingeleitet, daß es auch in diesen Fächern z. Z. zum PVP-Jod keine eigentliche Alternative für ein lokal anwendbares Antiseptikum gibt. Die Diskussion befaßt sich im wesentlichen zunächst mit der Jodresorption über die Schleimhäute (Harnblase, Vagina) und der damit verbundenen Gefahr der Schilddrüsenfunktionsentgleisung. Hubmann verweist darauf, daß eigentlich alle Patienten nach Harnblasenspülung mit PVP-Jod in der Schilddrüsenambulanz seiner Klinik landen müßten.

Sonntag wendet sich kritisch gegen klinische Studien, in denen die Wirksamkeit von PVP-Jod anhand von Infektionsraten im Jahresvergleich nachgewiesen werden soll. Er weist darauf hin, daß selbstverständlich alle Faktoren, wie z. B. verbesserte Technik oder auch verbesserte hygienische Maßnahmen, einbezogen werden müssen. Hubman stimmt dem zu, gibt jedoch zu bedenken, daß im urologischen Fachbereich die septischen Infektionsraten ohne Hinzufügen von Antiseptika in Spülflüssigkeiten zu hoch werden. Er stellt erneut die Frage, wie man beispielsweise vor Implantation von Inkontinenzprothesen aus Kunststoff die Vagina in anderer Form desinfizieren soll, da diese Operationen erfahrungsgemäß mit besonders hohem Infektionsrisiko belastet sind. Hierzu wird von anderer Seite festgestellt, daß die Infektionsraten mit und ohne Anwendung von PVP-Jod nicht sehr differieren. Die beiden Meinungen stehen sich gegenüber, vergleichbare prospektive Studien müssen künftig zur Klärung beitragen.

Die Jodresorptionsraten über die Vagina sind offensichtlich nicht zu vernachlässigen. Entschließt man sich jedoch zur PVP-Jod-Antisepsis, sollte die Substanz aber in jedem Falle in sicher antimikrobiell wirksamen Konzentrationen verabreicht werden (Walz). In diesem Zusammenhang wird die Möglichkeit des Verzichts von antiseptisch wirksamen Substanzen insbesondere im geburtshilflichen Bereich diskutiert. Görtz weist ergänzend auf Befunde von Zöckler und Saling hin, in denen in der Geburtshilfe bei Anwendung von PVP-Jod lediglich in höheren Konzentrationen Schilddrüsenfunktionsstörungen insbesondere beim Neugeborenen auftraten. Dagegen sind bei der Anwendung von 2%igen, sicher bakterizid wirkenden PVP-Jod-Lösungen zur perinatalen Infektionsprophylaxe Schilddrüsenfunktionsstörungen bei Neugeborenen nur wenig häufiger als bei Neugeborenen ohne diese Infektionsprophylaxe. Gleichzeitig waren aber die Infektionen in der Neonatalperiode, insbesondere aber die Neugeborenensterblichkeit in Folge von Infektionen gesenkt. Dagegen zitiert Sourgens insbesondere französische Literatur, in der die perinatale lokale Applikation von Jod jeglicher Aufbereitung als für das Neugeborene bedenklich beschrieben wird. Dieses träfe v.a. für die postnatale Anwendung bei Frühgeborenen zu: Es käme zur TSH-Erhöhung, T4-Erniedrigung, ja sogar zu Kropfbildungen in nicht geringem Prozentsatz. Sourgens weist auf kürzlich veröffentlichte Befunde an Ratten hin, bei denen es unter leichter Erniedrigung der T4-Werte bei erhaltenen normalen T3-Werten bereits zu einer Veränderung der Struktur der Axone im Kortex kommt.

Hierholzer faßt zusammen: Selbstverständlich sollte die Indikation zur Anwendung von PVP-Jod kritischer gestellt werden, selbstverständlich sollten weitere Untersuchungen zur Zytotoxizität, Mikrobiologie und Endokrinologie durchgeführt werden und selbstverständlich sollte jeder in seinem Fachgebiet jede Nebenwirkung beachten. Andererseits ist der Verzicht auf diese Substanz zur lokalen Antisepsis nur bei den oben definierten Risikopersonengruppen zu begründen. Für die meisten der aufgezeigten Indikationen für eine lokale Antisepsis mit PVP-Jod gibt es derzeit als Alternative keine Substanz mit gleichem antibakteriellem Spektrum und geringeren Nebenwirkungen. Eine Kontraindikation hat sich für die Spülung der Bauchhöhle wie auch zur intraoperativen Spülung nichtinfizierter Operationsbereiche ergeben. Andererseits ist PVP-Jod nach dem Wegfall der quecksilberhaltigen Substanzgruppen eines der Hautdesinfektionsmittel. In Form der alkoholischen Lösung ist es geeignet zur prä- und postoperativen Behandlung eines Operationsbereiches.

Teil III. Experimentelle Beiträge, klinische Untersuchungsergebnisse

Experimentelle Untersuchungen zur Blasenspülung mit PVP-Jod unterschiedlichen Molekulargewichts

J. Franke[1], K. Oeff[1] und G. Raetzel[2]

1 Abteilung für Nuklearmedizin (Direktor: Prof. Dr. med. K. Oeff), Klinikum Steglitz der Freien Universität Berlin, Hindenburgdamm 30, D-1000 Berlin 45
2 Chirurgische Klinik und Poliklinik (Direktor: Prof. Dr. med. R. Häring), Klinikum Steglitz der Freien Universität Berlin, Hindenburgdamm 30, D-1000 Berlin 45

Chemotherapeutika werden zur Spülung von Wunden und Körperhöhlen eingesetzt. Diese Substanzen können über die Wundflächen bzw. Schleimhäute resorbiert werden [1, 4, 5, 8]. Zur antimikrobiellen Therapie und Prophylaxe wird PVP-Jod [10] auch bei Infektionen der unteren ableitenden Harnwege angewendet.

Die Frage der prophylaktischen Anwendung eines Antibiotikums oder Antiseptikums ist umstritten [2, 3, 6–8]. Dittel [2], Shapiro et al. [9] und andere Autoren haben einen positiven Effekt mit PVP-Jod bei urologischen Eingriffen nachgewiesen.

Bei der lokalen Anwendung von PVP-Jod zur Blasenspülung muß eine wesentliche Jodresorption und die damit verbundenen möglichen Veränderungen des Schilddrüsenhormonstoffwechsels ausgeschlossen werden. Hierzu wurde im Tierexperiment ^{14}C-PVP-Jod mit verschiedenem Molekulargewicht zur einmaligen und dreimaligen Blasenspülung eingesetzt. Dabei sollten folgende Fragen geklärt werden:

- Werden PVP-Trägermoleküle resorbiert?
- Besteht eine Resorptionsabhängigkeit vom Molekulargewicht?
- Sind Veränderungen der Gesamtjodkonzentration im Serum nachweisbar?
- Wie lange ist das PVP-Jod im Urin nachzuweisen?

Material und Methode

Zur Blasenspülung wurde ^{14}C-markiertes PVP-Jod als 1%ige wäßrige Lösung verwendet: Niedermolekulares PVP-Jod mit der Viskositätskonstanten K 17 und einer spezifischen Aktivität von 2,108 mCi/g, sowie 11,3% verfügbarem Jod und einem

PVP-Jod in der operativen Medizin
Herausgegeben von G. Hierholzer und G. Görtz

Tabelle 1. Prüfsubstanzen zur Blasenspülung. Niedermolekulares ^{14}C-PVP-Jod und hochmolekulares ^{14}C-PVP-Jod (Nach Analyse vom 4. 4. 1978, Fa. BASF AG, Ludwigshafen)

Kennwerte	Viskositätskonstante	
	K 17	K 28
spezifische Aktivität [mCi/g]	2,108 ± 0,025	2,069 ± 0,040
verfügbares Jod [%]	11,3	11,16
mittleres Molekulargewicht	6100	30000
Molekulargewichtsanteil > 35000 [%]	3,7	26,1

mittleren Molekulargewicht von 6.100. Die Molekulargewichtsanteile > 35.000 betrugen 3,7% (Tabelle 1).

Hochmolekulares PVP-Jod mit der Viskositätskonstanten K 28 und einer spezifischen Aktivität von 2,068 mCi/g hat 11,16% verfügbares Jod und ein mittleres Molekulargewicht von 30000. Der Anteil von Molekulargewichten > 35000 betrug 26,1% (Tabelle 1).

Der Versuch wurde an insgesamt 32 männlichen Bastardkaninchen mit einem durchschnittlichen Gewicht von 3,3 kg in der Zeit vom 1. 2. 1982 bis 30. 4. 1982 im Institut für Nuklearmedizin durchgeführt. Mit den nieder- und hochmolekularen PVP-Jod-Lösungen wurden in 2 Kollektiven mit je 10 Tieren eine Einmalspülung der Blase durchgeführt. In einem zweiten Versuch erfolgte eine 3malige Blasenspülung in 48 h bei 2 Kollektiven mit je 6 Tieren.

Zu Versuchsbeginn wurde den Tieren ein Blasenballonkatheter gelegt und die Blase vollständig entleert. Danach wurden 5 ml einer 1%igen ^{14}C-PVP-Jod-Lösung/kg KG eingespült. Der Katheter wurde für 1 h geblockt und dann, ohne anzuspülen, abgeleitet. Der Urin wurde über 3 bzw. 5 Tage in je 24-h-Portionen gesammelt. Blutentnahmen erfolgten nach der Einmalspülung zu festgelegten Zeitpunkten nach 0,5, 1, 2, 6, 24, 72, 120 h, und im Versuch zur Dreimalspülung nach 1 und 24 h sowie nach jeder Spülung und nach 72 und 120 h. Alle Tiere wurden nach 120 h durch eine Nembutalüberdosierung getötet und die Leber, Milz und Blasenwand exstirpiert.

Die Aktivität des ^{14}C-PVP-Jods wurde im Urin, im Blut und in den Organproben nach Zusatz von Solvene-Gewebelöser (Fa. Packard) im Flüssigkeitsszintillationsspektrometer (Packard-Tri-Carb) gemessen. Die Ergebnisse wurden über Quench-Korrektur und Bezugnahme in Prozent der Gesamtaktivität umgerechnet. Mit der Fluoreszenzexzitationsanalyse wurde der Gesamtjodgehalt der Blutproben bestimmt.

Von den gemessenen Werten wurden die arithmetischen Mittelwerte, Standardabweichungen und Vertrauensbereiche errechnet. Die Signifikanzbestimmung erfolgte mit Hilfe des Wilcoxon-Tests. Irrtumswahrscheinlichkeiten > 0,1 wurden als nicht signifikant gewertet.

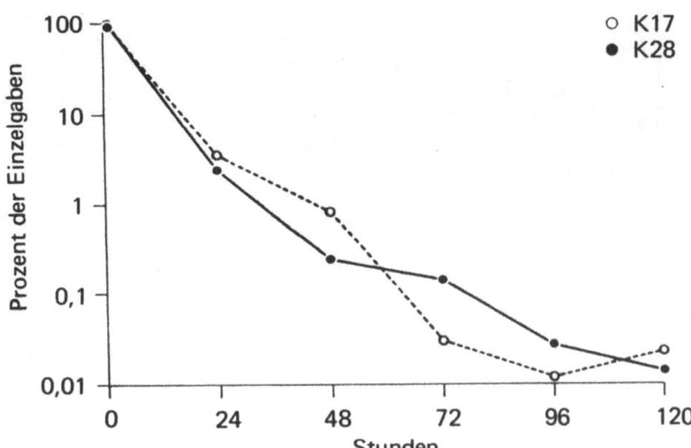

Abb. 1. Ausscheidung von ^{14}C-markiertem PVP nach einmaliger Blasenspülung mit ^{14}C-PVP-Jod in % der Einzelgabe über 120 h

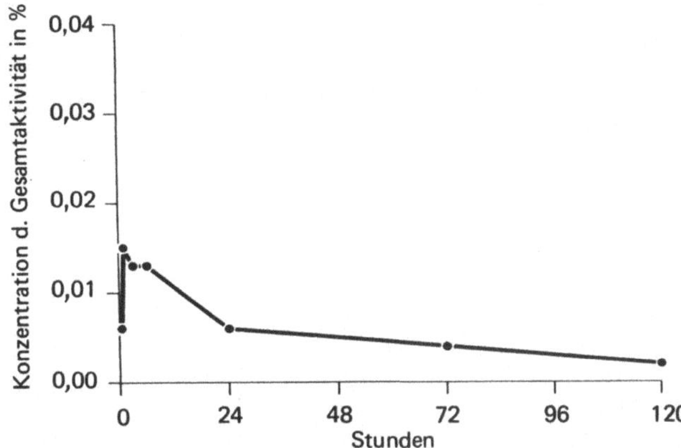

Abb. 2. Konzentration von ^{14}C-markiertem PVP im Blut nach einmaliger Blasenspülung mit dem niedermolekularen ^{14}C-PVP-Jod K 17 über 120 h

Ergebnisse

Bei der einmaligen Spülung mit PVP-Jod wurden in beiden Gruppen innerhalb der 1. Stunde 96 bzw. 98% der Aktivität mit dem Urin wieder ausgeschieden (Abb. 1). Im Sammelurin der nächsten 24 h befanden sich 3,58 bzw. 2,44%, und am 5. Tag nur noch 0,023 bzw. 0,014% der Gesamtaktivität. Die kumulative Gesamtausscheidung vom 1. bis 5. Tag betrug ca. 100% der gegebenen Dosis. In der Urinausscheidung war zwischen beiden Gruppen kein signifikanter Unterschied festzustellen.

Nach einmaliger Spülung wurde die Aktivität von ^{14}C-PVP-Jod im Blut gemessen (Abb. 2). Dabei wurden nur sehr geringe Mengen des niedermolekularen PVP-Jods nachgewiesen. Nach der Spülung mit höhermolekularem PVP-Jod war zu keinem Zeitpunkt eine Aktivität im Blut nachweisbar. Zwischen den Gruppen besteht ein statistisch hochsignifikanter Unterschied.

Nach 3maliger Spülung in 48 h mit ^{14}C-PVP-Jod wurden in den ersten Stunden ca. 96% der Aktivität mit dem Urin ausgeschieden. Die Ausscheidung in den folgenden 23 h betrug jeweils ca. 3% (Abb. 3). Diese Ausscheidungsquoten waren nach

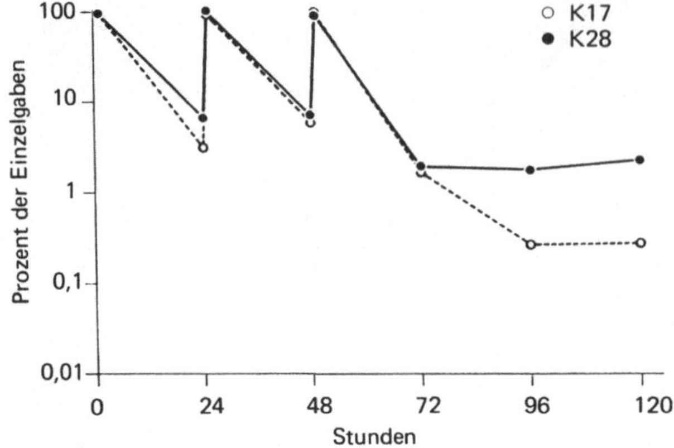

Abb. 3. Ausscheidung im Urin von ^{14}C-markiertem PVP nach 3maliger Blasenspülung mit dem niedermolekularen ^{14}C-PVP-Jod K 17 und dem hochmolekularen ^{14}C-PVP-Jod K 28. Ausscheidung in % der Einzelgaben über 120 h

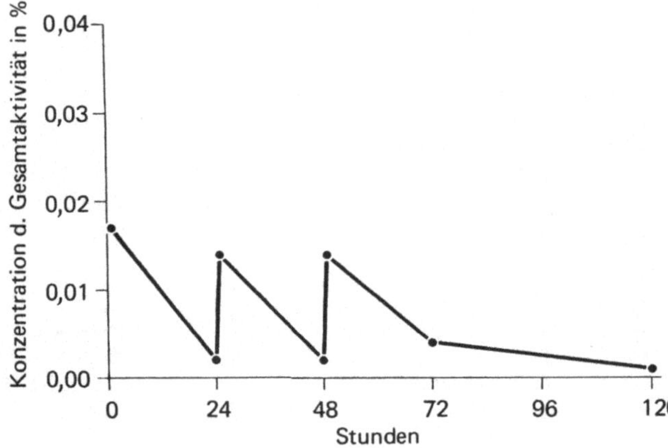

Abb. 4. Konzentration von ^{14}C-markiertem PVP im Blut nach 3maliger Blasenspülung mit dem niedermolekularen ^{14}C-PVP-Jod K 17 über 120 h

wiederholten Spülungen in ungefähr gleichen Größenordnungen. Eine signifikante Kumulation wurde nicht beobachtet. Die kumulative Gesamtausscheidung vom 1. bis 5. Tag entsprach ca. 300%, d. h. die Ausscheidung der Gesamtdosis.

Bei der Ausscheidung von ^{14}C-PVP-Jod wurde kein signifikanter Unterschied zwischen dem nieder- und hochmolekularen PVP-Jod gefunden.

Im Blut wurden entsprechend der Einmalspülung nur meßbare Konzentrationen nach Blasenspülungen mit dem niedermolekularen PVP-Jod K 17 nachgewiesen (Abb. 4). Dieses entspricht wiederum einem hochsignifikanten Unterschied zwischen beiden Versuchsgruppen.

Entsprechend den Ergebnissen des Aktivitätsnachweises von ^{14}C-PVP im Blut wurden auch in der Leber und Milz nur Aktivitäten nach Spülung mit dem niedermolekularen PVP-Jod K 17 nachgewiesen (Tabelle 2). In der Blasenwand wurden hingegen bei Spülung mit niedermolekularem und hochmolekularem PVP-Jod geringe Aktivitäten nach 120 h gemessen.

Tabelle 2. Konzentrationen von ^{14}C-markiertem PVP in der Leber, Milz und Blasenwand 120 h nach ein- und dreimaliger Spülung mit niedermolekularem ^{14}C-PVP-Jod K 17 und hochmolekularem ^{14}C-PVP-Jod K 28 (Konzentrationsangaben in % der Gesamtaktivität)

Organ	Viskositätskonstante in % der Gesamtaktivität			
	Einmalspülung		Dreimalspülung	
	K 17	K 28	K 17	K 28
Leber	0,3219	–	0,287	–
Milz	0,0022	–	0,001	–
Blasenwand	0,0089	0,009	0,029	0,0043

Diskussion

In den tierexperimentellen Untersuchungen konnte nachgewiesen werden, daß nach ein- und mehrmaliger Blasenspülung mit 1%igen wäßrigen Lösungen des niedermolekularen PVP-Jods K 17 und des hochmolekularen PVP-Jod K 28 die Gesamtaktivität mit dem Urin innerhalb von 3 Tagen ausgeschieden wird. Die Restaktivitäten in der Blasenwand nach 120 h sind beim niedermolekularen höher als beim hochmolekularen PVP-Jod.

Im Blut der Leber und der Milz wurden nur nach Spülung mit dem niedermolekularen PVP-Jod meßbare Konzentrationen nachgewiesen. Die Gesamtjodkonzentration im Blut blieb hingegen ohne meßbare Veränderungen. Frohmüller u. Ackermann kamen bei ihren Untersuchungen bei 20 Patienten zu ähnlichen Ergebnissen [5].

Unsere Ergebnisse sind ein Hinweis dafür, daß bei wiederholter Anwendung von PVP-Jod-Lösungen zur Blasenspülung niedermolekulares Jod in der Blasenwand sowie in der Leber und in der Milz aufgenommen werden kann. Froehlich et al. haben bei 15 Patienten nach transurethraler Prostataresektion mit 0,2%iger PVP-Jod-Lösung eine Dauerspülung der Blase durchgeführt [4]. Sie konnten bei allen Patienten eine meßbare Konzentration von PVP-Jod im Serum nachweisen. Eine Veränderung von TSH, T_3 und T_4 konnte hingegen nicht beobachtet werden. Chamberlain u. Needham [1] führten biochemische Untersuchungen bei 17 Patienten zur Resorption von Polymyxin B, Bacitracin und Neomycin durch. Hierbei konnten sie bei einigen Versuchspersonen eine geringe Resorption nachweisen.

Die vorliegenden Untersuchungen sowie Hinweise der anderen Autoren zeigen eindeutig, daß Antiseptika und Antibiotika in geringen Mengen über die Blasenschleimhaut resorbiert werden können. Klinisch relevante Nebenwirkungen konnten bei keinem der Patienten nachgewiesen werden.

Die prophylaktische Anwendung von Chemotherapeutika bei urologischen Eingriffen ist umstritten [1, 4, 5, 7]. Der positive mikrobiologische Effekt bei der prophylaktischen Anwendung dieser Chemotherapeutika muß die möglichen unerwünschten Wirkungen deutlich übertreffen. Weitere klinisch kontrollierte Studien sind erforderlich, um diese Frage eindeutig zu beantworten.

Zusammenfassung

Nach ein- und mehrmaliger Blasenspülung mit nieder- und hochmolekularem PVP-Jod wird die Gesamtaktivität von ^{14}C-markiertem PVP mit dem Urin wieder ausgeschieden. Die Restaktivitäten in der Blasenwand nach 120 h sind beim niedermolekularen höher als beim hochmolekularen PVP-Jod. In Blut, Leber und Milz werden nur nach der Spülung mit niedermolekularem PVP-Jod meßbare Konzentrationen nachgewiesen. Die Jodkonzentration im Blut bleibt ohne meßbare Veränderungen.

Literatur

1. Chamberlain G, Needham P (1976) The absorption of antibiotics from the bladder. J Urol 116: 172–173
2. Dittel E (1980) Special aspects of bladder irrigation. In: Altemeier WA (ed) Proceedings of 2. World Congress-Antisepsis. H. P. Publishing, New York, pp 90–92
3. Evans AT, Cicmanee JF (1980) The role of Betadine microbicides in urin-bag sterilization. In: Altemeier WA (ed) Proceedings of 2. World Congress-Antisepsis. H. P. Publishing, New York, pp 85–86
4. Froehlich G, Novack D, Bruckl P (1980) Resorption studies with Betadine solution following transurethral operations. In: Altemeier WA (ed) Proceedings of 2. World Congress-Antisepsis. H. P. Publishing, New York, p 93
5. Frohmüller HGW, Ackermann R (1976) Radioisotope investigation of continuous bladder irrigation after transurethral resection. J Urol 116: 601–602
6. Lacy SS (1980) The microbicidal effect of betadine lubrication gelon urethral flora during catheterization. In: Altemeier WA (ed) Proceedings of 2. World Congress-Antisepsis. H. P. Publishing, New York, pp 87–89
7. Peters H-J (1979) Antibiotische Prophylaxe nach urologischen Operationen. Dtsch Med Wochenschr 104: 347–352
8. Pietsch J, Meakins JL (1976) Complications of Povidone-Iodine absorption in topically treated burn patients. Lancet I: 280–282
9. Shapiro SR, Santamarina A, Harrison JH (1974) Catheter-associated urinary traet infections: Incidence and a new approach to prevention. J Urol 112: 659–663
10. Vratsanos S (1980) Structure of high and low molecular weight PVP-I. In: Altemeier WA (ed) Proceedings of 2. World Congress-Antisepsis. H. P. Publishing, New York, pp 185–189

Der Einfluß von PVP-Jod auf Fibroblastenkulturen

H. V. Zühlke, J. Hentschke und E. von Natzmer

Chirurgische Klinik, Klinikum Steglitz (Geschäftsführender Direktor: Prof. Dr. med. R. Häring, Hindenburgdamm 30, D-1000 Berlin 45

Einleitung

Der Ablauf einer Wundheilung läßt sich nach physiologischen Gesichtspunkten in 3 Hauptphasen unterteilen:
1. Die exsudative oder inflammatorische Phase
2. Die proliferative oder regenerative Phase
3. Die reparative Phase

Gesundes Granulationsgewebe ist ein entscheidender Faktor im komplexen System der Wundheilung. Das Granulationsgewebe wird aus Lymphozyten, Plasmazellen und Histiozyten gebildet.

In der proliferativen Phase beeinflussen die lokale Fibrinolyse, Kapillareinsprossung, Fibroblastenbildung und Fibroblastenwandlung die Bildung von Granulationsgewebe. Weiterhin spielen in der Zytogenese der Wundheilung Fibroblasten und Fibrozyten eine entscheidende Rolle. Sie produzieren elastische und retikuläre Fasern, die später in Kollagenfasern umgebildet werden.

Im komplexen System der Wundheilung werden somit die proliferativen Bindegewebszellen zu einem entscheidenden Baustein.

Voraussetzung für eine ausreichende Granulation ist jedoch, daß das Wundödem und die Entzündungsmediatoren beseitigt sind. Kontamination und Infektion verzögern häufig die Wundheilung. Eine gute Gewebeverträglichkeit ist neben der bakteriziden Wirkung, einem breiten Wirkungsspektrum und fehlender Resistenzbildung die wichtigste Voraussetzung, die an ein lokal wirkendes Antibiotikum bzw. Antiseptikum gestellt werden muß. Weiterhin ist zu fordern, daß die bakterizide Wirkung nicht durch einen zellschädigenden Effekt zunichte gemacht wird.

Beobachtungen während der Behandlungsphase von Ulzerationen und Hautdefekten mit PVP-Jod ergaben den Verdacht, daß es bei längerer Anwendung von PVP-Jod zum Stillstand in der Granulationsbildung kommt. Dieses betraf u. a. Ulzerationen an den unteren Extremitäten. Um diese Beobachtungen zu objektivieren, wurde an kultivierten Fibroblasten experimentell die Wirkung von PVP-Jod geprüft.

PVP-Jod in der operativen Medizin
Herausgegeben von G. Hierholzer und G. Görtz

Material und Methode

Um den zellschädigenden Einfluß von Polyvinylpyrrolidonjodkomplexen nachzuweisen, wurde PVP-Jod in unverdünnter und verdünnter Form an kultivierten Fibroblasten geprüft. Es wurde dafür eine permanente BHK-21-Zell-Linie gewählt, die vom Hamster stammt und von McPherson u. Stoker isoliert wurde [5]. Es handelt sich um eine fibroblastenähnliche Zelle aus der Niere des syrischen Goldhamsters [1, 5, 6]. Die BHK-21-Zellen wuchsen als Monolayer in Gewebekulturflaschen in einem MEM-Dulbecco-Medium mit Zusatz von 10%igem fetalem Kälberserum [1]. Die Einsaatdichte betrug $1{,}0 \cdot 10^5$ Zellen. Nach 24 h wurde das Medium gewechselt und PVP-Jod in verschiedenen Konzentrationen zugesetzt und bei +37° inkubiert.

Zur Zellzahlbestimmung erfolgte die weitere Züchtung in Kulturflaschen, während für die optische Darstellung die Zellen auf Deckglaskulturen gezüchtet wurden.

Nach Ablösung der Zellen erfolgte nach 48, 72 und 96 h die Zellzählung in einem Zellcounter. Zusätzlich wurde die Zellzahl in einer Türk-Neubauer-Zählkammer unter dem Mikroskop ausgezählt.

Parallel dazu bestimmten wir den mitotischen Index der BHK-21-Zellen unter der Einwirkung von PVP-Jod. Der Versuchsaufbau war mit demjenigen zur Bestimmung der Wachstumsrate identisch. Weiterhin wurde das Wachstum histologisch beobachtet.

Ergebnisse

Die Bestimmung der Wachstumsrate zeigt, daß die Einwirkung von unverdünntem PVP-Jod zu einem Abfall der Wachstumsrate führt. Auch die Einwirkung von 1:2, 1:10 und 1:50 verdünntem PVP-Jod führte zu einem Absinken der Zellzahl inner-

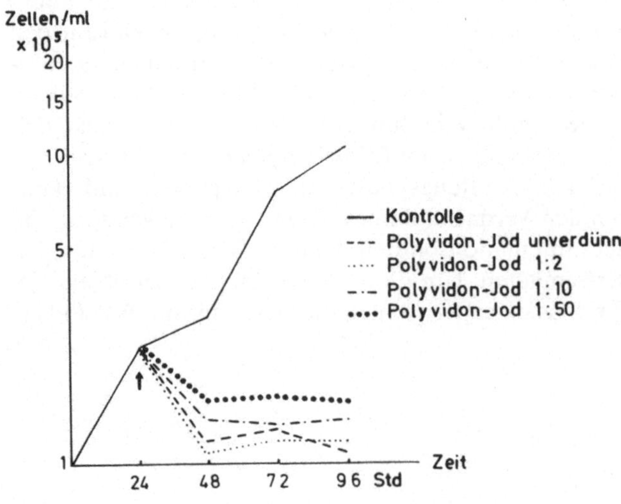

Abb. 1. 24 h nach Zugabe von unverdünntem PVP-Jod kommt es zu einem Abfall der Zellzahl, welcher in Abhängigkeit vom Verdünnungsgrad bis zu 72 h nach PVP-Jod-Gabe sistiert

halb von 24 h nach Zugabe. 48 und 72 h nach Zugabe konnte ein Anstieg der Zellzahl nicht registriert werden (Abb. 1).

Wird PVP-Jod weiter verdünnt, kommt es erst bei einer Verdünnung von 1:200 zu einem deutlich geringeren Abfall der Zellzahl 24 h nach Zugabe. Ein deutlicher Wiederanstieg ist in der 72. und 96. Stunde im Vergleich zu der Kontrollgruppe zu registrieren. Auch bei einer Verdünnung von 1:50 und 1:100 tritt eine Vermehrung ein, allerdings mit unterschiedlicher Dynamik (Abb. 2).

Der mitotische Index von BHK-21-Zellen weist in einer Kontrollgruppe nach 51 h eine Mitoserate von 44% auf. Im Gegensatz dazu bewirkt die Einwirkung von

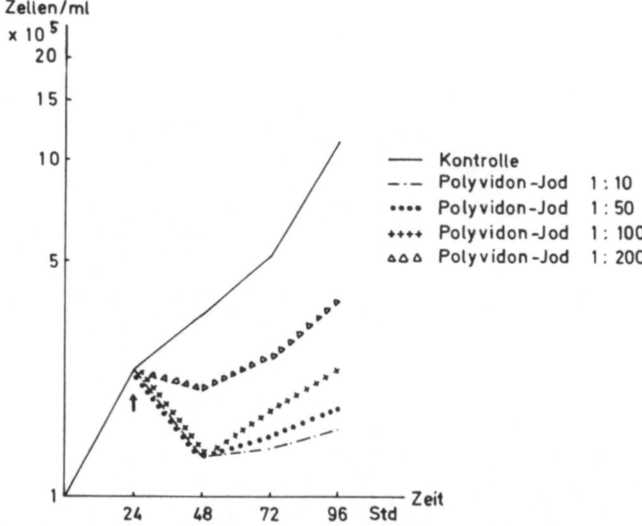

Abb. 2. Bei höherer Verdünnung ab 1:10 kommt es nach primärem Abfall der Zellzahl nach 24 h zu einem erneuten Anstieg der Zellzahl mit unterschiedlicher Dynamik in Abhängigkeit vom Verdünnungsgrad

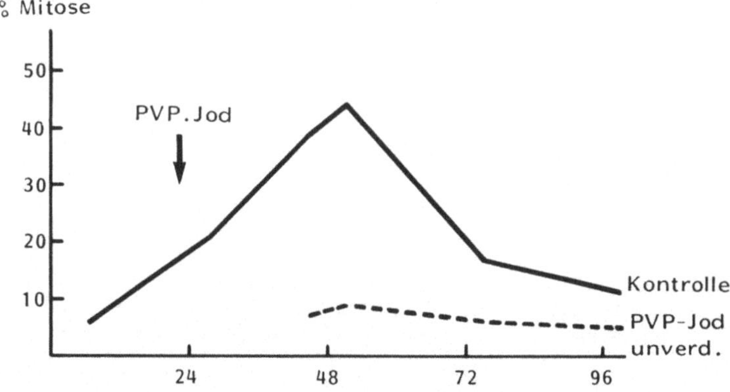

Abb. 3. Der mitotische Index ist nach Gabe von unverdünntem PVP-Jod nach 24 h extrem reduziert

unverdünntem PVP-Jod eine drastische Verringerung des mitotischen Index 24 h nach Zugabe (Abb. 3).

Die histologischen Untersuchungen untermauern diese Beobachtung. Während Kontrollkulturen einen dichten Zellrasen bilden (Abb. 4a), führt die Zugabe von PVP-Jod zu einer deutlichen Verminderung der Zelldichte und zu einer Verklumpung einzelner Zellgruppen (Abb. 4b).

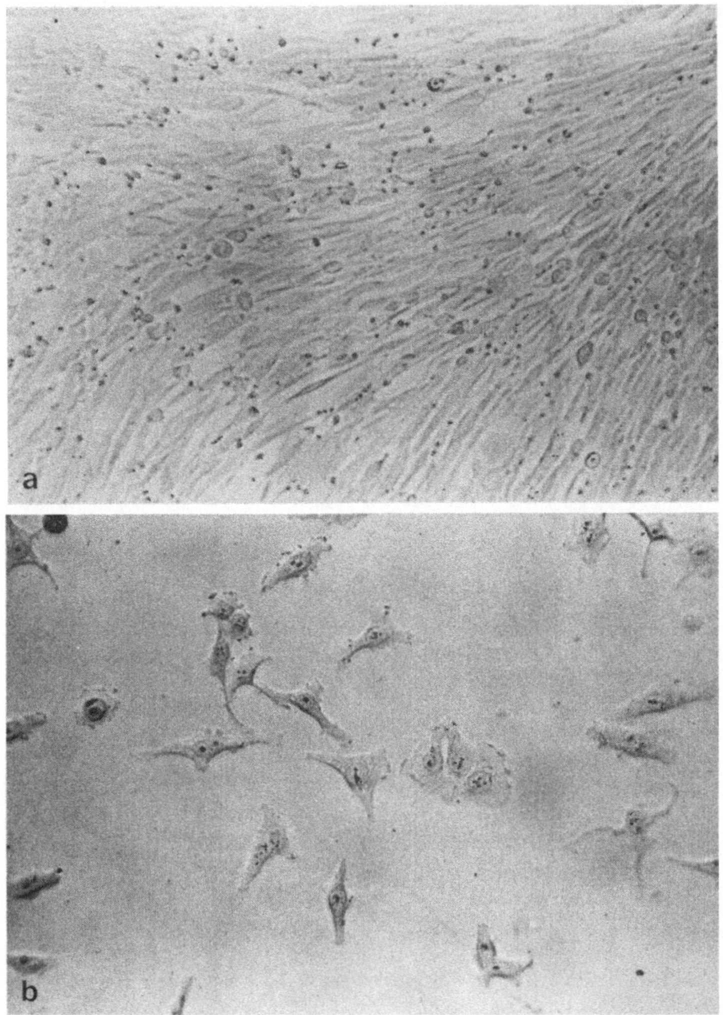

Abb. 4. **a** BHK-21-Zellen wachsen unter Kontrollbedingungen zu einem dichten Zellrasen aus. Färbung HE, Vergrößerung. 36×. **b** Unter der Zugabe von PVP-Jod zeigt sich ein erheblicher Dichteunterschied, wobei es zu einer Verklumpung von Zellen kommt. Färbung HE, Vergrößerung 200×

Diskussion

Während sich kleine Wunden mehr oder weniger problemlos und frühzeitig schließen, hängt der Wundverschluß bei großen Wunden u. a. entscheidend von der Ausbildung eines gesunden Granulationsgewebes ab (Abb. 5c, d). Auch die Deckung von Defekten mit Spalthaut oder Spalthaut als Meshgraft setzt einen guten Granulationsrasen voraus. Während der Granulationsbildung muß der Wundgrund intensiv antiseptisch behandelt werden, um eine Superinfektion zu verhindern (Abb. 5a, b). Die antiseptische Behandlung darf aber dabei keinerlei schädigende Auswirkung auf das Proliferationsverhalten der Bindegewebszellen ausüben.

Die Wirkung von Medikamenten auf Zellkulturen ist aus der Forschung mit Zytostatika erprobt und wohlbekannt [6, 7, 8]. Die von uns durchgeführten Untersuchungen an Fibroblastenkulturen der BHK-21-Zellreihe zeigen, daß es unter Einwirkung von PVP-Jod zu einer Verringerung der Wachstumsrate und des Mitoseindex kommt.

Auch Hagedorn et al. [2] und Kallenberger [4] konnten an Fibroblastenkulturen nachweisen, daß PVP-Jod einen negativen Einfluß auf das Proliferationsverhalten von Zellkulturen in vitro ausübt. Die Zellverträglichkeitsprüfungen an kultivierten Zellen zeigten, daß PVP-Jod bis zu einer Verdünnung von 1:100 zelltoxisch wirkt.

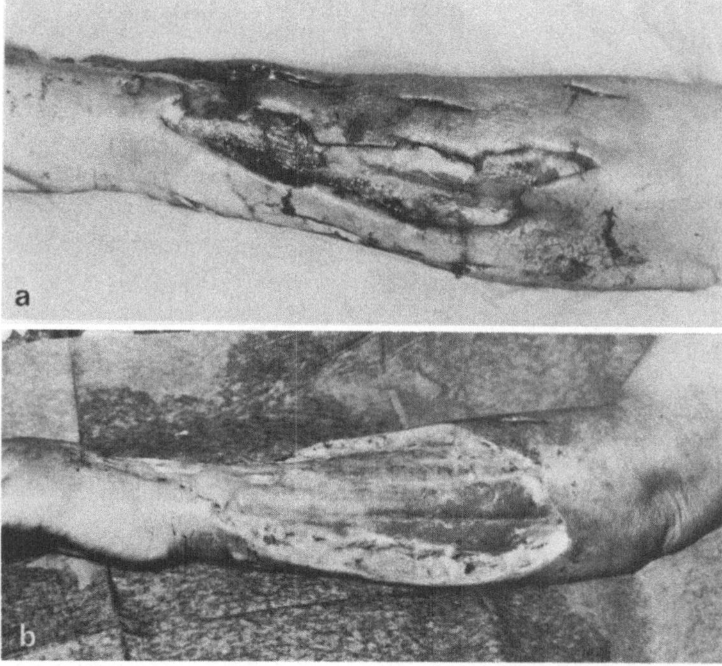

Abb. 5a–d. Verlauf einer infizierten Nekrose nach Paravasat eines Zytostatikums am Unterarm bei Zustand nach erweiterter Mastektomie wegen eines Mammakarzinoms. **a** Zustand nach unzureichender Inzision und Exzision mit erheblicher Superinfektion. **b** Nach radikaler Nekrektomie und lokaler Anwendung von PVP-Jod kommt es zur Reinigung der großen Wundfläche

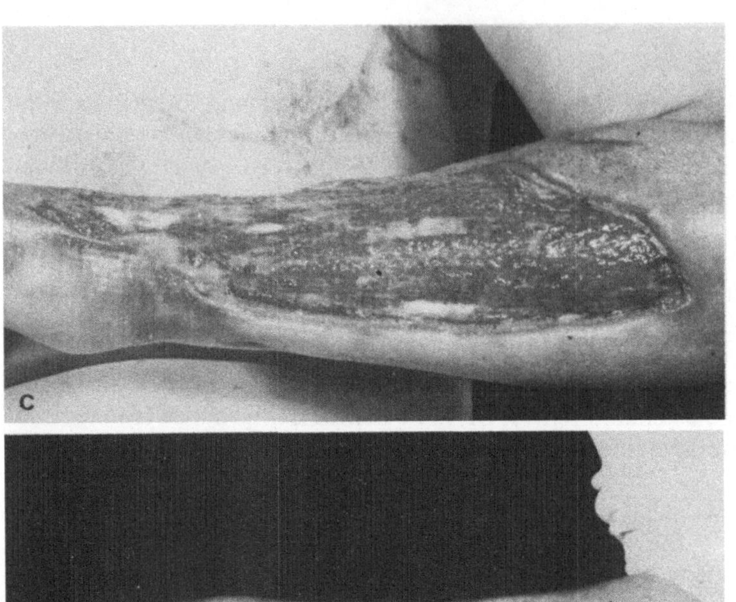

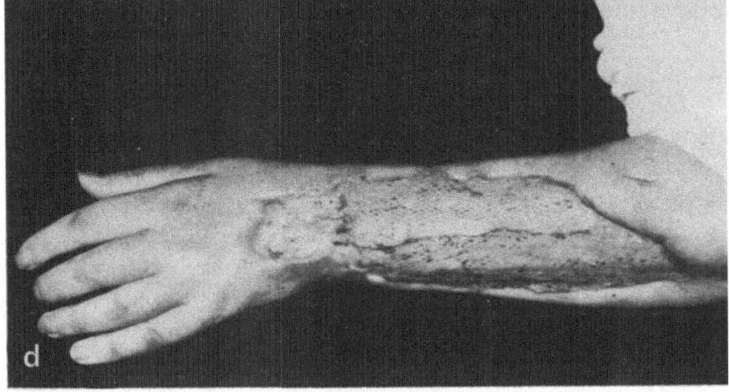

Abb. 5. c Nach bakteriologischem Abstrich mit negativem Ergebnis erfolgt die weitere Therapie zur Ausbildung eines Granulationsrasens mit Debrisan. **d** Nach Entwicklung eines guten Granulationsrasens unter Debrisan-Deckung der großflächigen Wunde mit Meshgraft. Komplikationsloser Heilungsverlauf mit gutem funktionellem Ergebnis

Die Zellmorphologie im fixierten Material ergibt ebenfalls Hinweise für eine Zellschädigung [2, 4, 10].

Unsere Untersuchungen zeigen, daß die Regenerationsfähigkeit bis zu einer Verdünnung von 1:2 irreversibel geschädigt ist. Ab einer Verdünnung von 1:10 kommt es aber zu einem erneuten Anstieg in Abhängigkeit von der gewählten Verdünnung.

Kallenberger [4] konnte mit Hilfe des Explantationstestes die Proliferationsfähigkeit von Zellen und damit die Gewebevitalität prüfen. Gleichzeitig wurde die Tiefenwirkung von PVP-Jod beurteilt.

Die Ergebnisse zeigen, daß etwa 1 mm unter der bespülten Oberfläche proliferationsfähige Zellen vorhanden sind. Aus diesem Grunde kann die Verwendung von PVP-Jod bei infizierten Wunden verantwortet werden. Der Prüfung der Gewebevitalität wird eine höhere Aussagekraft zugesprochen als der Auswirkung auf Fibroblastenkulturen [4].

Unsere In-vitro-Untersuchungen zeigen in Übereinstimmung mit anderen Autoren, daß das Wachstum durch konzentrierte PVP-Jod-Lösung blockiert wird [2, 4]. Erst ab einer Verdünnung von 1:50 kommt es zu einem Wiederanstieg der Zellzahl.

Damit untermauern die In-vitro-Untersuchungen klinische Beobachtungen, bei denen es nach Langzeittherapie von PVP-Jod zu einer Stagnation der Granulationsbildung kommt. Da aber bei der Behandlung von infizierten Wunden primär die Keimreduktion im Vordergrund steht, besitzt in dieser Phase der Wundheilung die antibakterielle und fungizide Wirkung den Vorrang [3, 10]. Bei antibakteriellen Substanzen kann eine begrenzt oberflächliche Zell- und Gewebeschädigung verantwortet werden, wenn dadurch Infektionen reduziert bzw. eliminiert werden können [4]. Nach Elimination der pathogenen Keime steht die Vorbereitung des Implantatlagers im Vordergrund und darf dann durch die zelltoxische Wirkung nicht gefährdet werden.

Aufgrund der klinischen und experimentellen Untersuchungen, empfehlen wir folgendes Vorgehen: Zur initialen Behandlung kann wegen der guten antibakteriellen und fungiziden Eigenschaften z.Z. auf die Anwendung von PVP-Jod zur Behandlung von oberflächlich infizierten Wunden nicht verzichtet werden. Zeigt der bakteriologische Abstrich keine pathogenen Keime mehr, sollte die Behandlung mit granulationsfördernden, resorbierenden und ödemreduzierenden Substanzen fortgesetzt werden. Dazu hat sich beim Ulcus cruris und anderen oberflächlichen Wunden, bei Sekundärheilung nach chirurgischen Eingriffen und bei Verbrennungen III. Grades nach Nekrektomie v.a. Dextranomer in Pulver- bzw. Pastenform (Debrisorb und Debrisan) bestens bewährt.

Sollte es trotzdem erneut zu einer Superinfektion kommen, kann zur Beherrschung des Infektes jederzeit wieder PVP-Jod verwendet werden.

Trotz des negativen Einflusses von PVP-Jod auf Zellkulturen in vitro, sind unsere klinischen Behandlungsergebnisse mit diesem Therapiekonzept zufriedenstellend und führen in den meisten Fällen auch bei Ulzeration der unteren Extremitäten zu einem Wundverschluß bzw. zu einem transplantationsfähigen Wundgrund.

Zusammenfassung

An Zellkulturen wurde die Wirksamkeit von PVP-Jod auf das Proliferationsverhalten getestet. In unverdünntem Zustand und bis zu einer Konzentration von 1:50 hat PVP-Jod einen negativen Einfluß auf die Wachstumsrate und den Mitoseindex. Trotzdem kann PVP-Jod in der Initialphase der Therapie einer infizierten Wunde empfohlen werden. Für die Langzeittherapie sollte auf andere Wundverbände ausgewichen werden.

Literatur

1. Bauer KV (1974) Methodik der Zell- und Gewėbezüchtung. Hirzel, Stuttgart
2. Hagedorn M, Kaden P, Mittelmayer C (1979) Die Beeinflussung des Fibroblasten-Zellwachstums in vitro. Dtsch Derm 27: 299
3. Hierholzer G (1979) Grundlagen der lokalen chemotherapeutischen Infektbehandlung. In: Burri C, Rüter A (Hrsg) Lokalbehandlung chirurgischer Infektionen. Huber, Bern Stuttgart Wien (Aktuelle Probleme in Chirurgie und Orthopädie, Bd 12, S. 87)
4. Kallenberger A (1979) Experimentelle Untersuchungen zur Gewebsverträglichkeit von Desinfektionslösungen. In: Burry C, Rüter A (Hrsg) Lokalbehandlung chirurgischer Infektionen. Huber, Bern Stuttgart Wien (Aktuelle Probleme in Chirurgie und Orthopädie, Bd 12, S 87)
5. MacPherson IA, Stoker GP (1962) Polyomatransformation of hamster cell clones an investigation of genetic factors affecting cell competence. Virology 16: 147
6. Mayr A, Bachmann PA, Biback B, Wittmann C (1974) Virologische Arbeitsmethoden, Bd I. Fischer, Stuttgart, S 102
7. Umeda M, Heidelberger C (1968) Comparative studies of fluorinated pyrimidines with various cell lines. Cancer Res 28: 2529
8. Umeda M, Deringer H, Heidelberger C (1968) Inhibition of the growth of cultured cells by orginase and soluble proteins from mouse skin. Isr J Med Sci 4: 1216
9. Zühlke HV, Hentschke J, Görtz G (1980) The influence of PVP-Iodine on the growth of cultured cells. Colloquium Povidone-iodine in Topical Therapy. 11th International Congress of Chemotherapie, 1. 10. 1979, Boston, USA. Hyg Med 3: 2
10. Zühlke HV, Konradt J, Görtz G (1982) Dextranomer containers as a new topical agent for the treatment of deep secreting wounds. In: Lee AJC, Albrektsson T, Brånemark P-I (eds) Clinical Aplications of Biomaterials.

Anwendung von PVP-Jod in Mittelohrräumen

R. Matthias

HNO-Klinik am Universitätsklinikum Steglitz der Freien Universität Berlin (Direktor: Professor Dr. med. D. Zühlke), Hindenburgdamm 30, D-1000 Berlin 45

Bei der Behandlung eitriger Mittelohrentzündungen besteht ein Unsicherheitsmoment. Viele wirksame, meist antibiotische Otologika mindern gleichzeitig durch Diffusion über die Labyrinthfenster die sensorische Leistung des Innenohres (Kellerhals 1978). Auf der anderen Seite ist die antimikrobielle Wirksamkeit jener Medikamente, die erfahrungsgemäß keine ototoxischen Begleiterscheinungen aufweisen, häufig nicht genügend.

Dieses therapeutische Niemandsland könnte durch die schon seit der Frühzeit der Otologie geübten Spülbehandlungen des infizierten Gehörorgans mit desinfizierenden Lösungen erfolgreich besetzt werden. Ein häufig benutztes Chemotherapeutikum ist bis in die heutige Zeit die Borsäure, auf die schon von Tröltsch (1881) in seinem Lehrbuch der Ohrenheilkunde hinweist:

„Es fragt sich nun, mit welcher Flüssigkeit sollen die Einspritzungen ins Ohr und die Durchspülungen desselben gemacht werden? Allgemein gesprochen jedenfalls nur mit solchen, welche einem Fäulnis- und Zersetzungsprozesse im Ohre nicht weitere Stoffe zuführen, sondern dazu angethan sind, demselben entgegenzuwirken. ... Ganz vortreffliche Dienste leistet der Zusatz desinficierender oder antiseptischer Mittel zum Wasser ...; sehr zu empfehlen sind Einspritzungen mit (1–4%) Lösungen von Bohrsäure, deren Einführung in die Ohrenpraxis wir Bezold verdanken ...".

Da jedoch gerade in der letzten Zeit Borsäure als Therapeutikum wegen erheblicher Nebenwirkungen nicht mehr zum Einsatz kommen soll (Kley 1981), wird heute der Einsatz anderer Desinfizienzien diskutiert. In vielen grundlegenden Tierexperimenten und im klinischen kontrollierten Einsatz bei Verbrennungen, in der Wundbehandlung und bei der eitrigen Peritonitis wurden in der Chirurgischen Klinik unseres Hauses z. T. gute Eigenschaften für das PVP-Jod gefunden (Görtz u. Häring 1981). Aufgrund dieser Ergebnisse erschien uns eine Überprüfung dieses Desinfiziens für die Otologie angezeigt.

Überprüfung der Wirksamkeit von Polyvidon-Jod in der Paukenhöhle

Wirksamkeitsüberprüfungen von Desinfizienzien in der Paukenhöhle liegen bis heute nur vereinzelt vor. 1980 untersuchten Pau et al. neben verschiedenen anderen Substanzen auch das antimikrobielle Verhalten von Polyvidon-Jod auf eiweißhaltige Gehörgangstamponaden. Wegen des bekannten Eiweißfehlers von Halogenen

PVP-Jod in der operativen Medizin
Herausgegeben von G. Hierholzer und G. Görtz

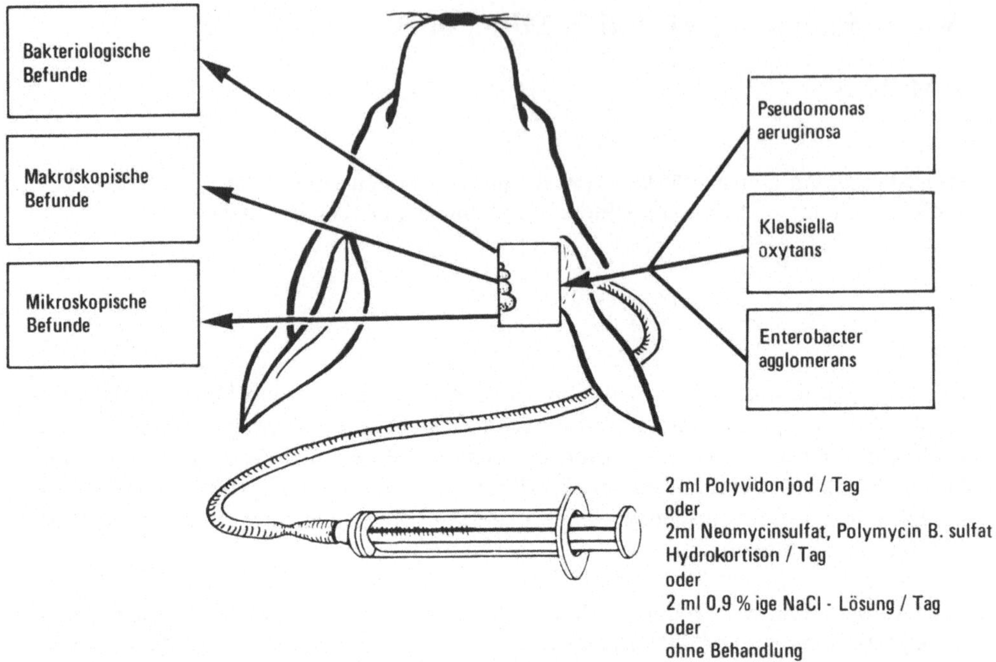

Abb. 1. Schematischer Versuchsaufbau zur Überprüfung der lokalen Ototoxizität von Polyvidon-Jod

verwundert es nicht, daß sich auf einem solchermaßen getränkten Tamponadematerial sogar Keime anzüchten lassen.

Methode (Abb. 1): Für die bakteriologischen In-vivo-Untersuchungen werden 200–400 g schwere Albinomeerschweinchen (n = 15) verwendet. Dabei werden die Trommelfelle beiderseits halbmondförmig um den Hammergriff eröffnet und die Paukenhöhlen an 2 aufeinanderfolgenden Tagen mit 0,1 ml einer Keimsuspension aus Pseudomonas aeruginosa, Klebsiella oxytans und Enterobacter agglomerans beimpft. Nach 3tägiger Inkubationszeit werden die rechtsseitigen Mittelohren von 12 Tieren täglich mit 2 ml einer 7,5%igen Polyvidon-Jod-Lösung gespült, die Gegenohren mit der gleichen Menge einer antibiotischen Lösung aus Neomycinsulfat, Polymyxin-B-Sulfat und Hydrokortison behandelt. Die 3 übrigen Meerschweinchen bilden eine Kontrollgruppe. Hier bleibt das rechte Ohr unbehandelt, während das linke täglich mit 2 ml physiologischer Kochsalzlösung gespült wird.

Vor dem 1. Behandlungstag, am 5. und am 8. Tag wird die Mittelohrschleimhaut nach dem klinischen Aspekt beurteilt, das jeweilige Keimspektrum auf Blut und Endoagarplatten bestimmt, das Resistenzverhalten der Erreger durch Agardiffusionstest überprüft und histologisch (Hämatoxylineosin) die Leukozyteninfiltration und Fibroblasteneinsprossung in die entzündete Paukenschleimhaut untersucht.

Bei der Bestimmung der Keimzahl fällt zunächst auf, daß selbst bei den nichtbehandelten Tieren Klebsiella oxytans und Enterobacter agglomerans schnell durch Pseudomonas aeruginosa verdrängt werden. Dafür ist vom 5. Tag an eine Fremdkontamination (meist durch Staphylococcus aureus) nachzuweisen. In Abb. 2 ist nur das jeweilige Wachstum von Pseudomonas halbquantitativ eingetragen: tägliche Paukenhöhlenspülungen mit der antibiotischen Lösung reduzieren die Keim-

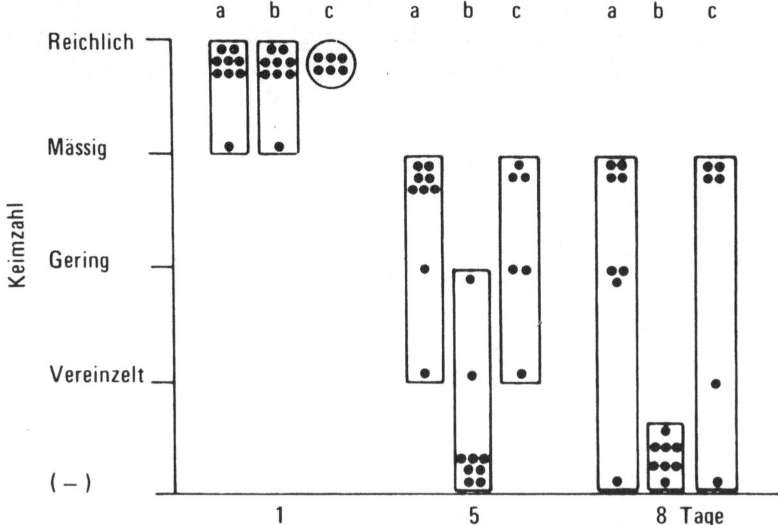

Abb. 2. Halbquantitative Bestimmung der Keimzahl im Mittelohr nach Kontamination mit Pseudomonas aeruginosa bei täglicher intratympanaler Spülung mit 2 ml einer *a* Polyvidon-Jod-Lösung, *b* Neomycinsulfat-/Polymyxin-B-Sulfat-/Hydrokortisonlösung, *c* 0,9%ige NaCl-Lösung bzw. ohne Therapie. [Ein Punkt (•) entspricht einem Meerschweinchenohr, das je nach Pseudomonasmenge einem der halbquantitativen Einheiten reichlich bis (–) zugeordnet wird]

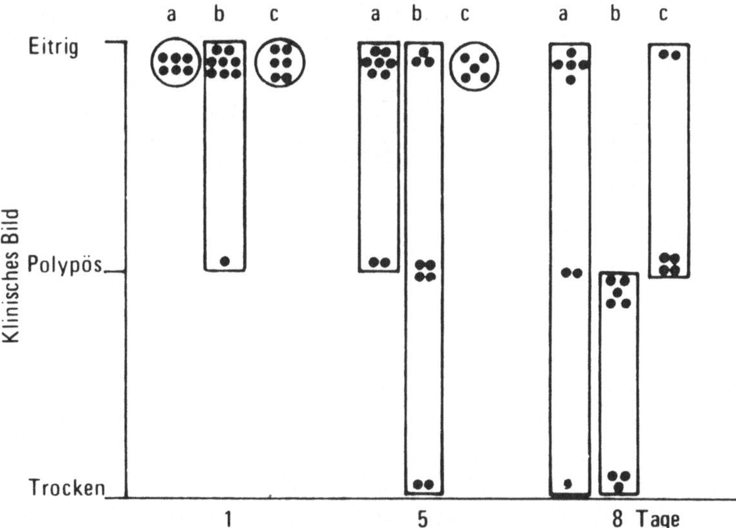

Abb. 3. Beurteilung der Schleimhautverhältnisse im Mittelohr bei bakteriell bedingter Otitis media und täglicher intratympanaler Spülung mit 2 ml einer *a* Polyvidon-Jod-Lösung, *b* Neomycin-/Polymyxin-/Hydrokortisonlösung, *c* 0,9%iger NaCl-Lösung bzw. ohne Therapie

zahl vollständig, während weder die Behandlungsversuche mit physiologischer Kochsalzlösung noch die mit PVP-Jod vergleichbar erfolgversprechend sind. Das Resistenzverhalten der Keime ändert sich nicht unter der 8tägigen Therapie.

Die klinischen Befunde an der Paukenhöhlenschleimhaut werden mit den Kategorien eitrig, polypös und reizfrei beschrieben (Abb. 3). Vor Behandlungsbeginn ist mit einer Ausnahme in allen Ohren eitriges Sekret zu finden. Bei den unbehan-

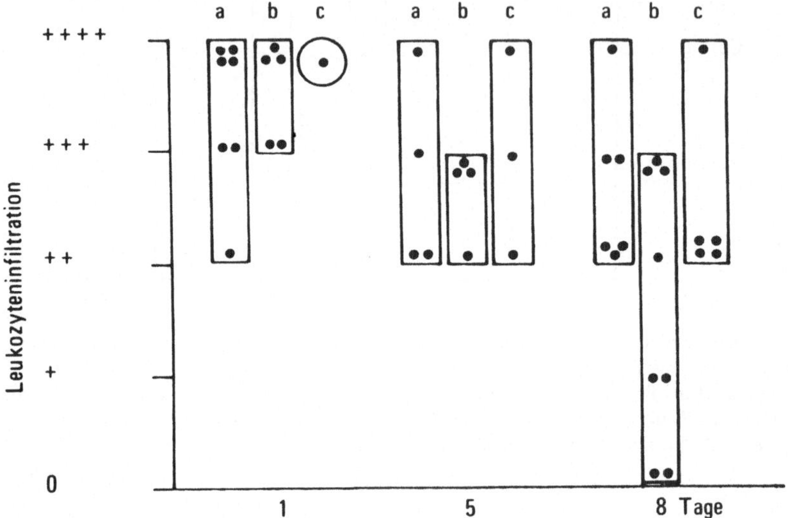

Abb. 4. Semiquantitative Beurteilung der Leukozyteninfiltration der Paukenschleimhaut nach täglicher Spülung mit *a* Polyvidon-Jod-Lösung, *b* Neomycin-/Polymyxin-/Hydrokortisonlösung, *c* 0,9%iger NaCl-Lösung bzw. ohne Therapie

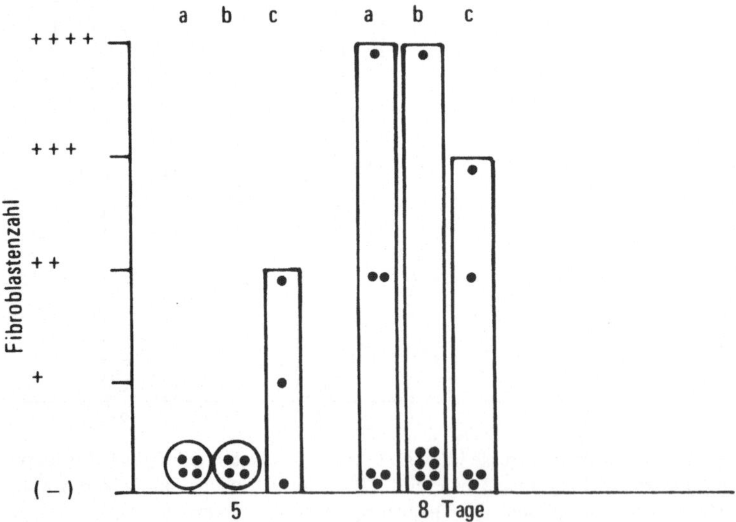

Abb. 5. Semiquantitative Bestimmung der Fibroblastenzahl in der Paukenschleimhaut unter Behandlung mit *a* Polyvidon-Jod, *b* Neomycin-/Polymyxin-/Hydrokortisonlösung, *c* 0,9%iger NaCl-Lösung bzw. ohne Therapie

delten Tieren verändert sich bis zum 8. Tag das klinische Erscheinungsbild nicht. Gleichzeitig zeigen die Paukenhöhlen, die mit Kochsalzlösung oder PVP-Jod gespült werden, ein sehr uneinheitliches Bild. Nur unter der Antibiotikaapplikation gesundet am 5. Tag eine ausreichende Zahl der Mittelohren.

Die Leukozyteninfiltration der entzündeten Paukenschleimhaut nimmt bei allen 3 Gruppen in 8 Tagen ab (Abb. 4). Diese Tendenz ist bei den antibiotisch therapierten Mittelohren deutlicher zu erkennen.

Eine Bindegewebseinsprossung in die Mittelohrschleimhaut ist am ersten Tag überhaupt nicht nachweisbar, am 5. Tag nur vereinzelt und am 8. Tag etwas häufiger (Abb. 5). Die meisten Fibroblasten finden sich bei den mit PVP-Jod behandelten Schleimhautproben. Unter Kochsalztherapie setzt die Fibroblasteneinsprossung früher ein, bleibt jedoch moderat.

Überprüfung der lokalen Ototoxizität von Polyvidon-Jod

Seit über einem Jahrhundert ist der innenohrschädliche Einfluß verschiedener Medikamente bekannt (North 1880; Schwabach 1884).

1951 wird für diese Form der Nebenwirkungen der Begriff der Ototoxizität geprägt (Hawkins 1976) und im folgenden Jahr wird erstmals eine Innenohrschwerhörigkeit nach intratympanaler Applikation von Lokalanästhetika beschrieben (Vanderbeek 1952). Inzwischen ist eine lokale Ototoxizität auch von Aminoglykosiden (Morizono u. Johnstone 1975; Brummet et al. 1976; Matthias u. Handrock 1980) und Alkoholderivaten (Vernon et al. 1978; Morizono et al. 1980; Morizono u. Sikora 1981; Schwarze et al. 1982) bekannt. Dabei diffundieren offensichtlich die in die Paukenhöhle applizierten Medikamente durch die Labyrinthfenster in die flüssigkeitsgefüllten Innenohrräume und schädigen dort das Rezeptionsorgan (Höft 1968; Ilberg von 1968).

Morizono u. Sikora (1982) untersuchten etwa zur gleichen Zeit wie wir (Schwarze et al. 1982) die lokale Ototoxizität von Polyvidon-Jod im Tierexperiment (Chinchilla). Sie weisen eine Depression der kochleären frequenzspezifischen Summenaktionspotentiale schon nach 2 h durch eine Polyvidon-Jod-Salbenzubereitung und auch nach 24 h durch eine 1 : 4 verdünnte Polyvidon-Jod-Lösung nach.

Da bei diesen und ähnlichen Tierversuchen sowohl die standardisierte Einflußnahme der applizierten Substanz auf die Labyrinthfenster als auch eine sichere Ausschaltung einer Mittelohrkomponente fehlt, benutzen wir (Matthias u. Handrock 1980) ein Tierversuchsmodell, bei dem eine definierte Konzentration des zu untersuchenden Medikamentes über einen konstanten Zeitraum am runden Fenster zur Wirkung kommt. Darüber hinaus empfehlen wir eine verlängerte Nachbeobachtungszeit von etwa 8 Tagen, um mögliche Spätschäden der Innenohrfunktion nachzuweisen (Matthias et al. 1981).

Methode (Abb. 6): Bei 200–400 g schweren narkotisierten Albinomeerschweinchen (n = 25) wird die Bulla tympanica eröffnet und in die Nische des runden Fensters eine Dauerelektrode eingelegt, über die zu jedem beliebigen Zeitpunkt die Summenaktions- und Mikrophonpotentiale abgeleitet werden können. Gleichzeitig wird ein dünner Silikonschlauch ebenfalls oberhalb des runden Fen-

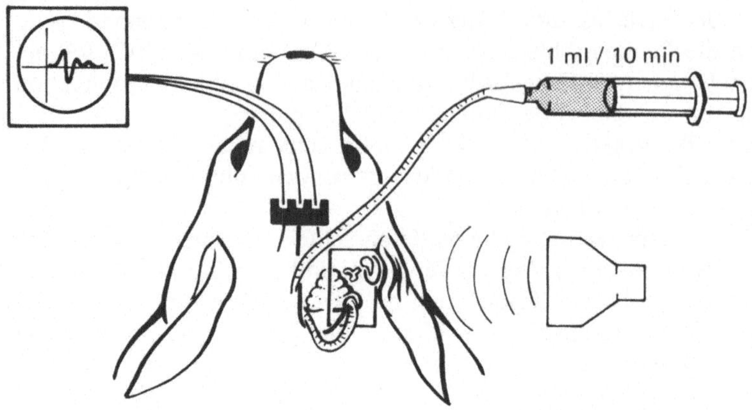

Abb. 6. Schematischer Versuchsaufbau zur Überprüfung der Wirksamkeit von Polyvidon-Jod in der Paukenhöhle

sters eingeklinkt und über diesen die Fenstermembran mit der zu untersuchenden Lösung umspült (v = 0,1 ml/min, t = 15 min, V = 1,5 ml). Nach Perfusionsende wird der eingelegte Schlauch wieder entfernt, die gesamte Paukenhöhle mit 1 ml physiologischer Kochsalzlösung ausgespült, leergesaugt und das runde Fenster trocken getupft. Vor, während und bis zum 8. Tag nach Perfusion werden die elektrischen „click"-evozierten Reizantworten der Kochlea abgeleitet.

Eine unerwünschte Mittelohrreaktion wird vermieden, indem vor Versuchsbeginn die Gehörknöchelchenkette unterbrochen wird. Das gegenseitige Innenohr wird vertäubt, um nicht versehentlich dessen Signale abzuleiten. Durch Perfusion auf dem vertäubten Innenohr wird ein systemischer Einfluß des im Mittelohr applizierten Medikamentes ausgeschlossen. Zur Sicherung der Ergebnisse wird nach dem gleichen Versuchsaufbau eine andere Tierspezies (Ratten) perfundiert.

Vor Versuchsbeginn liegt die Hörschwelle der Meerschweinchen mit unterbrochener Schalleitungskette zwischen 80 und 90 dB SPL (sound pressure level). Der Medianwert der Hörschwelle bleibt 8 Tage nach Perfusion unverändert. Ähnlich verhält sich eine Kontrollgruppe, die mit physiologischer Kochsalzlösung perfundiert wird. In Abb. 7 ist neben den beiden genannten Lösungen der Einfluß einer bekannt ototoxischen Substanz (Äthylalkohol) auf das elektrische Verhalten der Kochlea eingezeichnet.

Vor der Mittelohrperfusion mit Polyvidon-Jod betragen die Latenzzeiten der kochleären Summenaktionspotentiale bei 130 dB SPL 1,0–1,4 ms. Während des Versuches nimmt die Streuung um den Medianwert zu, so daß 52 und 60 min nach Perfusionsbeginn eine signifikante Latenzzeitverlängerung zu beobachten ist. Diese Verzögerung ist nicht signifikant größer als bei der Meerschweinchengruppe, die mit physiologischer Kochsalzlösung kontrolliert wird (Abb. 8). Das Latenzzeitverhalten aller N1-Potentiale unter den verschiedenen Schalldruckpegeln zu den verschiedenen Zeitpunkten vor und nach Perfusion zeigt nahezu deckungsgleiche Kennlinien.

Dagegen verhalten sich die Amplituden der Summenaktionspotentiale sehr unterschiedlich. In Abb. 9 ist die Amplitudenabnahme der Summenaktionspotentiale bei 130 dB SPL in % des Ausgangswertes vor Perfusion wiedergegeben. Es besteht eine signifikante Amplitudenminderung bei den Meerschweinchen, die mit PVP-Jod perfundiert werden, im Vergleich zu jenen, bei denen nur physiologische Kochsalzlösung intratympanal appliziert wird. Allerdings übertreffen die Amplitudenab-

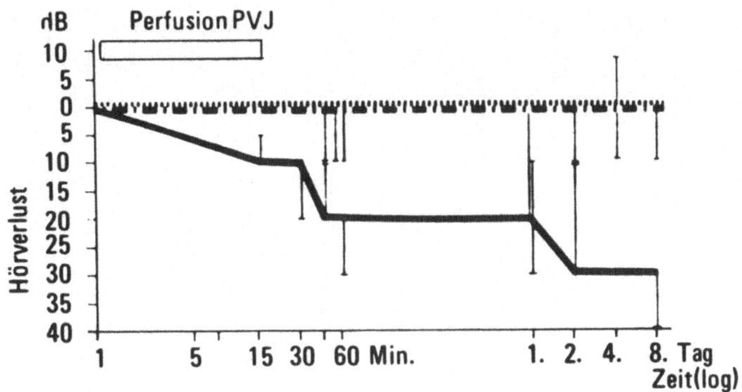

Abb. 7. Hörschwellenveränderung in dB (Median und 70% Percentile) nach 15minütiger intratympanaler Perfusion mit Polyvidon-Jod (- - - -) (n = 16), physiologischer Kochsalzlösung (-·-·-) (n = 10), 70%igem Äthanol (——)

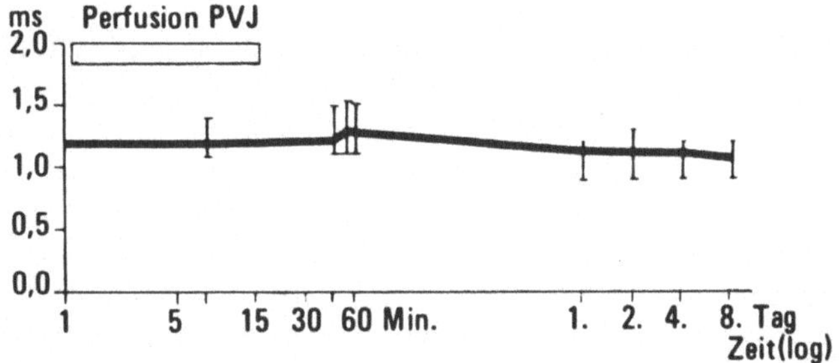

Abb. 8. Latenzzeitverhalten der SAP bei 130 dB SPL (Median und 70% Percentile) über 8 Tage nach 15minütiger intratympanaler Perfusion mit Polyvidon-Jod (n = 16)

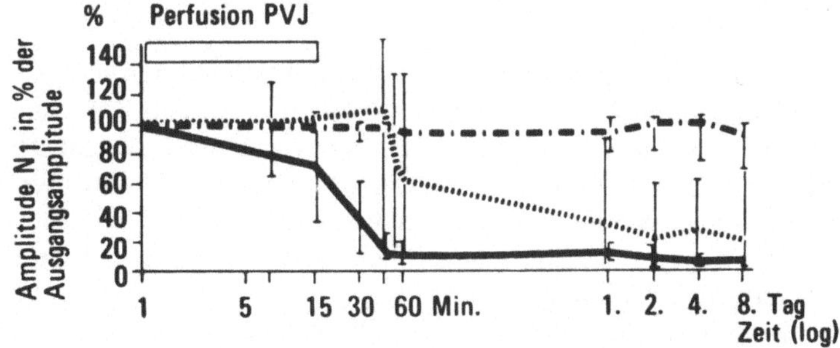

Abb. 9. Amplitudenveränderung des SAP (Median und 70% Percentile) über 8 Tage nach 15minütiger intratympanaler Perfusion mit Polyvidon-Jod (- - - -) (n = 16), 0,9%iger NaCl-Lösung (-·-·-·) (n = 15), 70%igem Äthanol (——) (n = 10)

nahmen, die nach Äthanolperfusion auftreten, deutlich die der Polyvidon-Jod-Versuchsreihe. Wir erklären uns diese Abnahme mit einer erheblichen polypösen Schleimhautschwellung in der Pauke, die wir bei 11 von 16 nachkontrollierten, mit PVP-Jod intratympanal perfundierten Tieren finden. Durch die Schleimhautschwellung vergrößert sich die Kontaktfläche der Dauerelektrode zur potentialge-

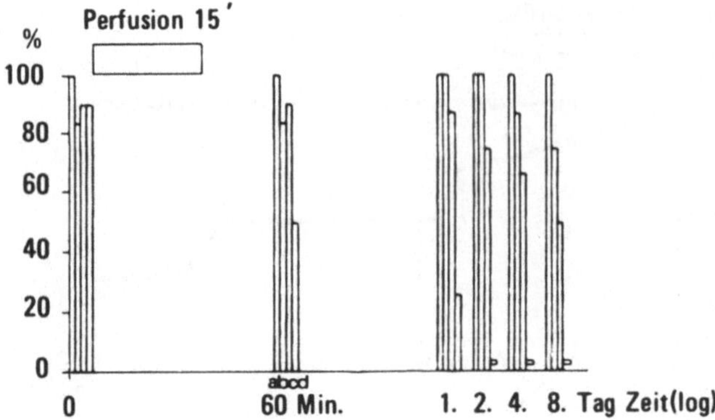

Abb. 10. Nachweis der Mikrophonpotentiale über 8 Tage nach 15minütiger Perfusion mit *a* Polyvidon-Jod bei 130 dB SPL, *b* Polyvidon-Jod bei 100 dB SPL, *c* Äthanol bei 130 dB SPL, *d* Äthanol bei 100 dB SPL

nerierenden Kochlea, eine Tatsache, die zu einer virtuellen Amplitudenabnahme führen kann.

Zusätzlich zu unserem Summenaktionspotential zeichnen wir bei allen Versuchen regelmäßig die Mikrophonpotentiale bei 100 und 130 dB SPL auf (Abb. 10). Im Vergleich zum schnellen Verschwinden der Mikrophonpotentiale nach Äthanolperfusion, finden sich bei den Tieren, die mit PVP-Jod perfundiert werden, durchgehend positive Antworten bei 130 dB SPL. Bei 100 dB SPL findet sich die Potentiale bei 83,3% dieser Tiere vor dem ersten Tag und noch bei 75% nach dem 8. Tag.

Zur Anwendung von Polyvidonjod in der Otologie

Jodhaltige Lösungen zur Mittelohrdesinfektion werden schon seit über einem Jahrhundert vorgeschlagen. Von Tröltsch zitiert in diesem Zusammenhang schon 1881: „Clarke in Boston berichtet gute Erfolge von einer wäßrigen Jod-Lösung (Jod. Pur. 0,10 bis 0,15 auf 30 Gramm Wasser) mit Jodkali, ..." Auf der anderen Seite wird erstmals 1913 von Beck über eine Ototoxizität von Jod berichtet. Nach Knick (1926) werden dagegen Jodide gelegentlich erfolgreich zur Behandlung von Innenohrschwerhörigkeiten eingesetzt.

Trotz dieser verwirrenden Mitteilungen scheint nach unseren tierexperimentellen Ergebnissen der Einsatz von PVP-Jod am Mittelohr gerechtfertigt, da keine Innenohrgefährdung befürchtet werden muß. Die von Morizono u. Sikora (1982) mitgeteilten Ergebnisse an ihrem Tiermodell sind schwer beurteilbar. Es fehlen Hinweise auf eine mögliche Mittelohrbeteiligung am Absinken der Hörschwelle. Die erhebliche Schleimhautschwellung in der Paukenhöhle nach Polyvidon-Jod-Applikation könnte somit allein verantwortlich für den von ihnen registrierten Hörverlust sein.

Anders muß jedoch die Wirkung von Polyvidon-Jod auf die infizierten Mittelohrräume beurteilt werden. Offensichtlich ist die Desinfektionsleistung nicht höher einzustufen als die von steriler Kochsalzlösung. Da jedoch die bei unserem Tierversuch zum Vergleich herangezogene Lösung aus Aminoglykosiden als hoch ototoxisch angesehen werden muß (Matthias u. Handrock 1980; Renner et al. 1982), steht diese dem Otologen zur Spülbehandlung nicht zur Verfügung.

Die zu Beginn genannte Forderung an ein zur Paukenhöhlenspülung geeignetes Desinfiziens lautet jedoch lediglich, daß den entzündungsauslösenden Keimen im Mittelohr bei der Spülbehandlung keine weiteren hinzugefügt werden sollen. So kann also am Arbeitsplatz des Otologen eine wäßrige Polyvidon-Jod-Lösung (0,75%), wie wir sie seit etwa 1 Jahr auch klinisch benutzen, sicherstellen, daß sie keine Keime enthält, und unter diesem Gesichtspunkt vortreffliche Dienste leisten.

Zusammenfassung

Im Tierversuch wird nachgewiesen, daß Polyvidon-Jod im Mittelohr zur Desinfektion ohne Gefahr für die benachbarten sensorischen Strukturen angewandt werden kann. Nach kurzfristigen wiederholten Spülungen des Mittelohres mit PVP-Jod ist keine anhaltende keimreduzierende Wirkung bei Infektionen festzustellen.

Literatur

Beck K (1913) Experimentelle Untersuchungen über den Einfluß von Bakterientoxinen und Giften auf das Gehörorgan. Z Ohrenheilkd 68: 128–156

Brummet RE, Harris RF, Lindgren JA (1976) Detection of ototoxicity from drugs applied topically to the middle ear space. Laryngoscope 86: 1177–1187

Görtz G, Häring R (1981) Wirkung und Nebenwirkung von Polyvinylpyrrolidon-Jod (PVP-Jod). Therapiewoche 31: 4364–4369

Hawkins JE (1976) Drug ototoxicity. In: Keidel WD, Neff WD, By Boer E de et al. (eds) Auditory System. Springer, Berlin Heidelberg New York (Handbook of Sensory System, vol V/3)

Höft J (1968) Elektronenmikroskopische Untersuchungen über die Durchlässigkeit der Membran des runden Fensters beim Meerschweinchen. Arch Otorhinolaryngol 191: 539–540

Ilberg C von (1968) Elektronenmikroskopische Überprüfung der Zugangswege zum Corti'schen Organ. Arch Otorhinolaryngol 191: 540–541

Kellerhals B (1978) Hörschäden durch ototoxische Ohrentropfen. Ergebnisse einer Umfrage. HNO 26: 49–53

Kley W (1981) Vor- und Nachbehandlung bei hörverbessernden Operationen. Arch Otorhinolaryngol 231: 713–721

Knick A (1926) Allgemeine Therapie. In: Denker A, Kahler O (Hrsg) Handbuch der Hals-Nasen-Ohrenheilkunde, Bd IV. Springer, Berlin

Matthias R, Handrock M (1980) Zur Wirkung ototoxischer Substanzen bei intratympanaler Applikation. Arch Otorhinolaryngol 227: 417–420

Matthias R, Handrock M, Schüssler U (1981) Zur Ototoxizität von Lokalanästhetika. Eine tierexperimentelle Studie. Arch Otorhinolaryngol 231: 825–828

Morizono T, Johnstone BM (1975) Ototoxicity of topically applied gentamycin using a statistical analysis of electrophysiological measurement. Acta Otolaryngol 80: 389–392

Morizono T, Sikora MA (1981) Ototoxicity of ethanol in the tympanic cleft in animals. Acta Otolaryngol 92: 33–40

Morizono T, Sikora MA (1982) The ototoxicity of topically applied Povidone-Iodine preparations. Arch Otolaryngol 108: 210–213

Morizono T, Paparella M, Juhn S (1980) Ototoxicity of propylene glycol in experimental animals. Am J Otolaryngol 1: 393–399

North A (1880) Two cases of poisoning by the oil of chenopodium. Am J Otol 2: 197–200

Pau HW, Exner M, Botzenhart K (1980) Anwendung antimikrobieller Substanzen in Gehörgangstamponaden. Laryngol Rhinol 59: 170–175

Renner W, Matthias R, Handrock M (1982) Gefährden Ohrentropfen die Innenohrfunktion? Eine tierexperimentelle Untersuchung. Arch Otorhinolaryngol 235: 654–657

Schwabach D (1884) Über bleibende Störungen im Gehörorgan nach Chinin- und Salicylgebrauch. Dtsch Med Wochenschr 10: 163–166

Schwarze U, Matthias R, Handrock M (1982) Wirken intratympanal verabreichte Schleimhautdesinficientia ototoxisch? Arch Otorhinolaryngol 235: 657–659

Tröltsch A von (1881) Lehrbuch der Ohrenheilkunde. Vogel, Leipzig

Vanderbeek FB (1952) Anesthesia of internal ear following application of topical anesthetic to middle ear. Arch Otolaryngol 55: 602–603

Vernon J, Brummet RE, Walsh T (1978) The ototoxic potential of propylene glycol in guinea pigs. Arch Otolaryngol 104: 726–729

Die Behandlung infizierter Defektwunden mit PVP-Jod im Tierversuch*

W. Mutschler[1], C. Burri[1], R. Frankenhauser[1], H. Meyer[2] und G. Wasmer[2]

1 Abteilung für Unfallchirurgie, Hand-, Plastische und Wiederherstellungschirurgie der Universität Ulm (Ärztlicher Direktor: Prof. Dr. C. Burri), Steinhövelstraße 9, D-7900 Ulm

2 Zentrale Tierversuchsanlage (Leiter: Prof. Dr. Schnappauf) der Universität Ulm, D-7900 Ulm

Einleitung

Der Polyvinylpyrrolidon-Jod-Komplex (PVP-Jod) wird aufgrund der breiten mikrobiziden Wirkung des Jods, das protrahiert aus dem PVP-Komplex abgegeben wird, zur chirurgischen Händedesinfektion, zur Hautdesinfektion und als Antiseptikum in der Verbrennungs- und offenen Wundbehandlung empfohlen [3, 4, 5, 9, 11, 13]. Die Wirksamkeit von PVP-Jod bei der Behandlung infizierter Verbrennungen und Wunden ist dabei umstritten [7, 8, 10, 12]. Der Grund hierfür ist in der nicht einheitlichen Anwendung von PVP-Jod zu suchen. Wie bei allen Antiseptika muß auch hier durch die Wahl einer geeigneten Konzentration und Behandlungsdauer ein Kompromiß zwischen dem gewünschten abtötenden Effekt auf Bakterien und der bekannten zelltoxischen Wirkung [2] gefunden werden.

Vor allem in den klinischen Untersuchungen [3, 10, 11, 13] sind der Gebrauch von PVP-Jod, die zugrundeliegende Weichteilsituation und die chirurgischen Maßnahmen so unterschiedlich, daß Aussagen über einen Behandlungserfolg oder -mißerfolg selten eindeutig auf dieses Antiseptikum zurückzuführen sind.

Ziel unserer Untersuchungen war es daher, am standardisierten Tiermodell den Effekt von PVP-Jod-Lösung und -Salbe bei infizierten Defektwunden zu prüfen. Dabei sollte der Anwendungsmodus möglichst einem klinisch sinnvollen Vorgehen [3] entsprechen.

Material und Methoden

Material

- Polyvidonjodlösung Braunol (Fa. Braun, Melsungen; 100 g Lösung enthalten 7,5 g PVP-Jod-Komplex mit 10% verfügbarem Jod)

* Wir danken Frau R. Bültmann, Frau H. von Neubeck und Frau Kammerlander (Labor für experimentelle Traumatologie, Leiter: Priv. Doz. Dr. L. Claes, Universität Ulm) für ihre Mithilfe

PVP-Jod in der operativen Medizin
Herausgegeben von G. Hierholzer und G. Görtz

- Polyvidon-Jod-Salbe Braunovidon® (Fa. B. Braun, AG Melsungen; 100 g Salbe enthalten 10 g PVP-Jod-Komplex mit 10% verfügbarem Jod)
- Kontrollösung: Natriumchloridlösung 0,9% (Fa. B. Braun AG, Melsungen)
- Temporärer Hautersatz; Polyvinylalkoholformalschaum Coldex (PVA; Fa. Temca, Nürnberg)

In-vitro-Versuch

40 Platten aus Blutagargrundsubstrat Nr. 2 Oxoid wurden mit 10^7 Pseudomonas aeruginosa inokuliert und nach 24 h Wachstum bei 37 °C 3mal im Abstand von 12 h mit 3 ml PVP-Jod-Lösung oder NaCl-Lösung überschichtet. Die Keime von je 5 Schalen wurden 6, 12, 24 und 36 h nach Beginn der PVP-Jod- bzw. NaCl-Behandlung mit 5 ml NaCl-Lösung durch Abspateln geerntet. Nach dem Ernten wurden die Keime sorgfältig suspendiert und die Keimzahl 24 h nach Aussaat verschiedener Verdünnungen im Plattengußverfahren bestimmt.

In-vivo-Versuch

Bei 96 männlichen Sprague-Dawley-Ratten mit einem Durchschnittsgewicht von 300 g wurden am Rücken $3 \cdot 3$ cm große Hautdefekte gesetzt und die Panniculi carnosi mit $6 \cdot 10^7$ rattenpathogenen Pseudomonas aeruginosa in 0,05 ml Lösung infiziert. 24 h später, nach Angehen des Infektes, bedeckten wir die Wunden mit PVA-Auflagen und befestigten sie mit Wundklammern am Wundrand. Diese Auflagen tränkten wir mit mindestens 3 ml der PVP-Jod-Lösung, mit 3 g PVP-Jod-Salbe oder mit 3 ml NaCl-Lösung 0,9% als Kontrolle. Das Aufbringen der Antiseptika wurde alle 12 h, in zusätzlichen Versuchsgruppen alle 6 h über 2 Tage, wiederholt. Auflagenwechsel nahmen wir jeweils nach 48 h vor.

Jede Versuchsgruppe wurde mit 10 Tieren besetzt; 8 davon erhielten eine Infektion, bei 2 Tieren wurden zur Überprüfung der Gewebetoxizität nicht infizierte Defektwunden behandelt. Die Tötung der Tiere erfolgte 1 Tag nach Setzen der Infektion und nach 2, 6 oder 10 Behandlungstagen.

Zur Beurteilung des Behandlungserfolges wurden die makroskopischen Befunde photodokumentiert, der Wundgrund histologisch aufgearbeitet und quantitative Keimzahlenbestimmungen vorgenommen. Dazu trennten wir den Wundgrund (Panniculus carnosus) von der Faszie der Rückenmuskulatur ab. Aus der Mitte des Wundgrundes entnahmen wir einen etwa 1 cm breiten Streifen mit beiden Wundrändern. 5–10 μm dicke Schnitte wurden nach Fixierung mit Formalin und Einbettung in Paraffin mit Hämatoxilineosin oder nach van Gieson gefärbt. Die verbleibenden Wundgrundanteile wurden entnommen, in Stücke geschnitten und homogenisiert. Von 0,1 ml des Homogenisats wurden Verdünnungsreihen hergestellt, diese auf Hammelblutplatten aufgebracht und 24 h bebrütet. Anschließend wurden die Bakterienkolonien gezählt, differenziert und die Keimzahl pro g Gewebe berechnet. Genauso wurde mit der Rückenmuskulatur im Wundbereich verfahren. Die Logarithmen der Keimzahlen waren nicht normal verteilt. Für die statistische Auswertung wurde der Kruske-Wallis-Test angewendet.

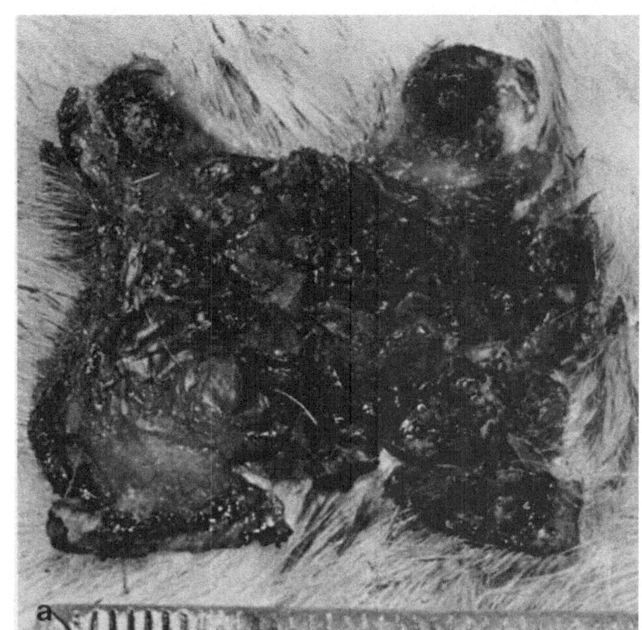

Abb. 1 a, b. Infizierte Rückenwunde nach 10 Tagen Behandlung mit PVP-Jod-Lösung. **a** Makroskopisch: ausgeprägte Gerbung der Wundoberfläche

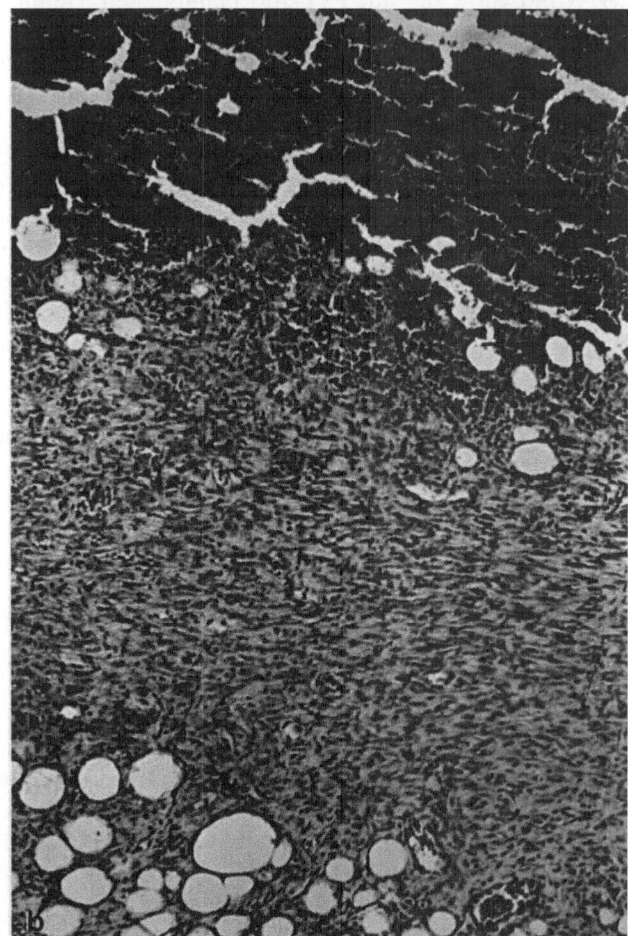

Abb. 1. b Mikroskopisch: unter der nekrotischen Wundoberfläche, die durch einen Saum aus Granulozyten abgegrenzt wird, bildet sich ein faserreiches Granulationsgewebe aus (HE 64 ×)

Ergebnisse

In-vitro-Versuch

Auf PVP-Jod behandelten Blutagarplatten ließen sich nach 6 h (1. Messung) bis zum Versuchsende nach 36 h keine lebenden Keime nachweisen. Im Unterschied dazu stiegen die Keimzahlen in den mit NaCl behandelten Kulturen über $10^{8,1}$ Keime nach 6 h auf 10^6 Keime nach 36 h an.

In-vivo-Versuch

Bei allen Tieren entwickelte sich innerhalb von 24 h eine ausgeprägte Infektion. Die Keimzahlen betrugen zu diesem Zeitpunkt im Mittel $10^{7,7}$ (Panniculus carnosus, Abb. 2) und $10^{5,8}$ (Muskel; Abb. 3).

Auf den Wunden bildete sich während der Behandlung ein lederartiger Wundschorf aus (Abb. 1 a). Bei den 48stündigen Wechseln des Hautersatzmaterials wurde diese Nekroseschicht nicht mit abgezogen. Auf nicht infizierten Defektwunden war der Wundschorf bei mit PVP-Jod behandelten Tieren deutlich dicker als bei der Kontrollgruppe.

Die histologischen Untersuchungen des Wundgrundes ließen keine Unterschiede zwischen PVP-Jod-Lösung, PVP-Jod-Salbe und der NaCl-Kontrollgruppe erkennen. Dagegen waren deutliche Unterschiede zwischen dem 2., 6. und 10. Behandlungstag zu erkennen. Am 2. Tag war – unabhängig von 6- oder 12stündiger Behandlung – der ödematöse Panniculus carnosus von Granulozyten und Makrophagen durchsetzt. Der unterschiedlich dicke Wundschorf auf der Oberfläche bestand aus einem dichten Granulozytenwall, Bakterienhaufen und nekrotischen Zellen. Nach 6 Tagen wuchsen Fibroblasten und Kapillaren in den Panniculus ein. Um die Gefäße gruppierten sich weiterhin Granulozyten, Lymphozyten und Makrophagen. Eine dichte Zone dieser Zellen grenzte den Panniculus von der aus Zelldetritus und Fibrin bestehenden oberen Schicht ab. Am 10. Tag herrschte ein faserreiches Granulationsgewebe vor, das stark vaskularisiert war. Die entzündlichen Infiltrate gingen zurück, die oberflächliche Nekroseschicht blieb jedoch in unterschiedlicher Dicke bestehen (Abb. 1 b).

Die Mittelwerte der Keimzahlen, bezogen auf 1 g Gewebe Panniculus carnosus oder Muskel, sind in Abb. 2 und 3 dargestellt. Bei 12stündiger Befeuchtung ergaben sich für den Panniculus carnosus folgende Resultate (Abb. 2): Am 2. Tag zeigten die mit PVP-Jod behandelten Wunden höhere Keimzahlen ($10^{8,5}$, $10^{7,6}$) als die Kontrollgruppen ($10^{7,4}$). Nach 6 Tagen stieg die Keimzahl unter NaCl-Behandlung auf $10^{9,1}$ an und blieb in etwa auf dieser Höhe. PVP-Jod-Lösung und PVP-Jod-Salbe reduzierten demgegenüber die mittleren Keimzahlen nach 6 Tagen auf $10^{8,1}$ bzw. 10^8. Während PVP-Jod-Lösung nach 10 Tagen keine bessere Keimabtötung bewirken konnte ($10^{8,3}$), lagen die Keimzahlen nach der Behandlung mit PVP-Jod-Salbe niedriger ($10^{7,6}$). Insgesamt konnten die Keimzahlen mit 12stündiger PVP-Jod-Behandlung nicht unter 10^7/g Panniculus carnosus gesenkt werden.

In der Muskulatur zeigte sich ein ähnlicher Verlauf der Keimzahlen (Abb. 3). Die Ausgangskeimzahl betrug dabei $10^{5,6}$/g Muskel. Während die Keimzahlen in

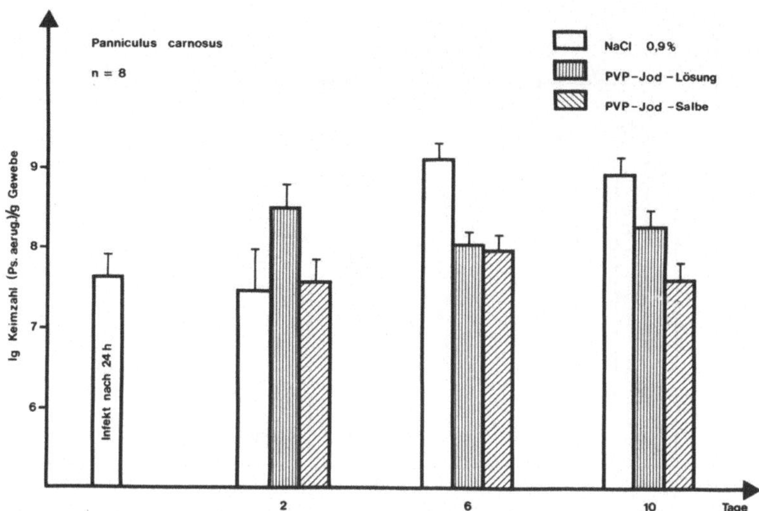

Abb. 2. Logarithmus der Mittelwerte der Keimzahlen (Pseudomonas aeruginosa) pro g Panniculus carnosus nach 12stündiger Behandlung über 2, 6 oder 10 Tage

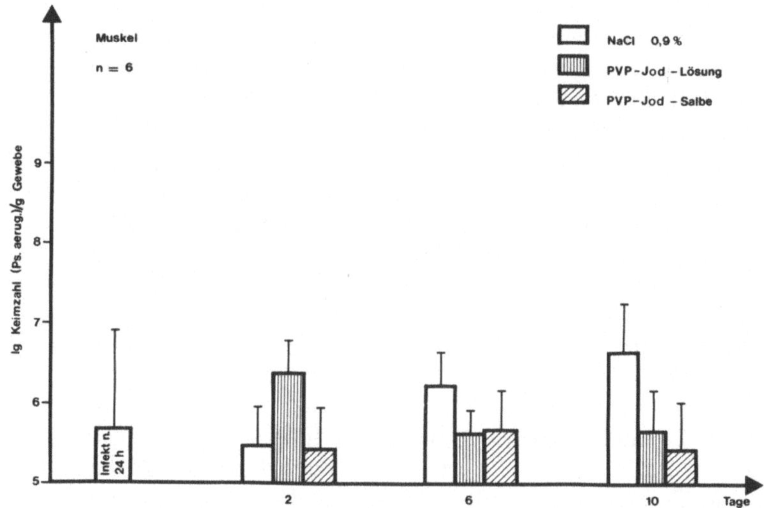

Abb. 3. Logarithmus der Mittelwerte der Keimzahlen (Pseudomonas aeruginosa) pro g Muskel nach 12stündiger Behandlung über 2, 6 oder 10 Tage

der Kontrollgruppe langsam zunahmen, blieben die Werte unter PVP-Jod-Therapie (mit Ausnahme der PVP-Jod-Lösung am 2. Tag) bei etwa $10^{5,5}$ Keime/g.

Bei 6stündlicher Behandlung über 2 Tage stiegen die Keimzahlen in der Kontrollgruppe von $10^{7,4}$ auf $10^{8,7}$ im Panniculus carnosus, und von $10^{5,5}$ auf $10^{6,5}$ im Muskelgewebe an. Demgegenüber verringerten sich die Keimzahlen in der PVP-Jod-Gruppe von $10^{8,5}$ auf 10^{6} (Panniculus carnosus), und von $10^{6,4}$ auf $10^{3,5}$ (Muskel) (Abb. 4).

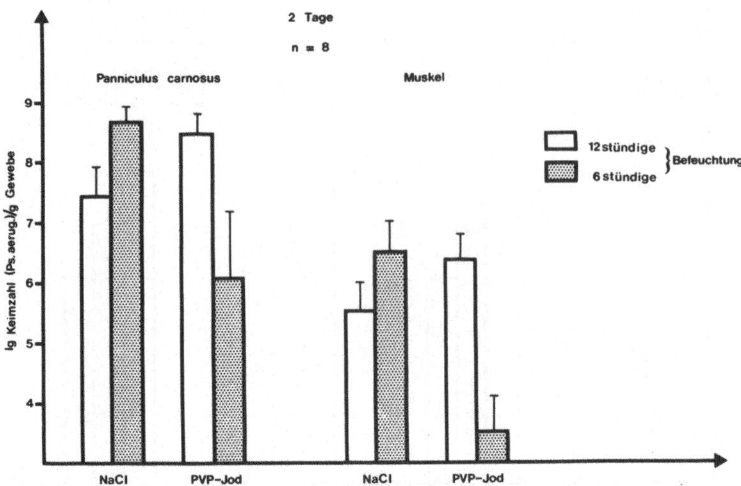

Abb. 4. Logarithmus der Mittelwerte der Keimzahlen (Pseudomonas aeruginosa) pro g Panniculus carnosus und Muskel nach 6- oder 12stündiger Befeuchtung mit PVP-Jod-Lösung oder NaCl über 2 Tage

Statistisch ergaben sich im 12stündigen Versuch am 2. Tag weder bei den Keimzahlen im Wundgrund noch in der Muskulatur signifikante Unterschiede zwischen PVP-Jod und NaCl-Lösung. Nach 6 und 10 Tagen schnitten sowohl PVP-Jod-Lösung als auch PVP-Jod-Salbe schwach signifikant ($p < 0{,}01$) besser als die Kontrollgruppe ab. Hoch signifikant gegenüber der Kontrollgruppe ($p < 0{,}005$) war dagegen die Keimzahlreduktion im Panniculus carnosus und Muskel bei PVP-Jod-Lösung, wenn in 6stündigem Rhythmus befeuchtet wurde.

Diskussion

In der Lokalbehandlung chirurgischer Infektionen haben antiseptische Lösungen seit der Einführung der Karbolsäure durch Lister stets eine bedeutende Rolle gespielt. Sie weisen ein breites antimikrobielles Spektrum und eine hohe bakterizide Aktivität auf. Weiter verlangt werden keine systemische und eine geringe lokale Toxizität, gute Gewebepenetration bei geringer Resorption, fehlende Antigenität und geringe Inaktivierung [5]. Da PVP-Jod diese Voraussetzungen weitgehend erfüllt [3, 9], wurde es in einer Reihe von Experimenten und klinischen Untersuchungen angewendet [2, 4, 6, 7, 8, 10, 13]. Dabei wurden je nach Anwendungsweise und Art der Wunde Erfolge und Mißerfolge mit PVP-Jod beschrieben. Der Wert einer Lokalbehandlung von infizierten Wunden ist daher umstritten.

Bei unserem tierexperimentellen Modell einer mit Pseudomonas infizierten Defektwunde am Rattenrücken konnte PVP-Jod zwar, wie andere Antiseptika auch [6, 7], bei 12stündiger Anwendung eine signifikante Keimreduzierung bewirken. Die geforderte Keimreduktion um 5 Zehnerpotenzen [7] ließ sich jedoch nicht erreichen. Die Wunden blieben deutlich infiziert. Hierfür sehen wir im wesentlichen 3 Faktoren als verantwortlich an:

1. PVP-Jod wird in der Gegenwart von Eiweiß partiell inaktiviert. Darauf weisen z. B. Wallhäuser [12] und Knolle u. Schwarzmann [4] hin; Görtz [3] hat eine weitgehende Inaktivierung von PVP-Jod in der Gegenwart von Vollblut festgestellt.
2. Bei 12stündiger Anwendung penetriert nicht genügend Jod durch die oberflächliche Wundnekrose. Eine Bestimmung der Keimzahlen in den einzelnen Gewebeschichten ergab beispielsweise für den 10. Tag nach Behandlung mit PVP-Jod-Salbe in der Nekroseschicht etwa 10^8 Keime/g Gewebe, im darunterliegenden Granulationsgewebe 10^7 Keime/g Gewebe und im Muskel um $10^{5,5}$ Keime/g Gewebe. In der Nekrosezone, in der die körpereigenen Abwehrzellen fehlen und in der die Keimreduzierung nur auf die bakterizide Wirkung von PVP-Jod zurückzuführen ist, waren die Keimzahlen am höchsten. Diese Beobachtung wird durch Untersuchungen von Stefanides et al. [10] gestützt. Sie fanden in vitro einen nur mittelmäßigen bakteriziden Effekt von PVP-Jod auf Pseudomonas aeruginosa nach Penetration durch Wundschorf von Verbrennungen. Auch die Tatsache, daß bei klinischer Anwendung von PVP-Jod selten Keimwechsel auftreten [10], könnte so erklärt werden.
3. Der Hauptgrund für die nicht genügende Keimreduzierung auf der Wunde ist jedoch in den zeitlichen Abständen zwischen den einzelnen Behandlungen zu suchen. Nach 12stündiger Behandlung trockneten die Wundauflagen weitgehend aus. Bestimmten wir dann die Keimzahl im Hautersatzmaterial selbst, ergaben sich Bakterienzahlen bis zu 10^8/g PVA. Wurden die Wunden dagegen alle 6 h mit PVP-Jod-Lösung befeuchtet, gelang es innerhalb von 2 Tagen, die Keimzahlen statistisch signifikant auf 10^6/g Gewebe im Wundgrund und unter 10^4/g Muskel zu senken. 10^5 Keime/g Gewebe werden als Grenzwert für eine erfolgreiche Hauttransplantation angegeben [5, 7].

Rode et al. [7] haben unter ähnlichen Versuchsbedingungen bei infizierten Verbrennungen 3. Grades ähnliche Keimzahlen ermittelt. Nach seinen Überlegungen beträgt die „therapeutische Phase“ von PVP-Jod etwa 4 h. So lange tritt eine dosisabhängige Reduktion der Keime ein. Nach 4 h gewinnen die nicht vernichteten Keime langsam die Oberhand, was durch das Fehlen der körpereigenen Abwehr im avaskulären Wundschorf begünstigt wird. Die Keimzahlen steigen wieder sprunghaft an. Diese bisphasische Wachstumskurve erklärt die ungenügende Keimreduktion bei 12stündigem Therapieintervall.

Bei häufiger Behandlung von Wunden mit antiseptischen Lösungen ist der Gewebeschädigung besondere Beachtung zu schenken. Wir führten daher in jeder Versuchsgruppe zusätzlich 2 Tiere mit, deren Defektwunden ohne Infektion mit PVP-Jod bestrichen wurden. Auch bei diesen Tieren zeigte sich wie auf allen infizierten Wunden eine Wundschorfbildung als Ausdruck einer Zerstörung der oberen Zellschichten der Wunde. Dies entspricht dem histologischen Bild einer oberflächlichen Nekroseschicht, die von einem Granulozytenwall gegen Panniculus carnosus und einwachsendes Granulationsgewebe abgegrenzt wird. Unterhalb des Granulozytenwalles schien das Gewebe nicht erheblich geschädigt.

Genauere Untersuchungen zum Problem der Zelltoxizität von Antiseptika wurden von Kallenberger (zitiert nach [2]) durchgeführt. Generell stellte sie an Rattenherzen fest, daß Antiseptika die Außenschicht der Herzen schädigten, daß auf der

Innenschicht jedoch intakte proliferationsfähige Zellen verblieben. Die Auswachsrate der Zellen in der Gewebekultur war von der Konzentration der Antiseptika abhängig. Konzentrierte PVP-Jod-Lösung war stark wachstumshemmend. Im Tierversuch verzögerte konzentrierte PVP-Jod-Lösung beim Meerschweinchen deutlich die Heilung von Hautwunden. Dies stimmt mit unseren histologischen Beobachtungen zur Zelltoxizität der konzentrierten PVP-Jod-Lösung überein.

Aus unseren tierexperimentellen Ergebnissen lassen sich für die Klinik folgende Schlußfolgerungen ableiten:

1. Verwendet man in der Behandlung infizierter Defektwunden PVP-Jod-Lösung oder -Salbe, so muß dies in kurzen Abständen (z. B. 6stündig) erfolgen. Nur so ist eine ausreichende bakterizide Wirkung auch in der Tiefe der Wunde zu erreichen.
2. Wegen der gewebeschädigenden Wirkung soll die Behandlung nur kurzzeitig (über mehrere Tage) und nur dann erfolgen, wenn ein zusätzlicher chirurgischer Eingriff, z. B. Nekrektomie des Wundbettes und/oder Hauttransplantation, geplant ist. Mit diesem Eingriff können dann die stets vorhandenen oberflächlichen Nekrosen entfernt werden.
3. PVP-Jod sollte nur bei schweren eitrig-nekrotisierenden Infekten verwendet werden. Eine Lokalbehandlung von hochdifferenziertem Gewebe, z. B. hyalinem Gelenkknorpel, verbietet sich, da hier die zelltoxische Wirkung den therapeutischen Effekt überwiegen kann.

Zusammenfassung

Die Wirksamkeit einer Behandlung von infizierten Defektwunden mit PVP-Jod-Lösung und PVP-Jod-Salbe wurde an Pseudomonas infizierten Rückenwunden bei 96 Ratten überprüft. Bei 12stündigem Behandlungsrhythmus trat bis zum 10. Tag eine signifikante Keimreduktion im subkutanen Fettgewebe und in der Muskulatur ein. Die Keimzahlen blieben aber insgesamt zu hoch. Sie konnten erst mit einem 6stündigen Behandlungsschema ausreichend gesenkt werden. Die zelltoxische Wirkung auf den Wundgrund war deutlich geprägt. Die klinische Anwendung von PVP-Jod bei infizierten Defektwunden kann daher nur empfohlen werden, wenn es sich um eine kurzfristige Anwendung bei ausgeprägter eitriger Entzündung handelt und wenn weitere chirurgische Maßnahmen geplant sind.

Literatur

1. Burleson R, Eiseman B (1973) Effect of skin dressings and topical antibiotics on healing of partial thickness. skin wounds in rats. Surg Gynecol Obstet 136: 958
2. Burri C, Rüter A (Hrsg) (1979) Lokalbehandlung chirurgischer Infektionen. Huber, Bern
3. Görtz G (1979) Möglichkeiten und Grenzen des Einsatzes von PVP-Jod in der Prophylaxe und Therapie von chirurgischen Infektionen. Schwester - Pfleger 5: 310

4. Knolle P, Schwarzmann G (1980) Polyvidon-Jod zur antimikrobiellen Lokaltherapie und Prophylaxe. Hyg Med 3
5. Morain WO, Vistnes LR (1977) Jodinated silicone- an antibacterial alloplastic material. Plast Reconstr Surg 59: 216
6. Mutschler W, Burri C, Claes L, Frankenhauser R, Plank E (1982) A comparative study of temporary skin covers on contaiminated wounds and burns: control of infection, adherence and effects of additional topical antiseptics. In: Winter GD, Gibbons DF, Plenk H (eds) Biomaterials 1980, Wiley & Sons, New York, p 641
7. Rode H, Wet M de, Davies RQ, Cywes S (1981) An experimental evaluation of the germicidal efficacy of three topical antimicrobial agents in burns. Prog Pediatr Surg 14: 189
8. Rodeheaver G, Bellamy W, Kody M, Spatafora G, Fitton L, Leyden K, Edlich R (1982) Bactericidal activity and toxicity of iodine-containing solutions in wounds. Arch Surg 117: 181
9. Shelanski HA, Shelanski MW (1956) PVP-iodine: History, toxicity and therapeutic uses. J Int Coll Surg 25: 727
10. Stefanides M, Copeland CE, Kominos SD, Yee RB (1976) In vitro penetration of topical antiseptics through eschar of burn patients. Ann Surg 183: 358
11. Thorne N, Fox D (1965) A trial of providone-iodine ointment in the treatment of leg ulcers. Practitioner 194: 250
12. Wallhäuser KH (1978) Sterilisation, Desinfektion, Konservierung. Thieme, Stuttgart
13. Zellner PR, Metzger E (1977) Asepsis und Antisepsis bei der Behandlung des Brandverletzten. Infection 5: 36

Comparison of Povidone-Iodine and Taurolin in Experimental Peritonitis

M. K. Browne, G. B. Leslie, and R. W. Pfirrmann

Monklands District General Hospital Monkscourt Avenue, Airdrie, Scotland

Introduction

Povidone-iodine (PVP-I) has been used as an antiseptic agent in peritonitis both by lavage and by instillation at operation. It is also used to maintain sterility in continuous ambulatory peritoneal dialysis (CAPD). Reports on its efficacy have been mixed (Table 1), and this is also the case in experimental peritonitis where results

Table 1. Mortality of animals with peritonitis. Treated with povidone-iodine

Author	Animals	PVP-I (%)	Type of peritonitis	Mortality (%)	Comment
Lally and Nichols [12]	Rats	10	Faecal	83	Death quicker than controls
Lally	Rats	1	$Ba^{+}SO_4$	76	
Lagarde et al. [11]	Dogs	1	Operative	100	Cf. 8% c̄ Kanamycin
Lagarde	Rats	1	E. coli + Hb	100	90% when buffered
Lavigne et al. [13]	Rats	0.08	E. coli	60–100	100% if > 2.5 ml/kg
Gilmore [7]	Rats	1	E. coli	4	Control 28%
Gilmore	Mice	1	E. coli	38	Control 70%
Ahrenholz and Simmons [1]	Rats	10	E. coli	75	Control 80%
Ahrenholz	Rats	1	E. coli	80	Control 80%
Ahrenholz	Rats	0.1	E. coli	70	Control 80%
Lores et al. [14]	Dogs		Operative	100	
Stewart and Mathieson [21]	Rats	1	Operative	75	Control 100%
Görtz et al. [9]	Rabbits	1	E. coli + Bacteroides fragilis	100	Control 60% Taurolin 20%
Berard et al. [2]	Piglets	10	Operative	0	Lavage 2-min only

PVP-Jod in der operativen Medizin
Herausgegeben von G. Hierholzer und G. Görtz

have received reactions varying from enthusiastic approval to outright condemnation. Some of the animal experiments [11, 14] are of no value, as they use dogs, which often have an idiosyncrasy to PVP and die of shock due to histamine release [20], and the effect of PVP-I cannot be ascertained. The most reliable results are with small rodents; apart from Gilmore [8] using rats and mice, and Berard et al. [2] using piglets, all workers report a high mortality, with death often occurring more quickly in treated than in control animals.

Our interest lay in the methylol donors which we had found to be of value in both experimental and clinical peritonitis [4, 5, 6]. Gilmore [8], however, found noxytiolin 0.5% and 1.0% both inferior to PVP-I, in contrast to other workers who found that PVP-I increased mortality.

Using a mouse model we repeated the work of Gilmore, however, with the recommended 2.5% concentration of noxytiolin. In addition, we compared it with taurolin, a similar antiseptic agent which inactivates bacteria and endotoxins by donating methylol (CH_2 OH) groups to combine with glucosamine of the bacterial cell wall.

Methods and Materials

The mice used in this group of experiments were of four strains, HAM/ICR, Theiller Original, Charles River/CD and CFLF; all were males weighting 20–25 g. They were maintained at a constant temperature of 20°–21 °C with a relative humidity of 45%–55%. They were in groups of five or ten in polyethylene cages and had constant access to tap water and to their normal diet pellets (Dixon's 41 B).

The aerobic bacteria were grown on nutrient agar and harvested after 24 h by scraping and suspending in a 1:1 mixture of saline and nutrient broth. The population of organisms was estimated by comparison with Brown's opacity tubes. The organisms were then suspended in a 5% solution of mucin in sterile saline solution to give a final concentration of 10^{11} organisms/ml.

Anaerobic bacteria were cultured in standard deep-VL medium at pH 7.4. The air space above the medium surface was purged with nitrogen and the bottles of medium autoclaved three times before the organisms were introduced. Incubation was at 37 °C, and harvesting was by centifrugation. The organisms were administered at a concentration of 10^7 organisms/ml medium.

The required number of organisms were administered intraperitoneally in a volume of 0.1 ml; this was followed by the test solution in a volume of 0.2 ml. The PVP-I used contained 0.075% available iodine, noxytiolin was in a 2.5% concentration, and the taurolin was a 2% solution.

Death times were recorded at 15-min intervals for 24 h and then hourly for the following 12 h.

Table 2. Experimental peritonitis – rats injected i.p. with pure bacterial cultures suspended in NaCl

Experiment no.	1	2	3	4	5	6	7
Number of rats	10	10	10	10	10	10	10
Organism Type	E. coli 01	E. coli 02	E. coli 04	E. coli 07	E. coli 011	E. coli 039	Suspended Faecal
Dose of Organisms	10^7/100 g	10^7/100 g	10^7/100 g	10^7/100 g	10^7/100 g	10^7/100 g	–
Number dead	0	0	0	0	2	1	1

Table 3. Experimental peritonitis – mice injected i.p. with pure bacterial cultures suspended in 5% mucin/NaCl

Experiment no.	1	2	3	4	5	6	7	8	9
Number of mice	20	20	20	20	20	20	20	20	20
Strain of mice	HAM/CR	HAM/CR	HAM/CR	CFLP	CFLP	CFLP	Charles River /CD	Charles River /CD	Charles River /CD
Organism dose 10^9/100 g)	E. coli	proteus	E. coli and proteus	E. coli	proteus	E. coli and proteus	E. coli	proteus	E. coli and proteus
Strain of organisms	8257 NCIB	67 NCIB	8257 NCIB + 67 NCIB	8257 NCIB	67 NCIB	8257 NCIB + 67 NCIB	8257 NCIB	67 NCIB	8257 + 67 NCIB
Mean survival time (min ± SD)	421 ± 24	351 ± 20	377 ± 27	462 ± 38	429 ± 34	398 ± 36	395 ± 32	340 ± 29	33 ± 31

Results

The intraperitoneal injection of pure cultures of gram-negative organisms suspended in saline gave rise to few fatal infections (Table 2). However, with mucin added to the suspension, not only was the mortality 100%, but the survival times were predictable (Tables 3 and 4).

Inoculation with PVI appeared to cause acute discomfort and resulted in 100% mortality, with death occurring twice as fast as in the control animals (Table 5). Both noxytiolin and taurolin gave protection from the lethal effects.

Using the same animal model, it was shown that even penicillin gave better results than PVP-I (Table 6).

Autopsies of the mice generally showed no continuing peritonitis, although those injected with PVP-I had staining of the bowel and peritoneum and signs of acute inflammation and necrosis. These latter changes also occurred in control animals injected with PVP-I only, without a bacterial challenge.

Table 4. Experimental peritonitis – mice injected i. p. with pure bacterial cultures suspended in 5% mucin/NaCl

Experiment no.	10	11	12	13	14	15	16	17
Number of mice	20	20	20	20	20	20	20	20
Strain of mice	HAM/CR	HAM/CR	Charles River/CD	CFLP	HAM/CR	HAM/CR	HAM/CR	HAM/CR
Organism Dose	B. fragilis 10^7/100 g	B. fragilis 10^7/100 g	B. fragilis 10^7/100 g	B. fragilis 10^7/100 g	E. coli 10^9/100 g	B. fragilis 10^7/100 g	E. coli 10^9/100 g	E. coli + 10^9/100 g B. fragilis 10^7/100 g
Strain of organism	8560 NCTC	8560 NCTC	8560 NCTC	8560 NCTC	8257 NCIB	8560 NCTC	8257 NCIB	8257 NCIB + 8560 NCTC
Mean survival time (min ± SD)	487 ± 39	468 ± 41	399 ± 56	463 ± 43	377 ± 17	453 ± 37	409 ± 26	392 ± 33

Table 5. Effect of antiseptics on fatal peritonitis in mice

Treatment	Mortality	Group mean Survival time[a] (h ± SD)
Sterile saline	60/60	7.4 ± 3.2
2.5% Noxytiolin	42/60	12.9 ± 5.7
PVP-I (0.095%I)	60/60	4.3 ± 3.0
2% Taurolin	0/50	–

[a] Group mean survival times omit animals not dying within 36 h

Table 6. Effect of i. p. drugs on fatal peritonitis in mice

Organism	Mortality		
	Saline	Penicillin	Taurolin
E. coli 8257 NCIB	25/25	10/25	0/25

Discussion

Our results with bacterial peritonitis are in general agreement with those of most experimental workers. As summed up by Ahrenholz, "PVP-I damages the sterile peritoneal cavity and aggravates Escherichia peritonitis" [1]. The reasons for this, however, are not yet clear. Analysis of commonly used commercial preparations of PVP-I have not shown enough residual monomer or polymerising agent to cause toxic effects and the pH, while acid, is within an acceptable range, and well above the figures achieved with tetracycline lavage [21]. Iodine resistance amongst organisms is not unknown, and recent cases of pseudosepticaemia due to contamination of PVP-I with Pseudomonas cepacia have been reported, in additon to four cases of frank peritonitis due to Ps. aeruginosa in CAPD patients [16]. This is unlikely to account for our experimental deaths, but it does constitute a worry to the clinician. Similarly, there is ample evidence of rapid absorbtion of iodine from the peritoneal cavity and fixation to albumin [11, 13, 18]. This has been shown to produce severe metabolic acidosis, in addition to chronic liver and kidney changes. It is doubtful that this contributes to the rapid animal deaths, and, indeed, it has been shown to have no effect on the secondary bacteraemia [9].

It has now been clearly shown that PVP-I is toxic to neutrophils; 1‰ causes lack of chemotaxic response, while 1% kills them [22]. More recently, Ninnemann and Stein [15] have shown that the albumin-iodine combination has a suppressive effect on lymphocytes and PVP-I generates suppressor cells (T cell mediated). Again, this is important clinically, but it is unlikely to lead to rapid death in animals.

Gram-negative cultures which have no effects on rats and mice can become lethal if mixed with mucin or haemoglobin, and it might be thought that PVP can also act as an adjuvant to allow rapid bacterial growth, causing fatal peritonitis. However, in many cases autopsy failed to show signs of gross peritonitis. Nevertheless, autopsy of the control animals injected with PVP-I only, without organisms, indicated that there may well be direct toxic effects on the contents of the abdominal cavity.

One of the features of the death of the mice is the clinical symptoms, and these correspond exactly to those produced by an injection of pure bacterial endotoxin.

Killing by PVP-I is extremely rapid compared with that by noxytiolin or taurolin; a sudden flush of endotoxin will occur in the blood stream with PVP-I, while there is slow release with noxytiolin and taurolin [3, 19]. PVP-I has no antiendotoxic properties, whereas both noxytiolin and taurolin fix endotoxin and are absorbed from the peritoneal cavity to exert their effects on the circulation [10, 17]. Taurolin and its metabolites in particular are as effective intravenously as intraperitoneally. Thus, any endotoxin released can be neutralised by the already circulating metabolites, and because endotoxin fixes so rapidly to tissues it is important that the antiendotoxin already be present in the circulation. This action fits both the clinical and bacteriological picture, and may explain the lethality of PVP-I.

Based on these results, the clinical use of PVP-I in peritonitis would seem to be unwarranted; the antiseptic of choice at present is noxytiolin, which in the near future may be replaced by taurolin.

I would sum up our experiences by saying:

Jodpovidon ist ein gutes Desinfektionsmittel, aber es gehört nicht in die Bauchhöhle.

Summary

After development of a suitable animal model, the effect of i.p. administration of povidone-iodine, noxytiolin and taurolin on the course of experimental peritonitis was studied. The peritonitis was induced by the injection of pure cultures of E. coli into the peritoneal cavity. Povidone-iodine accelerated the deaths of mice, while noxytiolin gave a considerable degree of protection and with taurolin all the animals survived. The difference in effect is thought to be due to the antiendotoxic action of noxytiolin and taurolin. The use of povidone-iodine in the peritoneal cavity is not recommended.

Zusammenfassung

Nach Entwicklung einer geeigneten, reproduzierbaren tierexperimentellen Peritonitis wurde die Wirkung einer intraperitonealen Injektion von Jodpovidon, Noxytiolin oder Taurolin auf den Verlauf der experimentellen Peritonitis untersucht. Die Peritonitis wurde durch i.p.-Injektion von E.coli oder Bacteroides fragilis erzeugt. Jodpovidon beschleunigte dabei den Tod der Mäuse, Noxytiolin erbrachte eine beträchtliche Schutzwirkung, und durch Taurolin überlebten alle Tiere. Der signifikante Unterschied in der Wirkung wird durch den endotoxinneutralisierenden Effekt von Noxytiolin und Taurolin erklärt. Die Anwendung von Jodpovidon in der Bauchhöhle kann auf Grund dieser Ergebnisse nicht empfohlen werden.

References

1. Ahrenholz DH, Simmons RL (1979) Povidone-iodine in peritonitis. J Surg Res 26: 458–463
2. Berard P, Brunet C, Baulieux J, Labrosse H (1972) Etude experimentale, résultats cliniques et bacteriologiques de l'emploi d'un antiseptique iode original en chirurgie digestive. Lyon Med 228: 845–849
3. Brearley S, George RH (1980) The rate of antimicrobial action of noxytiolin and taurolin. J Hosp Infect 1: 201–209
4. Browne MK (1981) The treatment of peritonitis by an antiseptic – taurolin. Pharmatherapeutica 2: 517–522
5. Browne MK, Stoller J (1970) Intraperitoneal noxytiolin and faecal peritonitis. Br J Surg 57: 37
6. Browne MK, Leslie GB, Pfirrmann RW (1976) Taurolin, a new chemotherapeutic agent. J Appl Bacteriol 41: 363–368
7. Gilmore OJA (1977) A Reappraisal of the use of antiseptics in surgical practice. Ann R Coll Surg Engl 59: 93–103
8. Gilmore OJA (1980) The intraperitoneal use of betadine solution. In: Proc. II World Congress on Antiseptics. H.P. Publishing, New York, pp 75–77
9. Görtz G, Häring R, Koppensteiner G, Lehnhard FJ (1982) Die Wirkung einer intraoperativen Bauchhöhlenwaschung mit verschiedenen Antiseptica bei experimenteller Peritonitis. Chirurgisches Forum '82 für experimentelle und klinische Forschung. Springer, Berlin, p 177–183
10. Knight BI, Skellern GG, Browne MK, Pfirrmann RW (1981) Peritoneal absorbtion of the antibacterial and antiendotoxin taurolin in peritonitis. Br J Clin Pharmacol 12: 695–699
11. Lagarde MC, Bolton JS, Cohn I (1978) Intraperitoneal povidone-iodine in experimental peritonitis. Ann Surg 187: 613–618
12. Lally KP, Nichols RL (1981) Various intraperitoneal irrigation solutions in treating experimental faecal peritonitis. South Med J 74: 789–998
13. Lavigne JE, Browne CS, Machiedo GW, Blackwood JM, Rush BF jun (1974) The treatment of experimental peritonitis with intraperitoneal betadine solution. J Surg Res 16: 307

14. Lores ME, Ortiz JR, Rosello PJ (1981) Peritoneal lavage with povidone-iodine solution in experimentally induced peritonitis. Surg Gynecol Obstet 153: 33–38
15. Ninnemann JL, Stein MD (1981) Suppressor cell induction by povidone-iodine: in vitro demonstration of a consequence of clinical burn treatment with betadine. J Immunol 126: 1905–1908
16. Parrott PL, Terry PM, Whitworth EN et al. (1982) *Pseudomonas aeruginosa* peritonitis associated with contaminated poloxamer-iodine solution. The Lancet 1. 683–685
17. Pfirrmann RW, Leslie GB (1979) The anti-endotoxin activity of taurolin in experimental animals. J Appl Bacteriol 46: 97–102
18. Pietsch J, Meakins JL (1976) Complications of povidone-iodine in topically treated burns patients. Lancet I: 280–282
19. Rodeheaver G, Bellamy W, Kody M, Spatafora G, Fitton L, Leyden K, Eldich R (1982) Bactericidal activity and toxicity of iodine-containing solutions in wounds. Arch Surg 117: 181–185
20. Schmutzler W, Gierts H (1962) Effect of vinyl-pyrrolidone polymer on anaphyllactic shock in guinea pigs and the anaphyllactoid effect of PVP on dogs. Arch Exp Pathol Pharmacol 243: 363–4
21. Stewart DJ, Matheson NA (1978) Peritoneal lavage in faecal peritonitis in the rat. Br J Surg 65: 57–59
22. Van den Broek PJ, van Furth R (1980) Interaction between betadine solution, cells and microorganisms. Proc. II World Congress on Antisepsis. H. P. Publishing, New York, pp 25–27

Die Bauchhöhlenspülung mit PVP-Jod bei polybakterieller Peritonitis – Experimentelle Untersuchungen an Ratten

U. Brinkkötter[1], G. Görtz[1], R. Häring und W. D. Kampf[2]

1 Chirurgische Klinik und Poliklinik (Direktor: Prof. Dr. med. R. Häring), Klinikum Steglitz der Freien Universität Berlin, Hindenburgdamm 30, D-1000 Berlin 45
2 Institut für allgemeine Hygiene (kommiss. Leiter: Prof. Dr. W. D. Kampf) der Freien Universität Berlin, Hindenburgdamm 27, D-1000 Berlin 45

Bei diffuser Peritonitis wird die Peritonealspülung zur Reinigung der Bauchhöhle von toxischem Darminhalt und zur Beseitigung von Bakterien empfohlen [5, 14]. Ergänzend zu dieser mechanischen Wirkung einer Spülung sollen antibakteriell wirksame Zusätze zur Spüllösung Bakterien weitestgehend eliminieren und am erneuten Wachstum hindern. Nach experimentellen Untersuchungen und klinischen Studien konnten durch die zusätzliche Verwendung von Antibiotika Therapieerfolge beobachtet werden [2, 10, 11]. Wegen der Antibiotikanebenwirkungen und des Problems ansteigender Antibiotikaresistenz der Keime wurde nach alternativen Möglichkeiten in der antibakteriellen Lokaltherapie der Peritonitis gesucht. Das in den 50er Jahren entwickelte Polyvinylpyrrolidonjod (PVP-Jod) enthält komplexgebundenes elementares Jod und besitzt eine breite antibakterielle Wirkung. Toxische Nebenwirkungen dieser Substanz sind bisher nicht beschrieben worden. In den letzten Jahren wurden PVP-Jod-Lösungen zur lokalen Behandlung der Peritonitis eingesetzt [4, 6, 8]. In der vorliegenden Untersuchung wurde im Tierversuch bei einer polybakteriellen Peritonitis die Wirksamkeit von PVP-Jod-Lösungen bei einer einmaligen offenen intraoperativen Peritonealspülung im Vergleich zu physiologischer Kochsalzlösung geprüft.

Methodik

Unter aseptischen Operationsbedingungen wurde 90 weiblichen Wistar-Ratten in Ätherinhalationsnarkose eine Keimsuspension von 10^8 KBE/ml E. coli (API 20 E 5144552) und 10^6 KBE/ml B. fragilis (ATCC 23745) in einer Dosis von 10 ml/kg KG nach medianer Unterbauchlaparotomie instilliert. Diese Dosis entsprach einer Letaldosis (LD_{100}). Die Herstellung der Keimsuspension erfolgte in 20 ml Thioglycolatbouillon nach Brewer. Mit einer Platinöse wurden jeweils 6 Abstriche von einem auf Nähragarplatten gezüchteten Bakterienrasen in ein Reagenzglas mit frischer Thioglycolatbouillon überimpft. B. fragilis wurde in das untere Drittel des Reagenzglases inokuliert und 48 h bebrütet. Die Inokulation von E. coli erfolgte 24 h später in das obere Drittel des Reagenzglases. Diese Mischkultur wurde für

PVP-Jod in der operativen Medizin
Herausgegeben von G. Hierholzer und G. Görtz

weitere 24 h bebrütet. Unmittelbar nach Einbringung der Keimsuspension in die Bauchhöhle wurde die Spülung durchgeführt. Das Polyvidon-Jod (Braunol®, B. Braun AG Melsungen) wurde den Spüllösungen in folgenden Konzentrationen zugesetzt:

- Gruppe I (15 Tiere): Polyvidonjod 0,8%
- Gruppe II (15 Tiere): Polyvidonjod 0,5%
- Gruppe III (15 Tiere): Polyvidonjod 1,0%

Zum Vergleich wurde jeweils mit physiologischer Kochsalzlösung (0,9%) gespült.

Die Rückgewinnung der Peritonealflüssigkeit setzte nach 5 min (Gruppe I und III), bzw. nach 1,5 min (Gruppe II) ein und war nach weiteren 5 bzw. 3 min beendet. Die Gesamteinwirkungszeit betrug 10 bzw. 4,5 min.

Die quantitative Keimbestimmung erfolgte mittels Oberflächenkulturen auf Endoagarplatten (Difco) für E. coli durch 24stündige Bebrütung bei 37 °C, und auf Gentamicinagarplatten für B. fragilis durch 48-h-Bebrütung bei 37 °C unter anaeroben Bedingungen (BBL Gas-Pak®). Die Inaktivierung von PVP-Jod erfolgte aufgrund von Versuchen nach den Empfehlungen von Beck et al. [3] durch Zusatz von Enthemmern: Natriumthiosulfat (1%) und Tween 80 (3%).

Die mikrobizide Wirksamkeit der verwendeten PVP-Jod-Verdünnungen auf die verwendeten Bakterienstämme wurde im quantitativen Suspensionsversuch nach der gleichen Einwirkungszeit wie im Tierversuch, z. T. unter Zusatz von Serum bzw. Vollblut, geprüft. Hierbei wurden 2 ml Thioglycolatbouillon mit 10^8 KBE/ml E. coli und 10^7 KBE/ml B. fragilis mit 6 ml der jeweiligen PVP-Jod-Verdünnung in Reagenzröhrchen miteinander vermischt und nach der jeweiligen Einwirkzeit nach Zusatz der Inaktivierungsmittel Keimzahlbestimmungen mittels Oberflächenkulturen vorgenommen.

In einem weiteren Versuch wurde 6 Tieren eine Suspension von E. coli (10^8 KBE/ml) und B. fragilis (10^6 KBE/ml) mit PVP-Jod 0,8% nach einer in vitro Einwirkzeit von 10 min i. p. (intraperitoneal) injiziert, um festzustellen, ob die Letalität nach Spülungen mit dieser Substanz durch eine massive Freisetzung von Endotoxinen bedingt ist.

Ergebnisse

Die Anzahl der instillierten Keime von 10^8 bzw. 10^6 KBE/ml wurde bei einer Spülmenge von 30 ml/kg KG durch das 0,8%ige PVP-Jod um etwa 2,5 bzw. 1,5 Zehnerpotenzen und durch das 0,5%ige PVP-Jod um ca. 1,5 bzw. 1 Zehnerpotenz(en) gesenkt. Durch die Verwendung von 1%igem PVP-Jod bei gleichzeitiger Erhöhung des Spülvolumens auf 100 ml/kg KG konnte eine vollständige Abtötung aller Keime erzielt werden (Abb. 1). Durch Kochsalzlösungen wurde ohne Berücksichtigung des Verdünnungseffektes eine Keimreduktion in allen Versuchsgruppen zwischen 1 und 0,5 Zehnerpotenz erreicht.

Nach PVP-Jod-Spülungen des Abdomens betrug die Letalität der Tiere (Abb. 1) je nach Höhe der verwendeten Dosis zwischen 85 und 100%. Von den mit Kochsalz gespülten Tieren verstarben zwischen 60 und 85%.

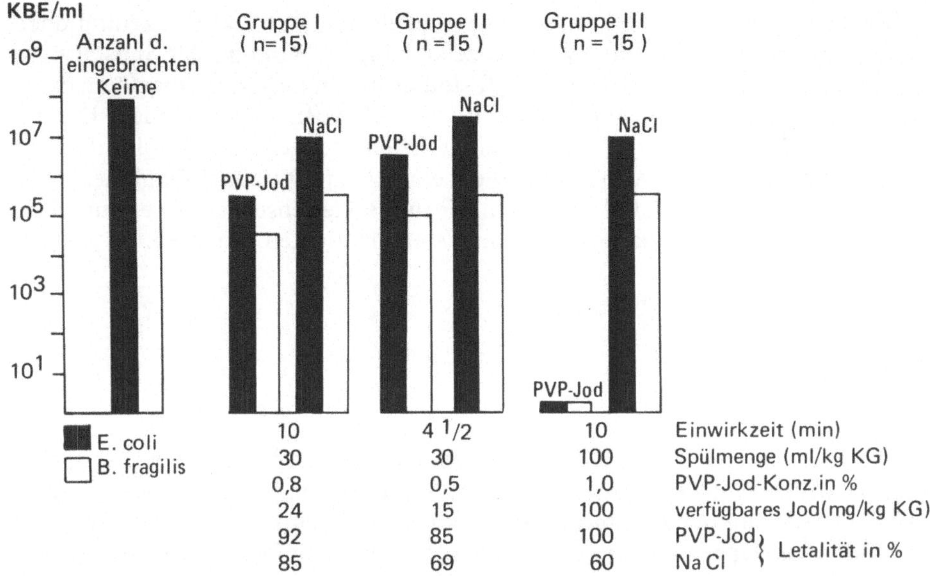

	Gruppe I	Gruppe II	Gruppe III
Einwirkzeit (min)	10	4 1/2	10
Spülmenge (ml/kg KG)	30	30	100
PVP-Jod-Konz.in %	0,8	0,5	1,0
verfügbares Jod(mg/kg KG)	24	15	100
Letalität in % PVP-Jod	92	85	100
Letalität in % Na Cl	85	69	60

Abb. 1. Keimreduktion und Letalität nach i. p.-Spülung mit PVP-Jod- und Kochsalzlösungen bei bakterieller Peritonitis

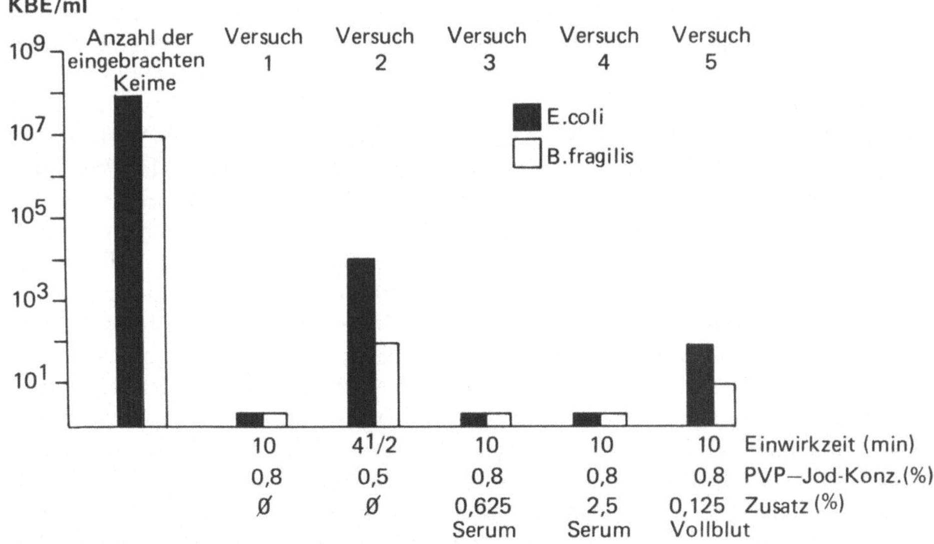

	Versuch 1	Versuch 2	Versuch 3	Versuch 4	Versuch 5
Einwirkzeit (min)	10	4 1/2	10	10	10
PVP–Jod-Konz.(%)	0,8	0,5	0,8	0,8	0,8
Zusatz (%)	∅	∅	0,625 Serum	2,5 Serum	0,125 Vollblut

Abb. 2. Keimreduktion durch PVP-Jod-Lösungen im Suspensionsversuch mit 6 ml PVP-Jod-Lösung auf 2 ml Keimsuspension in Thioglycolatbouillon

Die Suspensionsversuche mit den verschiedenen PVP-Jod-Konzentrationen (Abb. 2) zeigen die konzentrations- bzw. zeitabhängige Wirkung der Substanz. So wurden die Keime durch das 0,8%ige PVP-Jod in 10 min insgesamt abgetötet, dagegen durch das 0,5%ige PVP-Jod nur auf 10^4 bzw. 10^3 KBE/ml vermindert. Die mikrobizide Wirkung war durch Zusatz von geringen Mengen von Vollblut deutlich abgeschwächt. Der Zusatz von Serum allein ergab keine Wirkungsabnahme.

Die Injektion von PVP-Jod-Lösungen, die mit Bakteriensuspensionen zur Überprüfung der Endotoxinwirkung vermischt waren, überlebten alle Tiere.

Diskussion

Die Anwendung von PVP-Jod-Lösungen bei bakteriellen Infektionen der Bauchhöhle hat in der Klinik eine größere Verbreitung gefunden. Bunodiere et al. [4] führten bei 50 Fällen mit schwerer generalisierter Peritonitis eine einmalige Spülung mit PVP-Jod durch. Dabei trat eine Letalität von 30% auf. Die Erfahrungen beschränkten sich auf die alleinige Anwendung von PVP-Jod, eine vergleichende Untersuchung wurde nicht durchgeführt. Dennoch räumen die Autoren dem Antiseptikum die gleiche Wirksamkeit bei diffuser Peritonitis ein wie Antibiotika. Außerdem sei die Toxizität geringer und die Verträglichkeit besser. Im Tierversuch fanden Lagarde et al. [12] in ihren Untersuchungen an Ratten und Hunden nach intraperitonealer Instillation von PVP-Jod-Lösungen, die 20 mg verfügbares Jod/kg KG enthielten, eine 100%ige Letalität. Über sehr hohe Letalitätsraten von 90% berichteten auch Ahrenholz u. Simmons [1] nach einer Peritonealspülung mit PVP-Jod (15 mg J^2/kg KG) bei einer E.-coli-Peritonitis bei Ratten. Görtz et al. [9] wiesen ebenfalls darauf hin, daß das PVP-Jod (30 mg J^2/kg KG) trotz der breiten bakteriziden Wirksamkeit nach einmaliger Peritonealspülung beim Kaninchen mit experimenteller Peritonitis den Verlauf der Erkrankung verschlechtert. Nach PVP-Jod-Spülungen verstarben alle Peritonitistiere innerhalb von 3 Tagen. Lavigne et al. [13] konnten bei einer i. p. Instillation von PVP-Jod mit 6,25 mg verfügbarem Jod/kg KG die Letalität einer E.-coli-Peritonitis bei Ratten deutlich senken. Gilmore et al. [7] erzielten durch die i. p. Applikation von PVP-Jod mit 7,5 mg verfügbarem Jod/kg KG eine sehr gute Reduktion der Letalität bei Ratten sowie bei Mäusen mit E.-coli-Peritonitis.

Diese Ergebnisse stehen im Gegensatz zu den eigenen Untersuchungen. Sie sind jedoch nicht unmittelbar vergleichbar, da die Experimente von Gilmore [7] und Lavigne [13] methodisch anders durchgeführt wurden. Bei den Tieren wurde keine Laparotomie durchgeführt und zur Erzeugung der Peritonitis keine Letaldosis von Keimen verwendet. Die Therapie erfolgte mit äußerst geringen Jodkonzentrationen durch Instillation, und nicht durch Spülung der Bauchhöhle. Die Bedingungen dieser Experimente sind also insgesamt äußerst günstig angelegt, wobei als Bewertungskriterium für die Wirkung des Medikamentes lediglich die verbesserte Überlebensrate genommen wird. Keimquantifizierungen zur Überprüfung der Effektivität der verwendeten PVP-Jod-Konzentrationen wurden von diesen Autoren nicht durchgeführt. Die eigenen Untersuchungen zeigen jedoch, daß die niedrig dosierten PVP-Jod-Lösungen im Vergleich zur höheren Konzentration keine optimale

Keimreduktion bewirken. Die hohe Letalität der mit PVP-Jod-Lösungen gespülten Tiere, die in den eigenen Versuchen zu verzeichnen war, beobachteten auch andere Autoren [1, 9, 12].

Nach vorheriger Einwirkung von PVP-Jod auf die verwendete Bakteriensuspension zur Erzeugung der Peritonitis starb keines der Versuchstiere. Die hohe Letalität hat ihre Ursache offensichtlich nicht allein in einer massiven Endotoxinfreisetzung. Nach Görtz et al. [9] wird der Tod der Versuchstiere durch ein multifaktorielles Geschehen herbeigeführt, bei dem neben einer möglichen massiven Endotoxinfreisetzung auch die lokal toxische Wirkung des PVP-Jods mit Schwächung der Immunabwehr von Bedeutung ist. Tierexperimentell konnte auch nachgewiesen werden, daß eine bestehende Bakteriämie nach intraperitonealer Spülung mit PVP-Jod-Lösungen nicht beeinflußt wird [9]. Die intraperitoneale Reduktion der Keime war unvollständig und bei Langzeituntersuchungen zeigten sich wieder rasch den Ausgangswert erreichende Keimkonzentrationen im Peritonealexsudat [9]. Nach den vorliegenden Versuchsergebnissen hat das PVP-Jod nach intraperitonealer Anwendung eine sehr geringe therapeutische Breite. Einer starken Keimreduktion steht eine erhöhte Letalität gegenüber.

Zusammenfassung

Die Behandlung einer polybakteriell bedingten experimentellen Peritonitis bei der Ratte mit PVP-Jod-Lösungen unterschiedlicher Konzentration bewirkte nach einer einmaligen Peritoneallavage mit einer höheren Konzentration dieser Substanz eine keimfreie Spülflüssigkeit. Niedrige Konzentrationen des PVP-Jods hatten nur einen schwachen keimreduzierenden Effekt. Im Vergleich zur Kochsalzspülung war bei allen Tieren nach intraperitonealer Anwendung von PVP-Jod die Letalität erhöht. Die keimreduzierende Wirkung durch Kochsalzspülungen war sehr gering.

Literatur

1. Ahrenholz DH, Simmons RL (1979) Povidone-Iodine in Peritonitis. Adverse effects of local instillation in experimental E. coli peritonitis. J Surg Res 26: 458–463
2. Artz GP, Barnett WO, Grogan JB (1962) Further studies concerning the pathogenesis and treatment of peritonitis. Ann Surg 155: 756–766
3. Beck EG et al. (1977) Empfehlungen für die Prüfung und Bewertung der Wirksamkeit chemischer Desinfektionsverfahren. Zentralbl Bakterol Parasitenkd Infektionskr Hyg Abt 1 Orig Reihe B 165: 335–380
4. Bunodiere M, Roullet-Audy JC, Dreux B, Mathey JC, Gallard PY, Boury G, Houdard CL (1979) Le traitement des péritonites aigues par antisepsie péritonéale à l'aide d'une solution de polyvinylpyrrolidone iodée. A propos de 175 observations. Ann Chir 33: 293–297
5. Burnett WE, Brown RG, Rosemond GP, Caswell NT, Buchor EB, Tyson RR (1957) The treatment of peritonitis using peritoneal lavage. Ann Surg 145: 675–682
6. Dupré A, Carpentier F, Guignier M, Peralta JL (1979) L' irrigationlavage du péritoine a la poly-

vinyl-pyrrolidone iodée dans les péritonites aigues généralisées. 70 cas traités dans un service de réanimation. Ann Anesthesiol Fr 20: 123–126

7. Gilmore OJA, Houange E, Shaw EJ (1978) Intraperitoneal Povidone-Iodine in peritonitis. J Surg Res 25: 471–476
8. Görtz G (1979) Erfahrungen mit der einmaligen Peritonealspülung mit PVP-Jodlösung bei der Behandlung der diffusen, eitrigen Peritonitis. In: Häring R (Hrsg) Peritonitis, TM-Verlag, Bad Oeynhausen, S 131–138
9. Görtz G, Häring R, Koppensteiner G, Lehnhardt FJ (1982) Die Wirkung einer intraoperativen Bauchhöhlenwaschung mit verschiedenen Antiseptika bei experimenteller Peritonitis. In: Weller S (Hrsg) Chirurgisches Forum f. experim. u. klinische Forschung. Springer, Berlin Heidelberg New York, S 177–183
10. Hunt JA, Rivlin ME, Subke HKHF (1976) Antibiotische Lavage der Bauchhöhle bei schwerer Peritonitis. Intensivmed 13: 398–408
11. Kiene S, Troeger H (1974) Intraperitoneale Antibiotikaspüldrainage bei diffuser Peritonitis. Zentralbl Chir 99: 833–840
12. Lagarde MC, Bolton JS, Cohn I jun (1978) Intraperitoneal Povidone-Iodine in experimental peritonitis. Ann Surg 187: 613–619
13. Lavigne JE, Brown CS, Machiedo GW, Blackwood JM, Rush BF jun (1974) The treatment of experimental peritonitis with intraperitoneal Betadine Solution. J Surg Res 16: 307–311
14. Reichel JA, Pichlmayer R (1971) Intraperitoneale Spülung bei bakterieller Peritonitis. Langenbecks Arch Klin Chir 329: 1122–1123

Die Resorption von PVP nach Peritonealspülung mit PVP-Jod

W. Pfeufer, G. Görtz und R. Häring

Abteilung für Allgemein-, Gefäß- und Thoraxchirurgie, Klinikum Steglitz der Freien Universität Berlin, Hindenburgdamm 30, D-1000 Berlin 45

Seit das Polyvinylpyrrolidon im Jahre 1943 als Plasmaersatzmittel in die klinische Therapie eingeführt wurde [5], haben PVP-Zubereitungen heute andere Anwendungsbereiche in klinischen, experimentellen und pharmazeutischen Gebieten gefunden [16].

In pharmazeutischen Präparaten ist das PVP seit längerem als Lösungsvermittler bzw. Stabilisator bekannt. 1956 wurde berichtet, daß an PVP gebundenes Jod als Polyvinylpyrrolidonjodkomplex (PVP-Jod) in wäßriger Lösung ein ideales Desinfektionsmittel darstellt [14]. In diesem zu den Jodophoren rechnenden Komplex bindet das PVP neben J_3^- und Jodid auch das elementare Jod, welches als sog. verfügbarer Jodanteil mikrobizid wirksam werden kann [14].

Das PVP-Jod hat als gering toxisches, nicht zu Resistenzen führendes und schnell mikrobizid wirksames Desinfektionsmittel schon seit Jahren einen festen Platz in der Therapie und Prophylaxe von Wundinfektionen [3].

In der jüngeren Vergangenheit wurde das PVP-Jod auch zur einmaligen Peritonealspülung bei der chirurgischen Behandlung der diffusen, eitrigen Peritonitis verwendet [3].

Durch die intraperitoneale Anwendung des PVP-Jods stellten sich einige neue Fragen zur Pharmakokinetik des PVP-Trägermoleküls. Insbesondere sollte untersucht werden, in welchem Umfang es nach der Resorption zweier unterschiedlicher, mit ^{14}C radioaktiv markierter PVP-Jod-Zubereitungen zu PVP-Speicherungserscheinungen in verschiedenen Organen kommt. Weiterhin sollten die quantitative Verteilung, die Ausscheidungswege, die Ausscheidungsmengen sowie die entsprechenden Blutspiegel bestimmt werden.

Ziel der Untersuchung sollte eine Empfehlung an die chirurgische Praxis sein: Kann das bisher eingesetzte handelsübliche PVP-Jod-Präparat hinsichtlich der PVP-Retention, einer fraglichen längerfristigen Speicherung und möglicher schädlicher Auswirkungen auf den Organismus unbedenklich weiterverwendet werden oder sollte eher eine niedermolekulare Substanz Verwendung finden?

Material und Methode

Zur Klärung dieser Fragen wurden zwei hinsichtlich ihrer mittleren Molekulargewichte und ihrer Molekulargewichtsverteilung unterschiedliche PVP-Jod-Präparate an 164 weiblichen Wistar-Ratten untersucht.

PVP-Jod in der operativen Medizin
Herausgegeben von G. Hierholzer und G. Görtz

Der Polyvinylpyrrolidonanteil war am α- und β-C-Atom der Vinylgruppe mit ^{14}C radioaktiv markiert.

1. PVP K 17: mittleres Molekulargewicht 6100, Anteile über 35000 4,36%; spezifische Aktivität 2,108 ± 0,025 mCi/g.
2. PVP K 28: mittleres Molekulargewicht 30000, Anteile über 35000 25,31%, spezifische Aktivität 2,069 ± 0,40 mCi/g.

Beide Substanzen lagen in kristalliner Form vor. Die Injektionslösung wurde als 0,83%ige PVP-Jod-Lösung in einer 1%igen äthanolischen Phosphatpufferlösung bei neutralem pH-Wert hergestellt.

Jedes Tier erhielt 25 mg PVP-Jod pro kg KG, entsprechend 50 µCi/kg KG intraperitoneal appliziert. Nach 0,5, 2, 4, 6, 12 und 24 h sowie nach 3, 6, 12, 30 und 90 Tagen erfolgte bei je 6 Tieren pro Gruppe die Entnahme des Untersuchungsmaterials zum Nachweis der Radioaktivität in Blut, Peritonealflüssigkeit und Organen. Hierzu wurden die Tiere in Äthernarkose durch Perfusion von je 30 ml einer 0,9%igen NaCl-Lösung über die Schwanzvene und Entblutung über die V. jugularis getötet. Aus der eröffneten Vene wurde je ein Aliquot von 200 µl Blut entnommen.

Vor der Organentnahme wurde die Bauchhöhle zur Erfassung der verbliebenen Restaktivität mit je 20 ml physiologischer Kochsalzlösung gespült, die Spülflüssigkeit abgesaugt, gewogen und je ein Aliquot von 0,5 ml entnommen.

Anschließend wurden die Organe (Leber, Lunge, Nebennieren, Schilddrüse, Milz, Nieren, Pankreas, Muskel) entnommen und die Gesamtgewichte ermittelt. Bei niedrigen Organgewichten wurden die ganzen Organe, sonst je 3 Aliquots von je ca. 100 mg Feuchtgewebe aus vorher definierten Gebieten, in Probengläschen eingewogen.

Die nicht flüssigen Proben wurden mit je 1,5 ml Gewebelöser (Protosol) versetzt und nach völliger Auflösung der Gewebe mit 0,2 ml 30%igem H_2O_2 behandelt.

Für die Ausscheidungsuntersuchungen in Urin und Fäzes wurden je 6 Tiere pro Untersuchungsgruppe einzeln in Stoffwechselkäfigen gehalten. Urin und Fäzes wurden getrennt gesammelt und nach 12 und 24 h sowie nach 3, 6, 12 und 30 Tagen entnommen.

Vor jeder Urinentnahme wurde der Käfig mit Aqua destillata ausgespült, die Gesamtflüssigkeitsmenge in einem Meßkolben registriert und davon ein Aliquot von je 1 ml abpipettiert. Der Kot wurde über mehrere Tage bei Raumtemperatur getrocknet, homogenisiert und gewogen. Je 2 Aliquots von je ca. 100 mg wurden in Probengläschen eingewogen und mit je 1,5 ml Gewebelöser versetzt.

Zur Gewinnung der Galleflüssigkeit wurden die Tiere mit Ketanest/Rompun narkotisiert, laparotomiert und der Ductus choledochus katheterisiert. Die Galle wurde von je 7 Tieren in vorher gewogene Probengläschen geleitet und in Sammelperioden von je 15 min in den ersten 2 h, je 30 min bis 4 h, und darauf je 60 min über 12 h gesammelt. Während der Untersuchung erhielten die Tiere über die Schwanzvene je 0,1 ml/h 10%ige Glucose- und Elektrolytlösung substituiert.

Zur Bestimmung der Radioaktivität wurden alle Proben mit je 10 ml einer Szintillationsflüssigkeit (Instagel) versetzt. Die Messung der Proben erfolgte in einem Flüssigkeitsszintillationszählgerät (Packard-Tri-Carb Typ 3380) mit externem Standard gegen eine Vergleichsprobe, die 1% der gegebenen Radioaktivität enthielt. Der Szintillationszähler druckte für jede Probe die ipm (impulse pro minute) und die Ratio zum externen Standard aus. Zur Quenchkorrektur wurde eine den Zählausbeuten einer Standardquenchreihe angepaßte quadratische Funktion verwendet, mit deren Hilfe sich aus der gemessenen Radioaktivität (ipm) die tatsächliche Radioaktivität der einzelnen Proben mittels eines Prozeßrechners ermitteln ließ.

Zur Beschreibung der Ergebnisse in den jeweiligen Tiergruppen wurden die Medianwerte sowie die Spannweite in Form von Minimal- und Maximalwerten angegeben.

Zur statistischen Darstellung der unterschiedlichen Resorptions-, Verteilungs-, Retentions- und Ausscheidungsverhältnisse im Vergleich beider Substanzen wurden mit dem „Wilcoxon-Test für zwei Stichproben" die Signifikanzschranken ermittelt und die Irrtumswahrscheinlichkeit den jeweiligen Werten zugeordnet.

Ergebnisse

Beide Substanzen wurden vollständig aus der Bauchhöhle resorbiert, wobei 99% der applizierten Dosis des niedermolekularen PVP K 17 bereits nach 12 h, des höhermolekularen PVP K 28 erst nach 24 h aus der Bauchhöhle verschwunden war. 30 min nach der Applikation von K 17 waren im Sekret der Bauchhöhle noch 36,01% nachweisbar. Die Resorption von PVP K 28 erfolgte statistisch signifikant langsamer ($p \leq 0{,}01$). Gegenüber 63,99% Resorptionsquote der niedermolekularen Substanz nach 30 min, betrug diese für die höhermolekulare nur 55,43%.

Obwohl beide Substanzen in einer schnellen anfänglichen Eliminationsphase rasch über peritoneale Resorptionsmechanismen in die Lymph- bzw. Blutbahn ge-

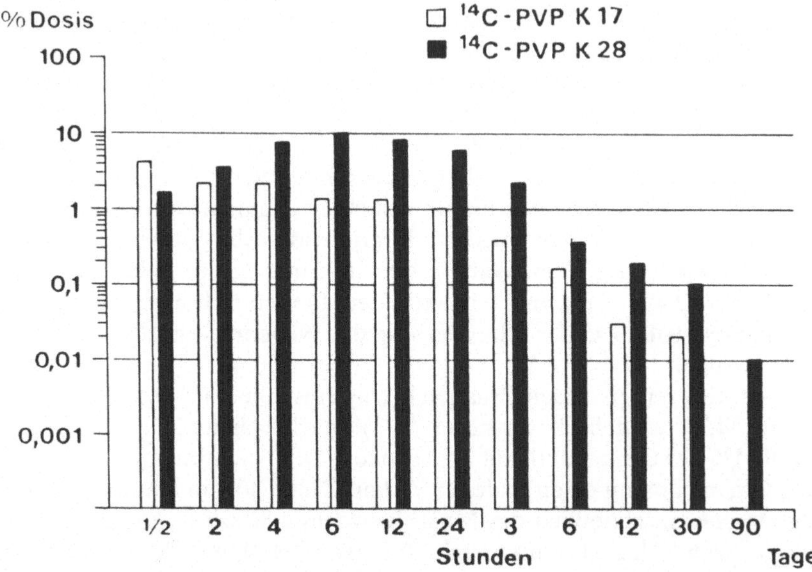

Abb. 1. Die Verteilung von ^{14}C-markiertem PVP unterschiedlicher Molekulargewichte im Serum nach intraperitonealer Gabe von ^{14}C-PVP-Jod K 17 und K 28

langen, waren 30 Tage nach Versuchsbeginn noch geringe Restaktivitäten in der untersuchten Peritonealflüssigkeit nachzuweisen. Diese betrugen für PVP K 17 0,01%, für PVP K 28 0,03% der Ausgangsdosis.

Erst 90 Tage nach Versuchsbeginn waren beide Substanzen nicht mehr in der Bauchhöhle nachzuweisen.

Der Verlauf der Elimination beider Substanzen aus der Bauchhöhle entsprach einer schnellen Anfangs- sowie einer langsamen Terminalphase. Entsprechend war der Verlauf der Blutserumspiegel (Abb. 1). Diese Darstellung zeigt für das PVP K 17 bereits nach 30 min eine kontinuierliche Abnahme der Serumspiegel, während das PVP K 28 erst nach 6 h ein Maximum erreicht, um dann ebenfalls kontinuierlich abzufallen. Nach 90 Tagen waren nur noch 0,01% der höhermolekularen Substanz im Blut nachzuweisen.

Es zeigte sich, daß der größte Teil beider Substanzen in einer schnellen Hauptsowie einer langsamen Terminalphase ausgeschieden wurde, wobei ein geringer Rest über längere Zeit den Organismus nicht verläßt.

Tabelle 1 zeigt den Verlauf der Gesamtausscheidung in Urin und Fäzes über einen Zeitraum von 30 Tagen.

Analog der schnellen Resorption des niedermolekularen Anteils aus der Bauchhöhle erschienen nach 12 h 81,64% des PVP K 17 in Urin und Fäzes, während vom PVP K 28 erst 58,92% den Organismus verlassen hatten.

Die Hauptausscheidung für beide Substanzen erfolgte über den renalen Weg. Wegen möglicher methodischer Fehler bei der Trennung von Urin und Fäzes wurden die Ergebnisse zusammengefaßt. Vernachlässigbar geringe Mengen in der Ausatemluft wurden bei der Zusammenfassung nicht berücksichtigt.

Nach 30 Tagen waren 95,72% der niedermolekularen und 89,98% der höhermolekularen Substanz ausgeschieden. Die zur Differenzierung der Ausscheidungswege durchgeführte Untersuchung der biliären Exkretionsrate zeigte, daß nach 12 h insgesamt 2,74% des PVP K 17 und 1,12% des PVP K 28 über die Galle ausgeschieden waren (Tabelle 2).

In den untersuchten Organen fand sich der größte Teil des retinierten Materials in der quergestreiften Muskulatur. Auch hier war die höchste Aktivität des PVP K 17 bereits nach 30 min mit 9,22% der gegebenen Dosis erreicht, während die Nachweisquote des PVP K 28 über den gesamten Versuchszeitraum zwischen 3 und 4% schwankte. Bei den weiterhin untersuchten Organen wurden entsprechend ihrer unterschiedlichen Feuchtgewichte differierende Absolutmengen an radioaktiver Substanz wiedergefunden. Während nach 30 min in der Leber sich 1,83% und in den Nieren 2,48% der Dosis wiederfanden, fanden sich in den Lungen nur 0,32%, im Pankreas 0,48%, in der Milz 0,05%, in den Nebennieren 0,01% und in der Schilddrüse 0,002%.

Die Recovery in diesen Organen betrug einschließlich des Muskelgewebes nach 30 min 14,39%. Nach 2 h war sie auf 5,47%, nach 24 h auf 2,38%, und nach 90 Tagen auf 0,81% der Gesamtaktivität abgesunken. Die Nachweisquoten des PVP K 28 in den Organen nahm einen anderen Verlauf. Nach 30 min enthielten alle untersuchten Organe einschließlich des Muskelgewebes 4,86% der Ausgangsdosis, nach 2 h 5,97%, nach 24 h 5,31%, und nach 90 Tagen noch 4,08% der Dosis. Eine genauere Beurteilung, insbesondere im Hinblick auf eine organvergleichende Bewertung einer möglichen längerfristigen Ablagerung des PVP, konnte durch die Berechnung

Tabelle 1. Die Gesamtausscheidung von ^{14}C-PVP unterschiedlicher Molekulargewichte in Urin und Fäzes nach intraperitonäaler Applikation von ^{14}C-PVP-Jod K 17 und K 28 (Anzahl der Tiere n = 6)

Zeit/d	^{14}C-PVP K 17 % der Dosis	Minimum	Maximum	Irrtums-wahrschein-lichkeit $2\alpha \leqslant$	^{14}C-PVP K 28 % der Dosis	Minimum	Maximum
0,5	81,64	65,04	84,50	0,01	58,92	47,35	65,83
1	8,20	6,67	11,38	0,01	19,19	15,73	20,95
3	3,75	1,19	6,98	0,02	7,12	3,52	8,30
6	1,30	0,33	2,66	0,01	2,33	2,28	3,37
12	0,55	0,18	1,88	0,01	1,52	1,14	1,69
30	0,27	0,10	0,97	n.s.	0,90	0,31	1,22

Tabelle 2. Der Nachweis von ^{14}C-PVP unterschiedlicher Molekulargewichte in der Galle nach intraperitonäaler Applikation von ^{14}C-PVP-Jod K 17 und K 28 (kumulierte Werte) (Anzahl der Tiere n = 7)

Zeit	^{14}C-PVP K 17 % der Dosis	Irrtums-wahrschein-lichkeit $2\alpha \leqslant$	^{14}C-PVP K 28 % der Dosis
0–12 h	2,74	0,01	1,12

der Konzentration der Radioaktivität in Prozent der Dosis/g Feuchtgewebe erzielt werden.

Besonders deutlich wird dies am Beispiel des Muskelgewebes. Unter Berücksichtigung des erheblichen Anteils des Gesamtmuskelgewichts am Gesamtkörpergewicht der Ratte (45%) ergeben sich dort wesentlich niedrigere Konzentrationen für beide Substanzen als in allen anderen Organen. Die Konzentration in der Muskulatur lag beim PVP K 17 mit 0,01–0,02% über die gesamte Versuchsdauer signifikant unter der Konzentration des PVP K 28 mit 0,03–0,05% ($p \leqslant 0{,}05$ bis 0,01). Die Gewebekonzentrationen in allen anderen Organen waren für das PVP K 17 durchschnittlich um den Faktor 2, für das PVP K 28 sogar um den Faktor 4–6 erhöht. Die niedermolekulare Substanz hatte ihr Konzentrationsmaximum bei den Messungen nach 30 min bereits erreicht. In den untersuchten Organen fanden sich zu diesem Zeitpunkt folgende Konzentrationen: Leber 0,21%, Lunge 0,24%, Nebennieren 0,29%, Schilddrüse 0,17%, Milz 0,21%, Niere 1,81%, Pankreas 0,57%, Muskel 0,11%. Die Konzentrationen, welche nach der schnellen anfänglichen Verteilung erreicht waren, fallen innerhalb der ersten 6 h in Schilddrüse und Nebennieren auf durchschnittlich 30%, in den übrigen Organen auf 20% der nach 30 min gemessenen Werte ab. Die nach 6 h erreichten Organkonzentrationen markieren den Übergang der raschen Evasionsphase aus den Organen zu einem Stadium längerfristiger Retention.

Für das höhermolekulare PVP K 28 lagen die Konzentrationsmaxima erst nach 6–24 h vor. Hier folgte einem verzögerten Erreichen der Maxima ein langsamer Ab-

Tabelle 3. Die Konzentration und die Restaktivität von ^{14}C-PVP unterschiedlicher Molekulargewichte 90 Tage nach intraperitonäaler Gabe von ^{14}C-PVP-Jod K 17 und K 28

Organe	Konzentration in % der Dosis/g		Restaktivität in % der gegebenen Dosis	
	^{14}C-PVP K 17	^{14}C-PVP K 28	^{14}C-PVP K 17	^{14}C-PVP K 28
Leber	0,02	0,10	0,19	0,69
Lunge	0,02	0,15	0,04	0,20
Nebennieren	0,03	0,20	0,002	0,01
Schilddrüse	0,01	0,19	0,001	0.001
Milz	0,05	0,23	0,03	0,09
Nieren	0,03	0,09	0,06	0,15
Pankreas	0,03	0,16	0,04	0,14
Skelettmuskel	0,003	0,03	0,45	2,79

fall in allen Organen, der im Vergleich zu den Ergebnissen für die niedermolekulare Substanz im gesamten Verlauf signifikant unterschiedlich war ($p \leq 0{,}01$).

Tabelle 3 zeigt, daß trotz der unterschiedlichen Nachweisquote in den einzelnen Organen die Speicherkapazität der Organe nahezu gleich groß ist. Mit Ausnahme der Skelettmuskulatur fanden sich in einer Untersuchungsgruppe nach jeweils 90 Tagen größenordnungsmäßig vergleichbare Konzentrationen: diese lagen für das niedermolekulare PVP K 17 mit 0,01–0,05% etwa um den Faktor 4 niedriger als für das höhermolekulare PVP K 28 mit 0,1–0,2%. Insgesamt fanden sich für das PVP K 28 stärkere Speicherungsvorgänge, die auch nach 90 Tagen statistisch signifikant höher lagen, wenn auch die niedermolekulare Substanz den Organismus zu diesem Zeitpunkt noch nicht vollständig verlassen hatte.

Diskussion

Durch den Einsatz von Polyvinylpyrrolidon als Plasmaexpander gegen Ende des zweiten Weltkriegs durch Hecht u. Weese [5] gab es schon früh Versuche, die Pharmakokinetik dieser Substanz zu klären. Zwar hatten erste Untersuchungen mit morphologischen Methoden [5] keinen sicheren Nachweis einer PVP-Speicherung erbracht. Nachdem Ammon u. Braunschmidt [1] mit Hilfe chemischer Nachweisverfahren feststellten, daß bei Hunden nach 5 Tagen nur 45–58% des i. v. gegebenen PVP im Urin ausgeschieden wurde, bestätigten zahlreiche Untersucher den Befund Bargmanns [2], der bereits 1944 Speicherungserscheinungen von PVP im retikuloendothelialen System (RES) beschrieben hatte. Quantitativ verläßliche Daten über die Retention von PVP vorwiegend im RES sowie eine vorwiegend renale Elimination erhielt man erst durch empfindlichere Nachweismethoden, insbesondere die Radioisotopenuntersuchung. Ravin et al. [10] fanden bei Untersuchungen an Ratten, Kaninchen und Menschen, daß PVP-Zubereitungen bis zu einem Molekulargewicht von 40000 ohne Retention renal ausgeschieden werden. Von den höhermolekularen Anteilen fanden sich bei Ratten nach 7 Wochen noch 19,7%, bei Kaninchen nach 6 Monaten noch 8,1%, und beim Menschen nach 2 Monaten noch 30,3% einer applizierten Dosis im Organismus.

Steele et al. [15] stellten an Mäusen 58 Tage nach Versuchsbeginn noch 15% der Ausgangsdosis in den Geweben fest. Lindner [9] sprach von einem Kreislauf der nicht von vorneherein ausgeschiedenen Makromoleküle im Organismus und lehnte deshalb im Gegensatz zu den genannten Autoren den Begriff einer „echten Speicherung" ab, womit er die Ergebnisse von Hecht u. Scholtan [4] zu bestätigen schien, wonach selbst PVP-Chargen mit einem Molekulargewichtsanteil von größer als 100000 noch nierengängig sind.

Auch Hespe et al. [6] beschrieben eine vollständige renale Elimination von i.v. gegebenem PVP K 17 nach 72 h. Die z.T. auffallend unterschiedlichen quantitativen Ergebnisse der einzelnen Arbeiten sind nur zu erklären durch die Wahl unterschiedlicher Dosierungen sowie verschiedener mittlerer Molekulargewichte und Molekulargewichtsverteilungen der verwendeten PVP-Chargen; andererseits wurden bei den verschiedenen Spezies aufgrund funktioneller und anatomischer Besonderheiten (z.B. Porengröße im Glomerulusfilter) unterschiedliche PVP-Clearance-Werte ermittelt [13]. Hueper [7] zeigte, daß Kaninchen ein PVP-Präparat mit einer Molekulargewichtsverteilung von 2000–38000 völlig eliminieren, Ratten dagegen den Anteil der über einem Molekulargewicht von 30000 liegenden Fraktion retinieren. Schiller et al. [12] beschrieben, daß auch niedermolekulares PVP (mittleres Molekulargewicht 1700) zwar durch glomeruläre Filtration ausgeschieden wird, im lysosomalen System der proximalen Tubuli jedoch mit 0,3–0,4% der injizierten Dosis eine Stapelung erfahren. Insgesamt herrscht in der Literatur Übereinstimmung, daß mit steigendem Molekulargewicht die PVP-Ausscheidung abnimmt und die Gefahr einer PVP-Speicherung mit möglichen schädlichen Auswirkungen auf den Organismus zunimmt [10, 11, 15]. Die eigenen Untersuchungen zeigten, daß die Resorption von PVP aus der Bauchhöhle zwar molekulargewichtsabhängig ist, aber aufgrund der besonderen peritonealen Resorptionsmechanismen selbst hochpolymere Substanzen vollständig resorbiert werden können. Die Resorptionsquote des niedermolekularen PVP K 17 war jedoch statistisch signifikant höher ($p \leq 0{,}01$) als die des höhermolekularen PVP K 28.

Eine Retention der nicht sofort ausscheidungsfähigen Anteile des PVP erfolgte ebenso statistisch signifikant zugunsten des PVP K 28 über den gesamten Versuchszeitraum ($p \leq 0{,}5$ bis 0,01).

Eine bevorzugte Anreicherung in bestimmten Organen oder Zellsystemen, wie Milz oder RES, was von anderen Autoren [8, 9, 12] angenommen wurde, konnte von uns nicht bestätigt werden. Auch befinden wir uns im Gegensatz zu Untersuchungen, die nach I.v.-Applikation von PVP K 17 eine vollständige renale Elimination innerhalb von 72 h beschrieben hatten [6]. Die vorliegende Arbeit konnte eindeutig zeigen, daß auch nach 90 Tagen selbst von der niedermolekularen Substanz noch geringe Restaktivitäten (0,81% in den untersuchten Organen, s. Tabelle 3) nachzuweisen waren.

Die signifikanten Unterschiede bei den Untersuchungsergebnissen lassen sich allein auf die unterschiedlichen Molekulargewichtsverteilungen beider Substanzen zurückführen.

Der überwiegende Teil des PVP wird über die Niere in einer schnellen Haupt- und einer langsamen Terminalphase ausgeschieden. In unseren Untersuchungen fanden sich zwar auch in den Fäzes erwähnenswerte Aktivitäten an radioaktivem PVP, jedoch mußte dies als Kontamination der Fäzes mit Urin in den Stoffwechselkäfigen gewertet werden, da die gemessenen Werte nicht mit der biliären Ausscheidungsrate korrelierten. Die sehr schnell verlaufende initiale Ausscheidung beider Substanzen läßt sich durch die beschriebene glomeruläre Filtration ohne Rückresorption erklären [4].

Die im Vergleich zu PVP K 17 deutlich verminderte renale Exkretionsrate von PVP K 28 ist zum einen durch eine verminderte renale Filtrationsleistung für höhermolekulare Anteile, und zum anderen durch die gefundenen längerfristigen Speicherungsvorgänge erklärbar.

Als Grenze für eine schnelle glomeruläre Filtration bei der Ratte ermittelten wir ein Molekulargewicht von 35000. Insgesamt kann davon ausgegangen werden, daß die Pharmakokinetik des Polyvinylpyrrolidon nach intraperitonealer Gabe hinsichtlich Ausscheidung und Retention im Organismus mit den Untersuchungen nach I. v.-Applikation vergleichbar ist.

Weil die im Tierexperiment und bei Untersuchungen am Menschen geäußerte Möglichkeit einer PVP-Speicherkrankheit nicht eindeutig widerlegt wurde [11], sollten zur Vermeidung von PVP-Speicherungsvorgängen zur Spülung der Bauchhöhle PVP-Zubereitungen mit einem möglichst geringen Anteil von Polymeren eines Molekulargewichts von über 35000, also mit Viskositätskonstanten von weniger als K 17, Verwendung finden.

Zusammenfassung

An 164 Ratten wurde das Verhalten von ^{14}C-markiertem Polyvinylpyrrolidon (PVP) nach intraperitonealer Gabe von ^{14}C-PVP-Jod, wie es zur einmaligen Spülung in der Therapie der akuten eitrigen Peritonitis angewendet wird, hinsichtlich seiner Resorption aus der Bauchhöhle, der Verteilung, Ausscheidung und Retention sowie möglichen Speicherungserscheinungen mit zwei PVP-Chargen unterschiedlicher mittlerer Molekulargewichte und Molekulargewichtsverteilungen (K 17 und K 28) untersucht.

Beide Substanzen wurden vollständig aus der Bauchhöhle resorbiert. Bei der Ausscheidung wurde für beide Substanzen eine rasche initiale renale Elimination und eine zweite langsamere Ausscheidung über Urin und Fäzes beobachtet. In der terminalen Ausscheidungsphase verläßt statistisch signifikant weniger PVP K 28 den Organismus als die Vergleichscharge. Eine Speicherungsfähigkeit für PVP ist nach der vorliegenden Untersuchung für alle Gewebe gegeben, wobei das Milzgewebe die höchste Speicherungspotenz aufweist, während das Skelettmuskelgewebe nur über 13% dieser Fähigkeit verfügt. Der Grenzwert für eine renale Ausscheidung liegt bei einem Molekulargewicht von 35000. Nach 90 Tagen waren vom PVP K 28 4- bis 7fach höhere Konzentrationen in den untersuchten Geweben als vom niedermolekularen PVP K 17 nachzuweisen.

Wegen der wiederholt geäußerten Möglichkeit einer PVP-Speicherkrankheit sollten zur Vermeidung von Speicherungsvorgängen zur Spülung der Bauchhöhle PVP-Zubereitungen mit einem möglichst geringen Anteil von Polymeren eines Molekulargewichts von über 35000, also mit Viskositätskonstanten von weniger als K 17 Verwendung finden.

Literatur

1. Ammon R, Braunschmidt G (1949) Das Schicksal von Periston im Organismus. Biochem Z 319: 370–74
2. Bargmann W (1944) Über Milzveränderungen nach Zufuhr des Blutflüssigkeitsersatzes Periston. Virchows Arch [Pathol Anat] 314: 162–66
3. Görtz G (1979) Erfahrungen mit der einmaligen Peritonealspülung mit PVP-Jod-Lösung bei der Behandlung der diffusen, eitrigen Peritonitis. In: Häring R (Hrsg) Peritonitis. TM-Verlag, Bad Oeynhausen, S 131–138
4. Hecht G, Scholtan W (1959) Über die Ausscheidung von Polyvinylpyrrolidon durch die normale Niere. Z Ges Exp Med 130: 577–603
5. Hecht G, Weese H (1943) Periston, ein neuer Blutflüssigkeitsersatz. MMW 90: 11–15
6. Hespe W, Meier AM, Blankwater YJ (1977) Excretion and distribution studies in rats with two forms of ^{14}Carbon-labelled Polyvinylpyrrolidone with a relatively low mean molecular weight after intravenous administration. Arzneimittelforsch 27 (I) 6: 1158–62
7. Hueper WC (1961) Bioassay on Polyvinylpyrrolidone with limited molecular weight range. J Natl Cancer Inst 26: 229–37
8. Hulme B, Dykes PW, Appleyard J, Arkwell DW (1968) Retention and storage sites of radioactive Polyvinylpyrrolidone. J Nucl Med 9: 389–92
9. Lindner J (1964) Morphologische Untersuchungen über das Schicksal von Plasmaexpandern. In: Horatz K, Frey R (Hrsg) Schock und Plasmaexpander. Springer, Berlin Göttingen Heidelberg New York, S 23–64
10. Ravin HA, Seligman AM, Fine J (1952) Polyvinylpyrrolidone as a plasma expander: Studies on its excretion, distribution and metabolism. N Engl J Med 247: 921–29
11. Reske-Nielsen E, Bojsen-Møeller M, Vetner M, Hansen JK (1976) Polyvinylpyrrolidone-storages disease. Acta Pathol Microbiol Scand [A] 84: 397–405
12. Schiller A, Reb G, Taugner R (1978) Excretion and intrarenal distribution of low-molecular Polyvinylpyrrolidone and Inulin in rats. Arzneimittelforsch 28 (II) 11: 2064–70
13. Scholtan W (1959) Beziehung zwischen der Größe von Polyvinylpyrrolidon-Molekülen und ihrer Permeabilität durch die Glomerulum-Membranen der Niere. Z Ges Exp Med 130: 556–76
14. Shelanski HA, Shelanski MV (1956) PVP-Iodine: History, toxicity and therapeutic uses. J Int Coll Surg 25: 727–34
15. Steele R, Slyke DD van, Plazin J (1952) The fate of intravenously administered polyvinylpyrrolidone. Ann NY Acad Sci 55: 479–84
16. Wessel W, Schoog M, Winkler E (1971) Polyvinylpyrrolidone (PVP), its diagnostic, therapeutic and technical application and consequences thereof. Arzneimittelforsch 21: 1468–82

Fettgewebsnekrosen nach intraabdomineller PVP-Jod-Instillation – Experimentelle Untersuchungen

G. Görtz[1] und F. Borchard[2]

1 Abteilung für Allgemein-, Gefäß- und Thoraxchirurgie. Klinikum Steglitz der Freien Universität Berlin (Geschäftsführender Direktor: Prof. Dr. med R. Häring), Hindenburgdamm 30, D-1000 Berlin 45
2 Institut für Pathologie der Universität (Direktor: Prof. Dr. med W. Hort), Moorenstraße 5, D-4000 Düsseldorf

Einleitung

Nach Bauchoperationen und Infektionen der Bauchhöhle treten Verklebungen und Verwachsungen auf, die zu mechanischen Darmverschlüssen führen können. Zur Adhäsionsprophylaxe wurden Kortikoide, Heparin, Öl, hyperosmolare Glucoselösungen, hochmolekulare Dextrane und PVP in die Peritonealhöhle instilliert. Während Heparin die Fibrinbildung und Kortikoide die zelluläre peritoneale Reaktion verhindern sollten, erwartete man nach Gabe von Öl oder hochmolekularen Substanzen die Erhaltung der Gleitfähigkeit des Darms, indem sich ein Schutzfilm auf der Serosa bildete [2, 3, 7, 10]. Seit einigen Jahren werden PVP-Jod-Lösungen zur antiseptischen Lokalbehandlung der Peritonitis verwendet. Seitdem wird die antiadhäsive Wirkung des PVP-Jods aufgrund seines PVP-Anteils erneut diskutiert [5]. In einer experimentellen Studie wurde die Wirkung einer intraperitonealen Instillation von PVP-Jod mit unterschiedlichem Molekulargewicht in verschiedenen Konzentrationen im Vergleich zu Periston N an gesunden Ratten untersucht.

Material und Methodik

Insgesamt 72 weibliche Wistar-Ratten (Dr. Ivanovas, Kisslegg) mit einem durchschnittlichen Gewicht von 250 g wurden in 8 Gruppen zu je 9 Tieren eingeteilt. Folgende Prüfsubstanzen wurden bei den 8 Versuchsgruppen zur intraperitonealen Instillation verwendet:
1. Niedermolekulares Polyvidon-Jod K 17, mittleres Molekulargewicht = 6100;
2. Hochmolekulares Polyvidon-Jod K 28, mittleres Molekulargewicht = 30000.
Beide PVP-Jod-Komplexe (BASF AG, Ludwigshafen) wurden als 1%ige wäßrige Lösung in Dosierungen von 100 mg, 200 mg und 300 mg/kg KG verwendet (Gruppe 1–6).

PVP-Jod in der operativen Medizin
Herausgegeben von G. Hierholzer und G. Görtz

Eine 7. Tiergruppe erhielt 150 mg/kg KG niedermolekulares PVP-Jod K 17 + Dextran 60.

Die Tiere der Gruppe 8 erhielten intraperitoneal Periston N (Bayer AG, Leverkusen) mit einem Gehalt von 6% PVP K 17 in physiologischer Kochsalzlösung. Die Dosierung betrug 30 ml/kg KG.

Die Tiere wurden nach Zufallszahlen randomisiert den Gruppen zugeordnet und je 3 Tiere nach 2 h, 2 Tagen und 7 Tagen durch Ätherinhalation getötet.

Von allen Tieren wurde ein etwa 3 cm langes Dünndarmsegment mit einem entsprechenden Anteil der Mesenterialarkade entnommen, formolfixiert und an Paraffinschnitten mit Hämatoxylineosin gefärbt. Die Schnittpräparate wurden kodiert und ohne Kenntnis der Gruppen histologisch untersucht. Die Veränderungen wurden semiquantitativ erfaßt.

Die 1%ige PVP-Jod-Lösung wurde nach folgender Rezeptur hergestellt:

PVP-Jod	10,0
$Na_2HPO_4 \cdot 2\,H_2O$	1,780
K Cl	0,298
NaCl	6,429
Aqua bidestillata ad 1 000,	
ph der Lösung	7,1

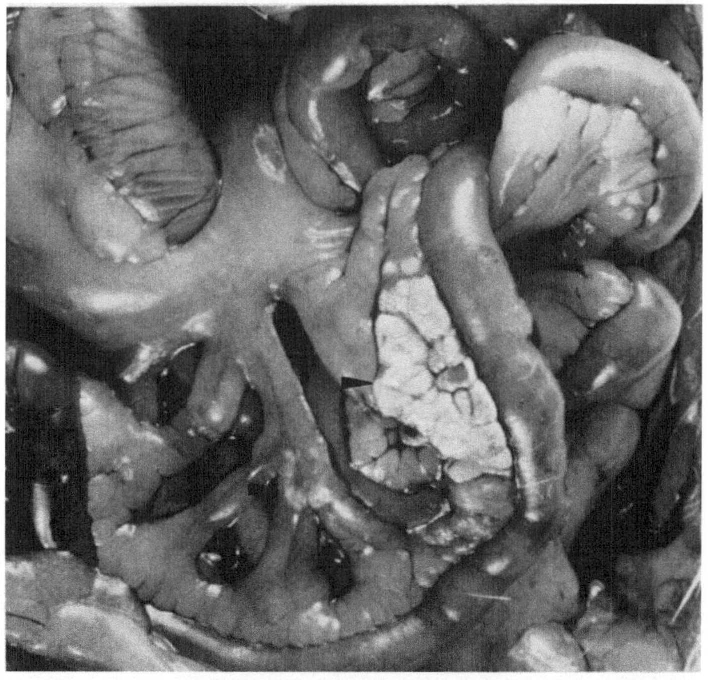

Abb. 1. Mesenterialarkade 24 h nach intraperitonealer Instillation von PVP-Jod 1% (200 mg/kg KG), multiple weißliche Nekroseherde (>) im mesenterialen Fett und hämorrhagisches Exsudat

Ergebnisse

Makroskopische Befunde

24 h nach der PVP-Jod-Instillation fiel in der Bauchhöhle eine hämorrhagisch-trübe Flüssigkeit auf. Vereinzelt fanden sich insbesondere in den Gefäßarkaden des Mesenteriums perlschnurartig aufgereihte, weißliche, hirsekorngroße Flecken im perivasalen Fettgewebe (Abb. 1). Diese Veränderungen wurden nur nach PVP-Jod-Instillation beobachtet. Nach Peristoninstillation fand sich vermehrt klares Exsudat in der Bauchhöhle. Die Serosaoberfläche war bei allen Tieren makroskopisch unauffällig.

Nach 3 Tagen waren die Nekrosezonen ausgedehnter, die Mesenterialarkaden verdickt und geschrumpft. Die Darmschlingen waren untereinander verklebt. Das Peritonealexsudat war bei allen mit PVP-Jod behandelten Tieren vermehrt vorhanden und überwiegend hämorrhagisch. In der Kontrollgruppe war am 3. Tag kein Peritonealexsudat vorhanden.

Am 7. Tag waren die Peritonealorgane bei allen Tieren mit hoher intraperitonealer PVP-Jod-Dosierung (≧200 mg/kg KG) fest miteinander verklebt und kaum voneinander zu trennen (Abb. 2). Im peritonealen Fett waren noch immer ausge-

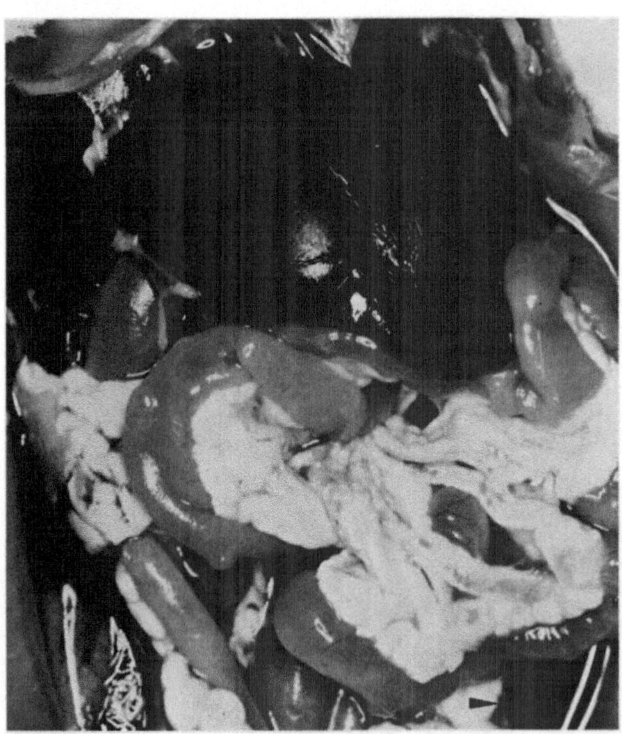

Abb. 2. Mesenterialarkade 7 Tage nach I. p.-Instillation von PVP-Jod 1%. Ausgedehnte Nekrosen des mesenterialen Fettgewebes und hämorrhagisches Exsudat (>)

dehnte Nekrosezonen erkennbar. In reichlichem Ausmaß war hämorrhagisches Exsudat vorhanden. Die Leberoberfläche war matt glänzend, an der Zwerchfellkuppe adhärent und sie wies Zeichen beginnender fibroplastischer Peritonitis auf.

Die Häufigkeitsverteilung der Fettgewebsnekrosen in Abhängigkeit von der gegebenen Dosis PVP-Jod ist in Abb. 3 wiedergegeben. Die Nekrosen traten nach Verwendung von nieder- und hochmolekularem PVP-Jod in gleichem Maße auf. Nach Gabe von hochmolekularem Dextran 60 zur PVP-Jod-Lösung fanden sich bei 6 von 9 Tieren Fettgewebsnekrosen.

Mikroskopische Befunde

Die mikroskopischen Befunde wiesen in den verschiedenen Zeitabschnitten charakteristische Merkmale auf. Nach 2 h fielen ein Ödem des Peritoneums und disseminierte Nekroseherde im Fettgewebe auf. In den Nekrosezonen waren zu diesem Zeitpunkt im polarisierten Licht noch keine Fettsäurekristalle nachweisbar. Die mesenteriale Deckschicht war zerstört (Abb. 4). Am 3. Tag nach der intraperitonealen PVP-Jod-Instillation waren verstärkte zelluläre Reaktionen im Nekrosebereich zu sehen. In den Nekroseherden konnten vermehrt Fettsäurekristalle im polarisierten Licht dargestellt werden (Abb. 5).

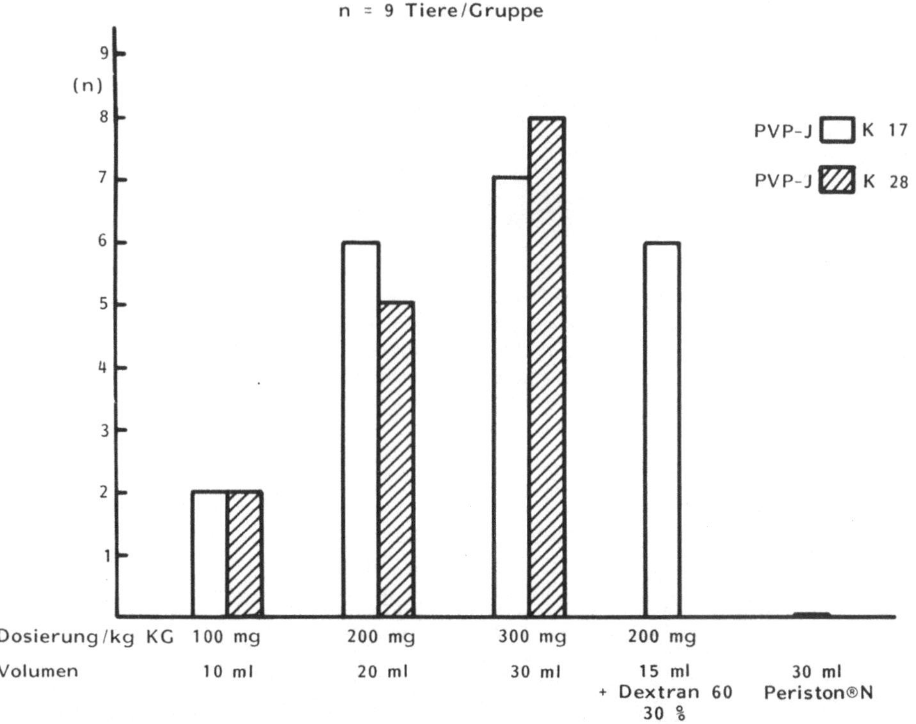

Abb. 3. Häufigkeitsverteilung von Fettgewebsnekrosen nach I. p.-Instillation von PVP-Jod 1% in Abhängigkeit von der Dosis

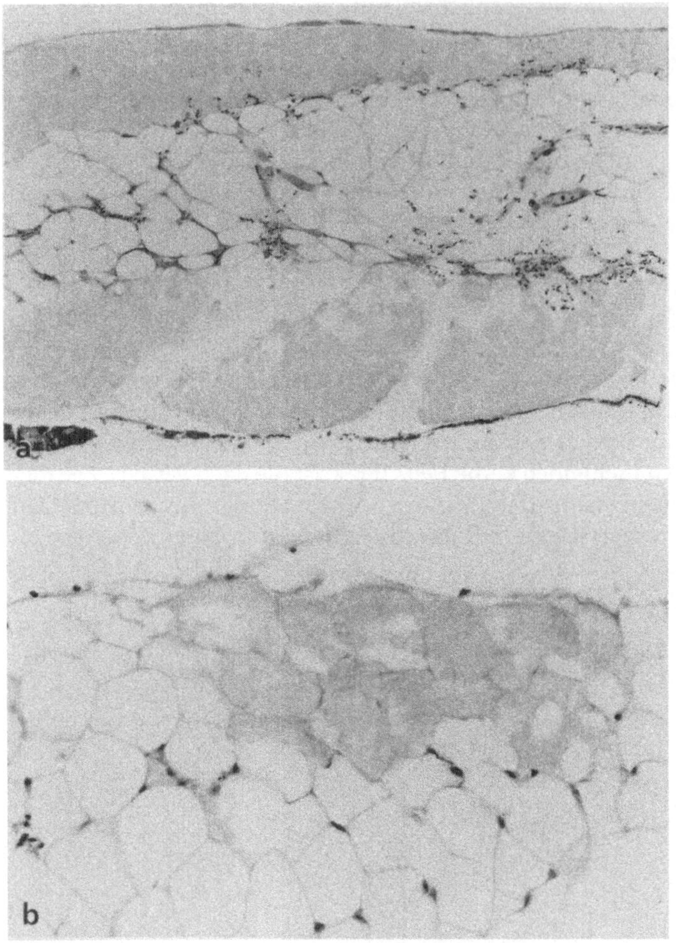

Abb. 4 a, b. Frische Fettgewebsnekrosen des Peritoneums 1.–2. Tag nach Applikation einer hochdosierten PVP-Jod-Lösung. **a** Übersicht mit umfangreichen, homogenen graugefärbten, unter der peritonealen Oberfläche gelegenen Fettgewebsnekrosen (HE, 96 ×). **b** Vergrößerung zeigt Schwund der peritonealen Deckzellen, verschwommene Zellmembranen, verdämmernde Zellkerne und eine noch fehlende entzündliche Reaktion (HE, 280 ×)

Am 7. Tag waren die Nekrosen weitgehend von Rundzellen durchwandert und lipophage Granulome kennzeichneten das Bild (Abb. 6). Die Gewebsveränderungen reichten bis in eine Schichttiefe von bis zu 200 μ.

Die typischen morphologischen Befunde in Abhängigkeit von der möglichen pathophysiologischen Ursache sind in Abb. 7 dargestellt.

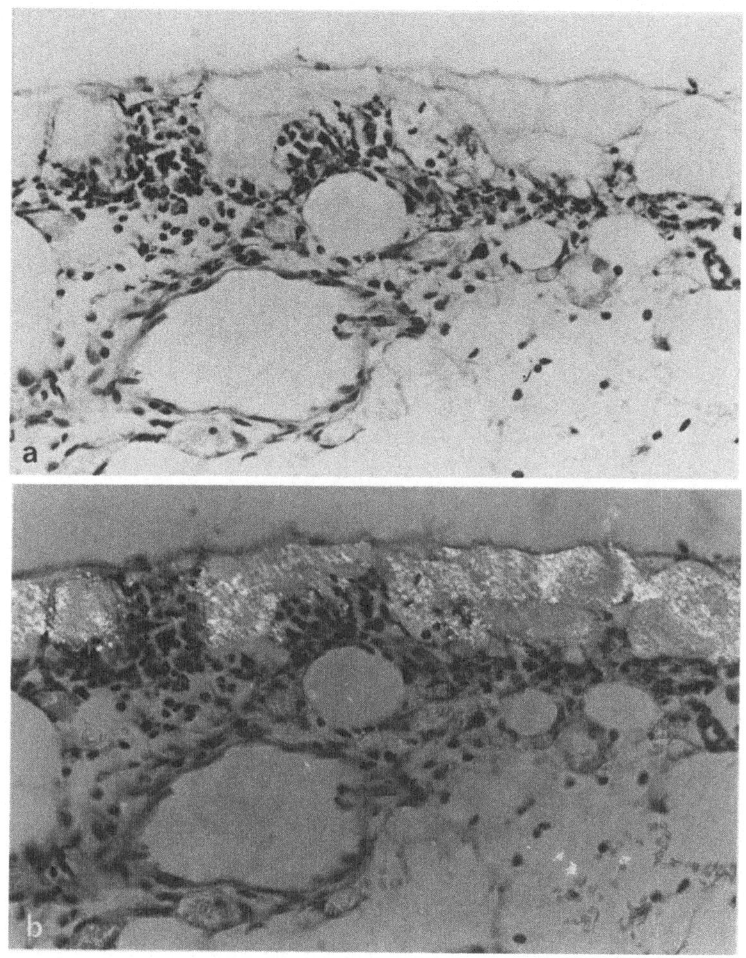

Abb. 5 a, b. 3 Tage alte Fettgewebsnekrosen des Peritoneums. **a** Fettgewebsnekrosen mit verschwommenen oder aufgelösten Zellgrenzen und grau verfärbtem Zytoplasma. Deutliche zelluläre Infiltration des Nekrosesaumes (HE, 200 ×). **b** Bei Polarisation desselben Bildausschnitts treten zahlreiche Fettsäurekristalle hervor (HE 200 ×)

Diskussion

Nach intraperitonealer Applikation von PVP-Jod können dosisabhängig Fettgewebsnekrosen im peritonealen Fettgewebe auftreten. Im weiteren Verlauf entwikkelt sich eine fibroplastische Peritonitis. Der Pathomechanismus der Fettgewebsnekrose ist nicht vollständig geklärt. Hinweise für eine tryptische Fettgewebsnekrose in Folge einer akuten Pankreatitis konnten bei den vorliegenden Untersuchungen nicht gefunden werden. Die Häufung von Fettgewebsnekrosen nach Applikation der Jodverbindungen deutet auf einen Kausalzusammenhang zwischen dem ag-

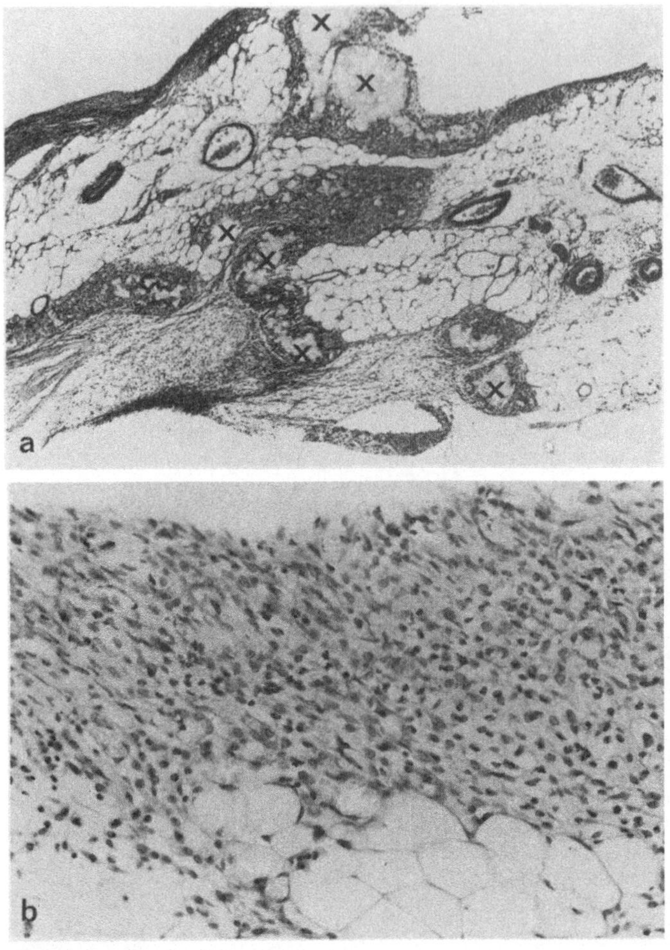

Abb. 6a, b. Beginnende vernarbende Peritonitis 6 Tage nach Applikation einer hochdosierten PVP-Jod-Lösung. **a** Übersicht mit breiter zellulärer Reaktionszone im Bereich der peritonealen Oberfläche. Die Fettgewebsnekrosen (×) sind noch nicht völlig abgeräumt (HE, 36×). **b** Vergrößerung der Infiltratzellen: Neben polymorphkernigen Leukozyten, Makrophagen und vereinzelten Lymphozyten sind zahlreiche Fibrozyten mit spindeligen Zellkernen zu erkennen (HE, 200×)

gressiv wirksamen elementaren Jod und der Fettgewebsnekrose hin. Das Jod dissoziiert aus dem PVP und oxidiert bzw. jodiert zelluläre Bestandteile und Substanzen in den Gewebsflüssigkeiten, wie Bikarbonate, Aminosäuren und Lipide [1]. Modellvorstellungen von Schmitz-Moormann et al. [9] über die lipaseinduzierte Fettgewebsnekrose lassen sich auch auf die PVP-Jod-induzierte Fettnekrose übertragen. Demzufolge wird durch die oxidative Jodwirkung die Zellmembran so weit geschädigt, daß austretende freie Fettsäuren durch ihre Detergenzwirkung zelltoxisch wirken und zu weiteren Nekrosen der durch PVP-Jod geschädigten Zellen führen. So entsteht nach PVP-Jod-Einwirkung in der Frühphase zunächst eine disseminierte Nekrose, aus der sich im weiteren Verlauf eine generalisierte, bandförmige Nekrose von etwa 200 μ Tiefe entwickelt. Nach alleiniger Instillation von PVP treten keine

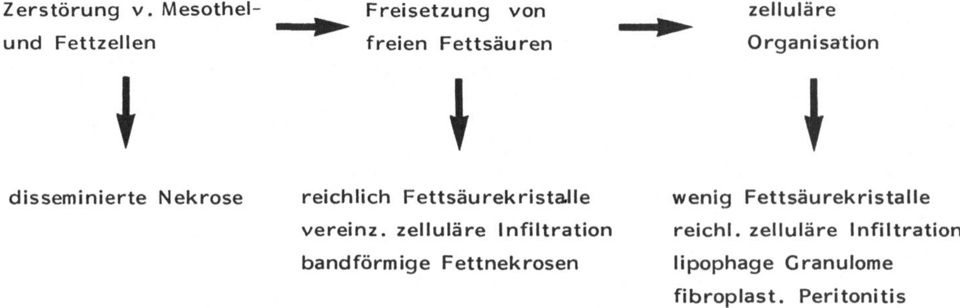

Abb. 7. Mögliche pathophysiologische und pathomorphologische Auswirkungen des PVP-Jods auf das mesenteriale Fettgewebe

Verwachsungen auf, so daß die hyperosmolare Wirkung des Makromoleküls für die Zellwandschädigung nicht ausreicht. Hochmolekulares Dextran wurde experimentell mit Erfolg zur Verwachsungsprophylaxe eingesetzt [2, 3]. Durch den Zusatz von Dextran zur PVP-Jod-Lösung konnte in diesen Versuchen die jodinduzierte Gewebsschädigung nicht verhindert werden. Zelltoxische Eigenschaften des PVP-Jods konnten auch von anderen Autoren an Geweben und Zellkulturen nachgewiesen werden [6, 8]. Die Diskussion über eine mögliche antiadhäsive Wirkung des PVP-Jods wurde durch Untersuchungen ausgelöst, bei denen nach Vermischung von PVP und PVP-Jod in einem Verhältnis von 10:1 bei experimenteller Peritonitis ein antiadhäsiver Effekt beobachtet wurde [5]. Durch die Zugabe von jodfreiem PVP zur PVP-Jod-Lösung wird die Konzentration von bakterizid wirksamem Jod so weit herabgesetzt, daß die toxische und antibakterielle Wirkung aufgehoben wird. Die Häufigkeit von Fettgewebenekrosen tritt dagegen nur mit zunehmender Konzentration an verfügbarem Jod auf. Nur hohe Jodkonzentrationen haben bei experimentellen Untersuchungen eine keimreduzierende Wirkung [4]. Wegen der gewebsschädigenden Wirkung kann die intraperitoneale Anwendung von PVP-Jod-Lösungen nicht empfohlen werden.

Zusammenfassung

Weiblichen Wistar-Ratten wurde in verschiedenen Dosierungen ein nieder- und hochmolekulares PVP-Jod als 1%ige wäßrige Lösung intraperitoneal instilliert. Bei beiden PVP-Jod-Typen traten bei einer Dosierung von 200 und 300 mg/kg KG gehäuft intraperitoneale Fettgewebsnekrosen mit nachfolgender fibroplastischer Peritonitis auf. Die Nekrosen wurden als Folge der zelltoxischen Wirkung des Jods angesehen. Durch die Zugabe von hochmolekularen Dextranen zur PVP-Jod-Lösung konnte das Auftreten von Nekrosen nicht verhindert werden.

Literatur

1. Alexander NM, Nishimoto M (1981) Protein-linked Iodothyroxines in serum after topical application of Povidone-Iodine (Betadine). J Clin Endocrinol Metab 53: 105–108
2. Badowski A, Daciewicz Z (1971) The importance of high-molecular weight colloid substances in the prevention of experimental peritoneal adhesions. Pol Med J X 1
3. Bergmann K-H (1964) Tierexperimentelle Untersuchungen zur Frage der Adhäsionsprophylaxe nach Laparotomien. Med Dissertation, Düsseldorf
4. Bolton JS, Bornside GH, Cohn I jun (1979) Intraperitoneal Povidone-Iodine in experimental canine and murine peritonitis. Am J Surg 137: 870–785
5. Gilmore OJA (1978) Experimental treatment of peritonitis and peritoneal adhesions with antiseptics. Proceedings of the World Congress on Antiseptics. HP Publishing, New York, pp 117–119
6. Kallenberger A (1980) Experimentelle Untersuchungen zur Gewebeverträglichkeit von Desinfektionslösungen. In: Burri C, Rüter A (Hrsg) Lokalbehandlung chirurgischer Infektionen. 11. Reisensburger Workshop zur Klin. Unfallchirurgie. Huber, Bern Stuttgart Wien, S 87–96
7. Mazuji MK, Kalambaheti E, Pawar B (1964) Prevention of adhesions with Polyvinylpyrrolidone. Arch Surg 89: 1011–1015
8. Ninnemann JL, Stein MD (1981) Suppressor cell induction by Povidone-iodine: in vitro demonstration of a consequence of clinical burn treatment with Betadine. J Immunol 126: 1905–1908
9. Schmitz-Moormann P, Wedel RV, Agricola B, Himmelmann GW (1978) Untersuchungen zur lipaseinduzierten Fettgewebsnekrose bei der Ratte. Pathol Res Pract 163: 93–108
10. Schulze W (1959) Verhütung neuer Bauchfellverwachsungen nach der Operation von Verwachsungsbäuchen. Zentralbl Chir 84: 1160–1163

Verschleppte appendizitische Perforationsperitonitis: Der Stellenwert umfassender intraoperativer Peritonealtoilette

G. Meiser und K. Meissner

Chirurgische Abteilung, A. ö. Krankenhaus Tamsweg (Leiter: Prim. Univ.-Doz. Dr. K. Meissner) D-5580 Tamsweg

Einleitung

Das Krankheitsbild der diffusen fibrinös-eitrigen Peritonitis infolge perforativer Appendizitiden wird von vergleichsweise niedriger Letalität [1, 6, 16–18] bei hoher Morbidität [1, 4–7, 9, 13, 17, 18, 20] geprägt, die wiederum die Konsequenz der mikrobiellen Infektion der freien Bauchhöhle darstellt. Häufigkeit und Schweregrad dieser septischen Komplikationen gehen mit dem Verschleppungsgrad der Erkrankung konform.

Im zentralalpinen Lebensraum werden – bedingt durch den bekannten Wirkungsgrad geographischer Hindernisse [17] und Eigenheiten der Bevölkerung – appendizitische Perforationsperitonitiden von eindruckvoller Verschleppungszeit beobachtet.

Krankengut

In den Jahren 1978–1981 kamen 32 Patienten mit diffuser Peritonitis, bedingt durch perforative Appendizitis, zur Aufnahme. Es handelte sich um 18 männliche und 14 weibliche Kranke von 1–80 Jahren, deren Altersverteilung den klassischen Kindheits- und Altersgipfel [1, 2, 5, 11, 17] widerspiegelt. Die klinische Anamnese bestand seit 1–5, durchschnittlich 2,7 Tagen. In 3 Fällen lag die initiale Symptomatik 12–18 Tage zurück. Alle Fälle boten als klinische Leitsymptome der diffusen Peritonitis Schock, Fieber, Darmparese und Exsikkation; die Ursache war, wenn überhaupt, präoperativ nur anamnestisch zu erfassen. In allen Fällen wurde operativ und histologisch eine perforierte Appendix gesichert. Alle Patienten kamen nach einheitlicher Akutvorbereitung innerhalb von 3 h zur Operation.

Gruppe I

Behandlungskonzept. Zu Beginn des Beobachtungszeitraumes kam in 6 aufeinanderfolgenden Fällen das aus dem früheren urbanen Arbeitsbereich übernommene

PVP-Jod in der operativen Medizin
Herausgegeben von G. Hierholzer und G. Görtz

Tabelle 1. Gegenüberstellung der Patientengruppen I und II in Hinblick auf postoperativ aufgetretene Komplikationen

Patientengruppen	Komplikationen		Zweit- und Mehrfacheingriffe	
Wechselschnitt, beschränkte Peritonealtoilette (n=6)	Sekundärheilung	2	Bauchdeckeninzision	2
	Bauchdeckenabszeß	2	Douglasdrainage	3
	Douglas-Abszeß	3	Relaparotomie	3
	Septischer Schock	1	Sekundärnaht (Bauchwand)	1
	Entzündlicher postoperativer Adhäsionsfrühileus	3	Sekundärnaht (Haut)	1
	Platzbauch nach Relaparotomie	1		
	Gesamt	12	Gesamt	10
Mediane Laparotomie, umfassende Peritonealtoilette (n=26)	Sekundärheilung	2	Douglas-Drainage	1
	Douglas-Abszeß	1		
	Passagerer Subileus	2		
	Gesamt	5	Gesamt	1

und bewährte Konzept zur Anwendung: Wechselschnitt, Appendektomie, Absaugung des eitrigen Exsudates, Spülung der Bauchhöhle durch ein temporär in den Douglas-Raum eingelegtes Drain mit Kochsalzlösung bis zum Austritt klarer Spülflüssigkeit durch den Korbsauger, Fortsetzung der Spülung mit PVP-Jod-Lösung, Deposition von 2,5 ml PVP-Jod-Lösung pro kg KG in die Peritonealhöhle, drainageloser Bauchdeckenverschluß, primäre Hautnaht. Parenterale antimikrobielle Chemotherapie wurde eingeleitet durch Na-Penicillin G, Ampicillin und Aminoglykosid in Kombination.

Ergebnisse. Bei diesen 6 Patienten traten insgesamt 12 Komplikationen auf, welche 10 Zweit- und Mehrfacheingriffe erforderlich machten (Tabelle 1). In 2 Fällen erwies sich die protrahierte Sepsis als ernsthaft lebensbedrohlich. Bei 5 Kranken erforderte eine 5- bis 12tägige gastroenterale Parese die nasogastrische Sondenentlastung. Die längste individuelle Hospitalisierungsdauer betrug 52 Tage. Aufgrund dieser Negativerfahrungen wurde das operativ-taktische Verfahren in der Folge geändert.

Gruppe II

Behandlungskonzept. Die in der darauffolgenden Zeit bis Ende 1980 aufgenommenen 26 Fälle von Appendicitis perforata wurden wiederum nach standardisierten operativen Grundsätzen behandelt: Mediane Unterbauchlaparotomie, wahlweise erweitert durch Umschneidung des Nabels, Appendektomie, Absaugung eitrigen Exsudates, Eröffnung aller fibrinösen Verklebungen, Entfernung abstreifbarer Fibrinbeläge, Spülung der Bauchhöhle mit saliner Lösung bis zur optisch überprüften

Reinigung aller Kompartiments, anschließend Spülung mit PVP-Jod-Lösung, Reinigung klassischer, zur „Abszeßbildung“ prädisponierter Peritonealbuchten mit getränkten Stieltupfern. In 12 Fällen vorsorgliche Überlaufgastrostomie nach Stamm-Kader-Dragstedt wegen beträchtlicher intestinaler Distension. Deposition von 2,5 ml PVP-Jod-Lösung pro kg KG in die Bauchhöhle, drainagelose Etagennaht, primäre Hautnaht. Antimikrobielle Allgemeinbehandlung durch Kombination von Na-Penicillin G, Ampicillin und Aminoglykosid.

Ergebnisse. Diese Vorgangsweise erzielte eine entscheidende Senkung der Komplikationsrate (Tabelle 1) bei augenscheinlicher Beschleunigung der Rekonvaleszenz. Darüberhinaus war kein Patient auch nur vorübergehend als gefährdet einzustufen. Auch die Zeitspanne postoperativer Magen-Darm-Paresen verkürzte sich. Die Zahl der Zweiteingriffe sank auf 1 (Tabelle 1).

Zu Recht gilt die Nierenfunktion als aussagekräftiger Parameter des Heilungsverlaufes von Peritonitiden. Hier fällt die eindeutige Besserstellung von Gruppe II bei Gegenüberstellung dokumentarisch faßbarer Diuresedaten beider Kollektive ins Auge (Abb. 1). Blood Urea Nitrogen (BUN)- und Kreatininwerte von Gruppe II zeigten eine analoge rasche Normalisierungstendenz (Abb. 2).

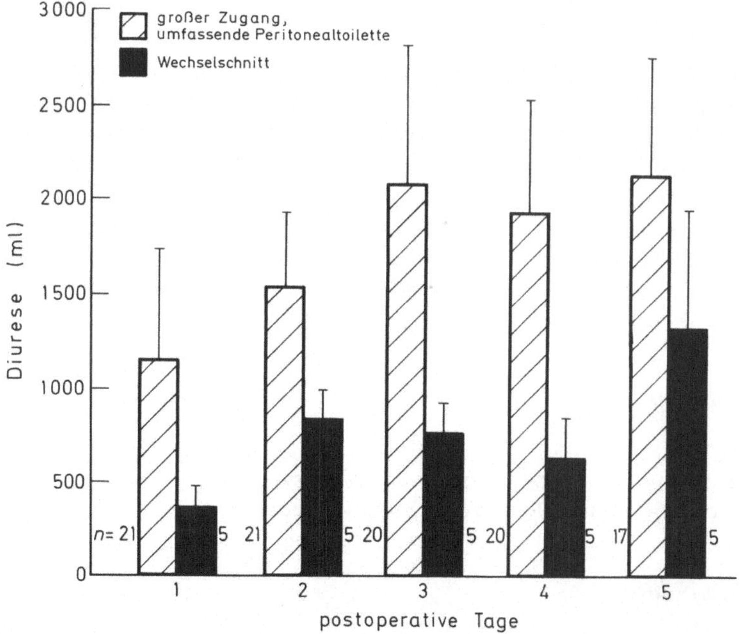

Abb. 1. Diuresedaten von Kranken mit Medianlaparotomie und umfassender Peritonealtoilette (Gruppe II) und Patienten mit Wechselschnitt und „blinder“ Peritonealtoilette (Gruppe I)

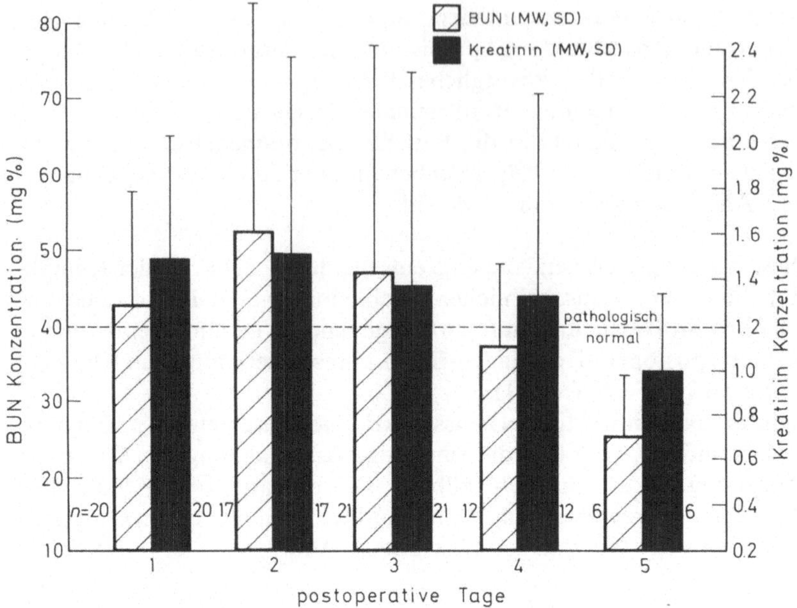

Abb. 2. Postoperative BUN- und Kreatininwerte bei Kranken mit Medianlaparotomie und umfassender Peritonealtoilette

Diskussion

Die fachliche und gesellschaftspolitische Problematik im Umfeld der Appendicitis perforata ist heute, fast 40 Jahre nach der sprunghaften Senkung der Sterblichkeit durch den Beginn der antibiotischen Ära, nach wie vor aktuell und wenig geeignet, den Eindruck einer „heilen medizinischen Welt" zu vermitteln. Fachlich, weil direkte und indirekte septische Komplikationen hohe medizinische Anforderungen stellen. Gesellschaftspolitisch, weil breite Schichten der Bevölkerung unter dem Eindruck einer parawissenschaftlichen Massen-„Information" geneigt sind, „Blinddarmentzündungen" zu bagatellisieren, – dies vor dem Hintergrund einer globalen Perforationsrate von fast 30% [5, 9, 17, 18].

Letalität

Nach wie vor liegt die Gesamtletalität der Appendicitis perforata bei 14% [2], wobei lediglich die Sterblichkeit kinderchirurgischer Kollektive auf etwa 1% [5, 6, 16–18] gesenkt werden konnte. Für Altersgruppen über 60 gelten auch heute noch Letalitätsquoten von mehr als 19% [2].

Morbidität

Von ungleich höherem, wenngleich nur statistischem Stellenwert ist die Morbidität nach perforierter Appendizitis, die seit Jahrzehnten – im Gegensatz zur Letalität – keiner nennenswerten Einflußnahme zugänglich schien. Folgekrankheiten präsentieren sich, in der Reihenfolge ihrer Häufigkeit, als Wund-, Schlingen- und Douglas-Abszeß, subphrenischer Abszeß, diffuse Zweitperitonitis, manifester Frühileus, protrahierter Subileus, Douglas-Infiltrat, Bauchdeckendehiszenz, Kotfistel, Streßulkus, periphere Thrombose und Thromboembolie [5–7, 9, 13, 16–18, 20] mit einer Gesamtrate von 30–69% [4, 5, 7, 17]. Mehrfachmanifestationen unterschiedlicher Komplikationen zählen zur Regel [5] und erzwingen bei zahlreichen Patienten Zweit- und Mehrfacheingriffe, in über 10% in Form der Relaparotomie [16], davon allein in über 6% wegen unbeherrschbarem Ileus [16].

Hauptverantwortlich für diese deletären Folgen ist eine in hohem Maße pathogene mikrobielle Mischinfektion, in deren Spektrum sporenlosen gramnegativen Anaerobiern, insbesondere Bacteroides fragilis sowie einigen Clostridienarten, die Führungsrolle zukommt [3, 4, 7–10, 12, 14, 15, 17].

Chirurgische Konsequenzen

Chirurgische Hauptaufgabe in Hinblick auf eine Verringerung der Morbidität – somit auch der Letalität – ist somit die Bekämpfung der mikrobiellen Infektion der Bauchhöhle. Neben klassischen Regeln, wie möglichst schnelle Intervention und Eliminierung der Infektquelle, stehen hierfür folgende Verfahren zur Verfügung: präoperativ einsetzende antibiotische Behandlung [1, 6, 9, 20], Bauchhöhlentoilette [2, 5, 16, 20] und offene Wundbehandlung [6, 9].

Peritonealtoilette

Teil der chirurgischen Tätigkeit bei perforierter Appendizitis ist die Säuberung der Bauchhöhle von Exsudat, Fibrin und nekrotischem Material [16], wobei dem bereits historischen [5] Verfahren der intraoperativen Bauchhöhlenspülung besondere Bedeutung zukommt. Dieses Vorgehen ermöglichte, ob nun unter Verwendung saliner Lösungen allein oder in Verbindung mit antibiotischen bzw. antiseptischen Zusätzen, im Vergleich zu Kontrollgruppen eine drastische Senkung postoperativer Komplikationen [2, 5, 20]. Auch die postoperative kontinuierliche Peritonealspülung – wenngleich als „blindes" Verfahren kontrovers beurteilt [20] – wurde mit Emphase empfohlen und mit guten Ergebnissen belegt [5].

Der Stellenwert intraoperativer Peritonealtoilette (eigene Erfahrungen)

Beide Kollektive unseres Krankengutes wurden identisch parenteral antibiotisch und intraperitoneal antiseptisch behandelt. Aus äußeren Gründen unterblieb generell eine gegen sporenlose gramnegative Keime gerichtete zusätzliche Chemotherapie, z. B. durch Metronidazol. Die offene Wundbehandlung, die sich uns in der akuten Kolonchirurgie bestens bewährt, kam in der vorliegenden Studie noch nicht zur Anwendung. Somit sind wir in die Lage versetzt, den Wert der umfassenden intraoperativen Peritonealtoilette isoliert zu beurteilen.

Die schlechten Ergebnisse in Gruppe I (blinde Spülung-Saugung) sowie die hervorragenden Resultate in Gruppe II (penible kontrollierte Peritonealtoilette zu Lasten eines größeren Zuganges) sprechen für sich. Die Komplikationsrate von etwa 19% und die Zweiteingriffrate von etwa 3% in Gruppe II entsprechen den besten Ergebnissen von Arbeitsgruppen, denen bereits eine antimikrobielle Kombinationstherapie mit Abdeckung auch gramnegativer sporenloser Anaerobier zur Verfügung stand [9]. Dies ist um so bemerkenswerter, als unsere Fälle einen ungewöhnlich hohen Grad von Therapieverzögerung aufweisen [6].

In diesem Zusammenhang verdient auch die Seltenheit und Kurzfristigkeit gastoenteraler Motilitätsstörungen in Gruppe II Erwähnung, die uns veranlaßt, die Indikation zur ergänzenden Gastrostomie in Zukunft einzuengen.

Die Gegenüberstellung der Negativerfahrungen mit der Chirurgie „großer" Probleme durch „kleinen" Zugang, die auch anderen nicht erspart blieben [6], mit den Erfolgen der primär umfassenden Peritonealtoilette mit entsprechendem [20] Zugang zeigen die Leistungsfähigkeit dieses Verfahrens auf.

Klinische Fortschritte präsentieren sich gewöhnlich als Summationseffekt kleiner Schritte. Teilaspekten, wie der gezielten Bekämpfung gramnegativer sporenloser anaerober Keime sowie der offenen Wundbehandlung, gehören zweifellos ebenso die Zukunft. Wir wollen jedoch im Falle verschleppter Appendicitis perforans die bewährte Stütze unseres bisherigen Behandlungsplanes, die großzügige Freilegung mit umfassender Peritonealtoilette, nicht mehr missen und glauben, sie aufgrund unserer Erfahrungen vorbehaltlos empfehlen zu können.

Zusammenfassung

An Hand von 32 Fällen fortgeschrittener diffuser Peritonitis infolge appendizitischer Perforationen wird zur Leistungsfähigkeit der umfassenden intraoperativen Peritonealtoilette Stellung genommen. Bei im übrigen identischer Vorgangsweise wurde in 6 Fällen (Gruppe I) die intraoperative Spül-Saug-Lavage durch Wechselschnitt, in 26 Fällen (Gruppe II) die umfassende Peritonealtoilette durch mechanische Säuberung und kontrollierte Spülung nach großzügigem Zugang durchgeführt. In Gruppe I traten 12 z.T. bedrohliche, in Gruppe II 5 Komplikationen auf. In Gruppe I wurden 10, in Gruppe II ein Zweiteingriff erforderlich. Aufgrund dieser Ergebnisse wird die umfassende Peritonealtoilette zu Lasten eines größeren Zuganges als Teil der Gesamtbehandlung einschlägiger Fälle empfohlen.

Literatur

1. Andersson A, Bergdahl L (1978) Acute appendicitis in patients over sixty. Am Surg 44: 445–447
2. Encke A, Böttcher W (1979) Das Vorgehen bei Perforationsperitonitis, Vorbereitung und Zeitpunkt der Operation. Langenbecks Arch Chir (Kongreßber 1979) 349: 491–494
3. Eykyn SJ, Phillips I (1978) Metronidazole in surgical infections. J Antimicrob Chemother 4: 75–81
4. Foster GE, Bourke JB, Hollyday A, Doran J, Balfour TW, Hardcastle JD, Marshall DJ (1979) Metronodazole and appendicectomy: the clinical and economic consequences of a wound infection. R Soc Med Internat Congr Symp Series No 18. Academic Press, London, pp 105–109
5. Gjessing J, Tomlin PJ (1976) Acute appendicitis and continuous peritoneal lavage. Anaesth Intensive Care 4: 347–350
6. Janik JS, Firor HV (1979) Pediatric appendicitis. Arch Surg 114: 717–719
7. Leigh DA (1978) Indications for antibiotic prophylaxis and treatment in patients undergoing appendicectomy. J Antimicrob Chemother 4: 15–23

8. McMahon MJ, Greenall MJ, Cooke EM (1979) The prevention of wound infection after appendicectomy by intravenously administered Metronidazole. R Soc Med Internat Congr Symp Series No 18. Academic Press, London, pp 133–136
9. Marchildon MB, Dudgeon DL (1977) Perforated appendicitis. Ann Surg 185: 84–87
10. Morris WT, Ellis-Pegler RB, Innes DB (1979) The influence of Metronidazole and Cefazolin on post-appendicectomy wound sepsis. R Soc Med Internat Congr Symp Series No 18. Academic Press, London, pp 129–131
11. Muduli H, Pauwaa MC, Saperstein L (1979) A study of 300 consecutive cases of acute appendicitis in an urban ghetto community. J Abdom Surg 21: 2–7
12. Palm A, Renkonen OV, Aromaa U (1979) Ornidazole and anaerobic bacteria: in vitro sensitivity and effects on wound infections after appendectomy. J Infect Dis 139: 586–589
13. Perovic S, Maksimovic LJ, Djaja M, Tonic LT (1978) Prophylaxis of adhesions with trasylol in cases of perforated appendicitis in children. J Int Med Res 6: 89–93
14. Pieper R, Kager L, Lindberg AA, Nord CE (1979) Acute appendicitis and bacteroides fragilis. Scand J Infect Dis 11: 92–97
15. Pinto DJ, Sanderson PJ (1979) Rationalization of antibiotic therapy after appendicectomy. R Soc Med Internat Congr Symp Series No 18. Academic Press London, pp 119–123
16. Piroth P, Gharib M, Krumme H (1978) Perforierte Appendizitis im Kindesalter: Bauchhöhlendrainage? Chir Prax 24: 297–302
17. Scher KS, Coil JA (1980) The continuing challenge of perforating appendicitis. Surg Gynecol Obstet 150: 535–538
18. Schwöbel MG, Pochon JP (1979) Schwere postoperative Komplikationen bei Appendicitis perforativa im Kindesalter. Z Kinderchir Grenzgeb 26: 20–27
19. Simonowitz DA, White TT (1979) Postoperative complications of appendectomy (including adhesions). Clin Gastroenterol 8: 429–441
20. Stewart DJ, Matheson NA (1978) Peritoneal lavage in appendicular peritonitis. Br J Surg 65: 54–56

Die Therapie von Leberabszessen

L. C. Tung und R. Häring

Abteilung für Allgemein-, Gefäß- und Thoraxchirurgie. Klinikum Steglitz der Freien Universität Berlin (Geschäftsführender Direktor: Prof. Dr. med. R. Häring), Hindenburgdamm 30, D-1000 Berlin 45

Die intrahepatischen Abszedierungen werden in den letzten Jahren immer häufiger beobachtet. Diese Tatsache ist um so schwerwiegender, als ihre Prognose nach wie vor sehr ernst ist. Von größerer Bedeutung in unseren Breiten ist der pyogene Leberabszeß. Der Schlüssel zur erfolgreichen Therapie ist die frühzeitige Diagnose.

Diagnose

Ein Leberabszeß soll stets als differentialdiagnostische Überlegung in Erwägung gezogen werden, wenn beim Patienten Fieber, Oberbauchschmerzen, Hepatomegalie, Leukozytose, Hypalbuminämie, Anämie, Erhöhung der alkalischen Phosphatase und ein pathologischer Röntgenthoraxbefund vorliegen (Tabelle 1).

Unter Berücksichtigung des klinischen Bildes können Leberabszesse in 75–94% der Fälle durch Szintigraphie, Sonographie, Computertomographie und Arteriographie festgestellt werden, wobei die Sonographie und die Computertomographie sich in der letzten Zeit als beste Verfahren durchgesetzt haben [5, 6] (Tabelle 2). Die neueste Generation der Computertomographie hat sogar eine nahezu 100%ige Treffsicherheit.

Tabelle 1. Symptome bei Verdacht auf pyogenen Leberabszeß

- ● Fieber unklarer Genese (85%)
- ● Oberbauchschmerzen (61%)
- ● Hepatomegalie (58%)
- ● Leukozytose (71%)
- ● Hypalbuminämie (55%)
- ● Anämie (47%)
- ● Erhöhung der alkalischen Phosphatase (46%)
- ▲ Röntgenthorax, pathologisch (53%)

PVP-Jod in der operativen Medizin
Herausgegeben von G. Hierholzer und G. Görtz

Tabelle 2. Leberabszesse – Röntgendiagnostik [5, 6]

Szintigraphie	^{99m}Tc-Scan	88%
	^{67}Ga-Scan	90%
	(^{111}In-Leukozyten-Scan	85%)
Sonographie		75%
CT		88%
Arteriographie		94%

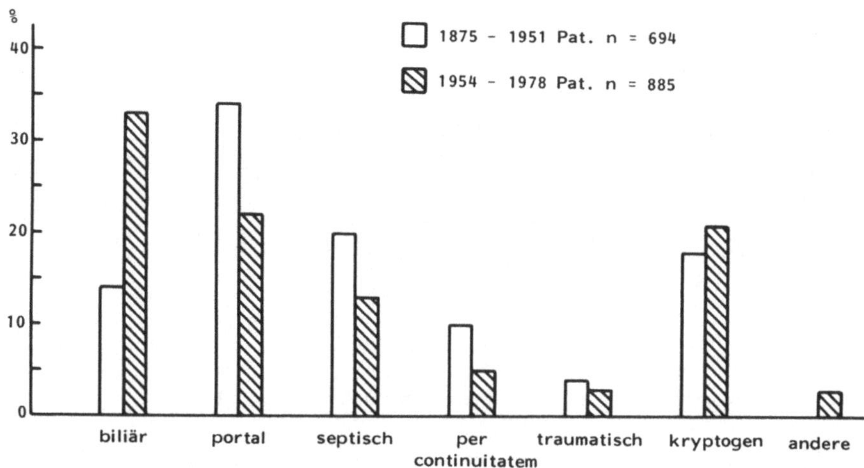

Abb. 1. Ätiologie des pyogenen Leberabszesses. (Sammelstatistik nach Verlenden u. Frey [3] und McDonald u. Howard [9])

Ätiologie

Wie die Abb. 1 zeigt, sind ⅓ der pyogenen Leberabszesse auf eine aszendierende biliäre Infektion, meist durch Obstruktion der extrahepatischen Gallengänge, zurückzuführen [3, 9]. Bei gut ⅕ der Fälle liegt die Ursache im Zuflußgebiet der Pfortader, ausgehend von eitrigen Prozessen im Bauchraum. Etwa ⅓ der Leberabszesse treten als Komplikationen nach abdominellen Eingriffen auf [1, 2, 4, 8, 10] (Tabelle 3). Ziel der Therapie von Leberabszessen muß daher auch sein, alle diese abdominellen Ursachen, soweit sie vorhanden sind, zu beseitigen, um Rezidive zu vermeiden.

Tabelle 3. Pyogene Leberabszesse nach abdominalen Eingriffen

		Patienten	Häufigkeit	
		n	n	%
1975	Pitt u. Zuidema [4]	80	21	26
1976	Young [10]	28	9	32
1978	Cheung et al. [2]	20	6	30
1979	Silver et al. [8]	17	6	35
1982	Berger u. Osborne [1]	15	4	27
	Eigenes Krankengut	12	7	58
	Total	172	53	30,8

Tabelle 4. Häufigste Erreger bei pyogenen Leberabszessen

Aerobe Bakterien	Anaerobe Bakterien
Escherichia coli	Sphaerophorus
Klebsiellea enterobacter	Bacteroides
Streptokokkus	Streptokokkus
Staphylokokkus	Fusobacterium
Proteus	Clostridium
Pseudomonas	

Tabelle 5. Ätiologie bakterieller Leberabszesse. (Nach Sabbaj et al. [7])

Erregernachweis	n	%
Nur Anaerobier	17	34,7
Nur aerobe Bakterien	19	38,8
Polymikrobielle aerob-anaerobe Infektion	8	16,3
Kein Wachstum	5	10,2
		100,0

Bakteriologie

Als Erreger der pyogenen Leberabszesse kommen praktisch alle Keimarten der intestinalen Bakterienflora in Frage. Die häufigsten Erreger sind in Tabelle 4 zusammengefaßt.

Durch die Fortschritte in der bakteriologischen Diagnostik haben anaerobe Bakterien in den letzten Jahren an Bedeutung zugenommen. Anaerobe Keime wurden bei gut 50% aller Leberabszesse gefunden [7] (Tabelle 5). Sie kamen als einzige Erregerart bei ⅓ der Fälle vor. Daher soll stets ein anaerobierwirksames Mittel als Initialchemotherapie zusammen mit den Breitbandantibiotika eingesetzt werden.

Tabelle 6. Therapie pyogener Leberabszesse

● Lokale Behandlung:	Drainage
● Systemische Behandlung:	Antibiotika
● Beseitigung der Ursachen:	Ätiologie

Tabelle 7. Letalität bei pyogenen Leberabszessen

	Solitär (in %)	Multipel (in %)
Bis 1938	37,5	95
Seit 1952	12,5–31	50–88

Therapie

Die Therapie eines Leberabszesses umfaßt die lokale Behandlung des eigentlichen Abszesses, die systemische Gabe von geeigneten Antibiotika und schließlich die Beseitigung bzw. Behandlung der Entstehungsursachen (Tabelle 6).

Bei den pyogenen Leberabszessen ist die chirurgische Drainage in der Regel die Therapie der Wahl. Die Abszeßhöhle wird mit ausreichend dicken, weichen Drainagen versehen. Diese erlauben nicht nur eine vollständige Entfernung des manchmal sehr zähflüssigen Eiters und des nekrotischen Gewebes sondern auch die lokale Spülbehandlung.

Als Therapeutikum für die lokale Spülbehandlung sollen stets Mittel mit großem Wirkungsspektrum eingesetzt werden. Hierfür sind Antibiotika nicht geeignet, da sie nur eine begrenzte bakterizide Wirksamkeit besitzen, außerdem die Entwicklung von resistenten Keimen begünstigen und nicht selten allergische Reaktionen und toxische Organschädigung hervorrufen. Dagegen scheint das PVP-Jod aufgrund seines breiten Wirkungsspektrums, der guten Verträglichkeit und geringen Toxizität z. Z. das geeignete Mittel zu sein.

Letalität

Die gesamte Letalität pyogener Leberabszesse liegt heute zwischen 12,5–31% [4, 7], wobei die Letalität bei multiplen Leberabszessen bis 88% ansteigen kann [4] (Tabelle 7).

Eigenes Krankengut

Wir haben vom 1. März 1969 bis zum 31. Dezember 1981 insgesamt 12 Patienten mit pyogenen Leberabszessen behandelt. Es waren 9 Männer und 3 Frauen mit einem Durchschnittsalter von 51 Jahren (Abb. 2). Bei 7 Patienten stellten die Abszesse

Chirurgische Klinik Klinikum Steglitz der Freien Universität Berlin

1. März 1969 - 31. Dezember 1981

Pat. n = 12 ♂ 9 ♀ 3

Alter: 51 ± 13 J (35 - 74 J)

Abb. 2. Pyogene Leberabszesse (eigenes Krankengut)

Tabelle 8. Ätiologie pyogener Leberabszesse (n = 12) (Chirurgische Klinik, Klinikum Steglitz der Freien Universität Berlin)

Ätiologie		Postoperativ
Biliär	5	3
Portal	3	3
Per continuitatem	2	1
Kryptogen	2	–
Total	12	7 (58,3%)

Tabelle 9. Bakteriologie pyogener Leberabszesse (Chirurgische Klinik, Klinikum Steglitz der Freien Universität Berlin) (1. März 1969–31. Dezember 1981)

Zahl der Erregerart	Abszeß	Blut
Kein Nachweis	2	3
1	8[a]	2
2	0	0
3	1	0
4	1	0

[a] Davon 2 nur Anaerobier

postoperative Komplikationen dar (Tabelle 8). Bakteriologisch handelte es sich bei 8 Patienten um Monoinfektionen, und bei 2 um anaerobe Bakterien (Tabelle 9). Colibakterien waren die häufigst gefundenen Erreger.

Alle Abszesse wurden chirurgisch drainiert (Abb. 3). Einer der 2 Patienten mit multiplen Abszessen verstarb an einer Sepsis. Die Ursache der Abszesse bei diesem Patienten war eine komplizierte Pankreatitis.

Bei dem anderen Patienten handelte es sich um einen Zustand nach mehrfachen Laparotomien vor 1 Jahr. Er wurde primär wegen eines perforierten Ulcus duodeni operiert. Postoperativ kam es zur Nachblutung und Abszeßbildung im linken Sub-

Chirurgische Klinik, Klinikum Steglitz der Freien Universität Berlin

1. März 1969 - 31. Dezember 1981

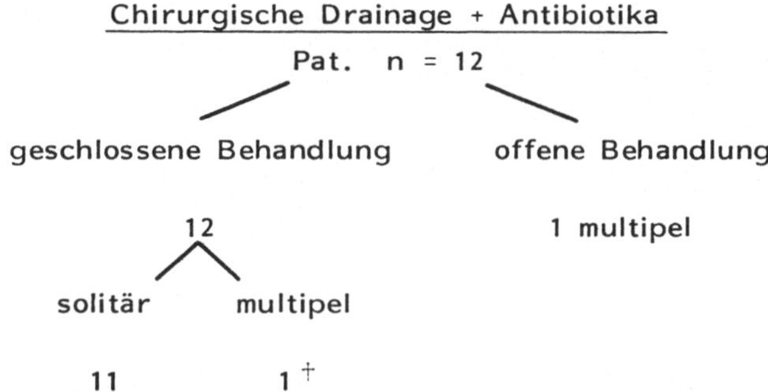

Gesamtletalität n = 1 (8,3 %)

Abb. 3. Therapie pyogener Leberabszesse

phrenium und im rechten Leberlappen. Deswegen wurde er wiederholt laparotomiert. Bei der Aufnahme in unserer Klinik wurden erneut multiple Abszesse im rechten Leberlappen festgestellt (Abb. 4a). Sämtliche Abszesse wurden durch einen großzügigen subkostalen Zugang weit eröffnet. Um den septischen Herd auch in der postoperativen Heilungsphase ausgiebig und vollständig sanieren und damit ein erneutes Abszeßrezidiv verhindern zu können, wurde die Wunde offen belassen, zumal die Abszeßhöhle allseitig und insbesondere zur freien Bauchhöhle durch Verwachsungen gut abgegrenzt war. Die Abszeßhöhle wurde zunächst wegen der parenchymatösen Nachblutung mit Jodoformgaze tamponiert und wenige Tage später via einer intravulnär gelegenen Drainage mit PVP-Jod-Lösung 1% gespült. Die bakteriologischen Untersuchungen erbrachten lediglich den Nachweis von Staphylococcus aureus als einzigem Erreger. Systemisch wurde dem Patienten eine Kombination von einem Cephalosporin mit Metronidazol verabfolgt. Es kam zu einer raschen Besserung des septischen Krankheitsbildes. Zwei Monate danach konnte der Patient in die ambulante Behandlung entlassen werden. Die Wunde war inzwischen sauber granuliert (Abb. 4b). Die computertomographische Untersuchung zeigte eine vollständige Rückbildung der Abszeßhöhle. Klinisch und laborchemisch wurden keine Nebenwirkungen der PVP-Jod-Spülbehandlung beobachtet.

Zusammenfassung

Die frühzeitige Erkennung, die Gabe geeigneter Antibiotika, das optimale Drainageverfahren und ggf. die Beseitigung der ätiologischen Faktoren sind die entscheidenden Voraussetzungen für den Therapieerfolg pyogener Leberabszesse. Zur antimikrobiellen Lokaltherapie hat sich die Spülung mit PVP-Jod-Lösung bewährt.

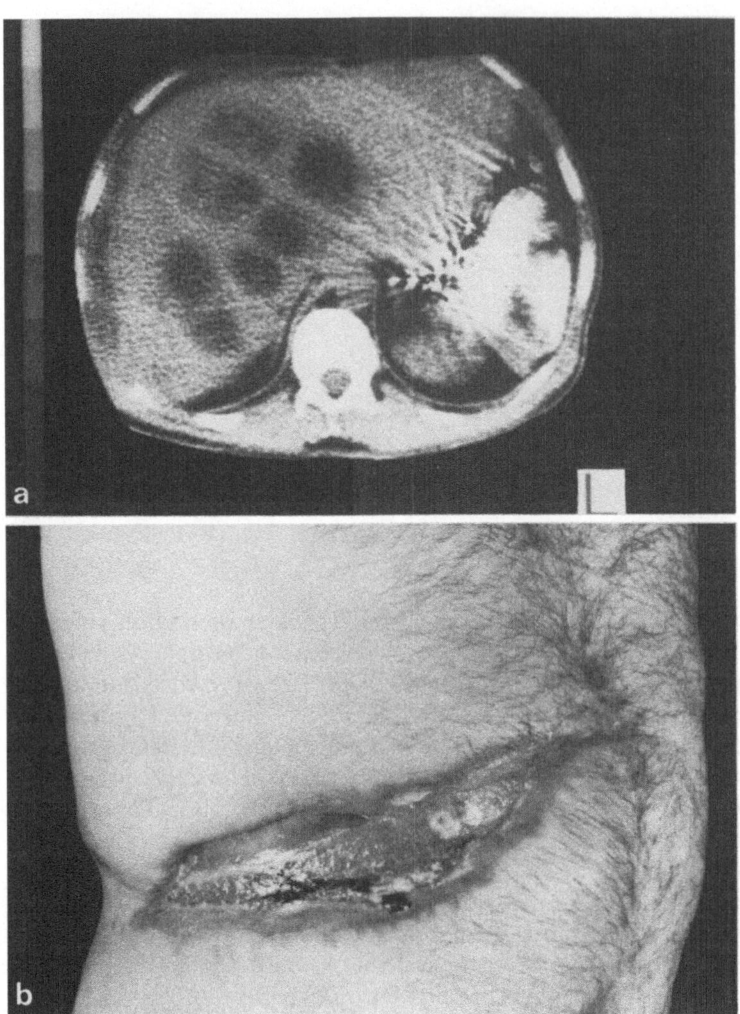

Abb. 4. **a** Computertomographie eines 35jährigen Patienten mit multiplen Leberabszessen des rechten Leberlappens. **b** Zustand 2 Monate nach chirurgischer Drainage mit offener Wundbehandlung und Spülung mit PVP-Jod

Literatur

1. Berger L, Osborne DR (1982) Treatment of pyogenic liver abscesses by percutaneous needle aspiration. Lancet I: 132
2. Cheung NK, Malfitan RC, Najem AZ, Rush BF, Jr (1978) Pyogenic liver abscess. Am Surg 44: 272
3. McDonald AP, Howard RJ (1980) Pyogenic liver abscess. World J Surg 4: 369
4. Pitt HA, Zuidema GD (1975) Factors influencing mortality in the treatment of pyogenic hepatic abscess. Surg Gynecol Obstet 140: 228
5. Ranson JHC (1980) Invited commentary. World J Surg 4: 378

6. Rubinson HA, Isikoff MB, Hill MC (1980) Diagnostic imaging of hepatic abscesses: A retrospective analysis. Am J Roentgenol 35: 735
7. Sabbaj J, Sutter VL, Finegold SM (1972) Anaerobic pyogenic liver abscess. Ann Intern Med 77: 629
8. Silver S, Weinstein A, Cooperman A (1979) Changes in the pathogenesis and detection of intrahepatic abscess. Am J Surg 137: 608
9. Verlenden WL, Frey CF (1980) Management of liver abscess. Am J Surg 140: 53
10. Young AE (1976) The clinical presentation of pyogenic liver abscess. Br J Surg 63: 216

Die Veränderungen des Jod-Serum-Spiegels und der Einfluß auf die Schilddrüsenfunktion bei Peritonitis- und Verbrennungspatienten nach PVP-Jod-Behandlung

M. Henckel[1], G. Görtz[1], H. Meinhold[2] und H. J. Weinmann[3]

1 Abteilung für Allgemein-, Gefäß- und Thoraxchirurgie. Klinikum Steglitz der Freien Universität Berlin (Geschäftsführender Direktor: Prof. Dr. med. R. Häring). Hindenburgdamm 30, D-1000 Berlin 45
2 Klinik für Radiologie im Klinikum Steglitz der FU Berlin, Abteilung für Nuklearmedizin (Leiter: Prof. Dr. med. K. Oeff), Hindenburgdamm 30, D-1000 Berlin 45
3 Schering AG Berlin, Forschungslabor, Abteilung für Kontrastmittelpharmakologie, D-1000 Berlin 65

PVP-Jod kann wie jedes andere jodhaltige In- oder Externum die Jod-Serum-Konzentration und damit die Schilddrüsenfunktion beeinträchtigen [5]. Ziel dieser Untersuchung war es, festzustellen, wie sich die Jod-Serum-Spiegel nach einmaliger Peritoneallavage, bzw. nach mehrmaliger Applikation von PVP-Jod-Salbe und -Lösung, in der Verbrennungstherapie verhalten und diese veränderten Jod-Serum-Spiegel wiederum die Schilddrüsenhormone T_3, T_4 und rT_3 beeinflussen.

Patientengut und Methodik

Zwei Patientengruppen wurden untersucht. Das eine Kollektiv umfaßte 30 Patienten, bei denen intraoperativ die Bauchhöhle wegen diffuser, eitriger Peritonitis mit 1–2 l einer 1%igen wäßrigen PVP-Jod-Lösung gespült wurde. Nach Absaugen der Spüllösung wurden am Ende der Operation über die Drainagen nochmals bis zu 500 ml PVP-Jod-Lösung instilliert. Die Blutentnahmen erfolgten am 1., 2., 3., 4., 5., 6., 8., 10., 15. und 30. Tag. Ab dem 30. Tag wurden die weiteren Untersuchungen jeweils um den 100., 200. und 300. Tag postoperativ durchgeführt. Bei 16 der 30 Patienten konnten Langzeitbeobachtungen erfaßt werden.

Das zweite Kollektiv umfaßte 12 Patienten mit Verbrennungen II. und III. Grades mit einer Ausdehnung von 10–70% der Körperoberfläche. Die Behandlung erfolgte mit 10%iger PVP-Jod-Salbe bzw. mit 7,5%iger wäßriger PVP-Jod-Lösung 3mal täglich für ca. 10 Tage. Die Gesamtjodspiegel und das proteingebundene Jod im Serum sowie das T_4 konnten bis zum 30. Tag untersucht werden.

Bei den Peritonitispatienten wurden folgende Parameter untersucht:

1. Gesamtjod im Serum (Bestimmung mit dem Technikon-Autoanalyser, Bestimmungsbereich 0–500 μg%).

PVP-Jod in der operativen Medizin
Herausgegeben von G. Hierholzer und G. Görtz

2. Gesamtjod im Serum (Nachweis durch Fluoreszenz-Exzitation-Analyse [FEA]. Der optimale Meßbereich liegt bei Jodkonzentrationen von mehr als 500 μg% [6]).
3. Proteingebundenes Jod PBJ (Bestimmung mit dem Technikon-Autoanalyser).
4. T_4-RIA (Direkte immunochemische Bestimmung mit Doppelantikörpern [11]).
5. T_3-RIA (Direkte immunochemische Bestimmung mit Doppelantikörpern [12])
6. rT_3-RIA (Direkte immunochemische Bestimmung mit Doppelantikörpern [13]).
7. TRH-Test (Relefact TRH 200 Fa. Hoechst).

Alle Proben für die Hormonuntersuchungen wurden zur gleichen Tageszeit abgenommen, bei −25 °C gelagert und in einem Essay bestimmt. Die anamnestischen Angaben schlossen eine präoperative Jodkontamination aus.

Ergebnisse

Gesamtjod im Serum

Der Gesamtjodspiegel der Peritonitispatienten lag am 1. postoperativen Tag bei $\bar{x}$ = 8860 μg/100 ml Serum (Abb. 1). Im weiteren Verlauf fielen die Konzentrationen langsam ab und erreichten zwischen dem 100. und 200. Tag den Normbereich.

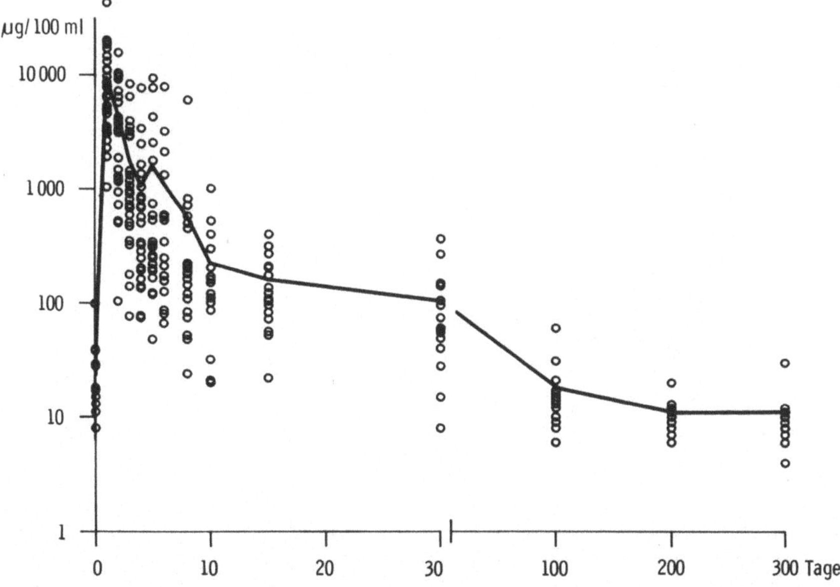

Abb. 1. Gesamtjodspiegel im Serum bei Patienten mit diffuser Peritonitis nach Peritonealspülung mit PVP-Jod-Lösung. Von den initial 30 Patienten konnten bis zu 300 Tagen 16 Patienten kontrolliert werden

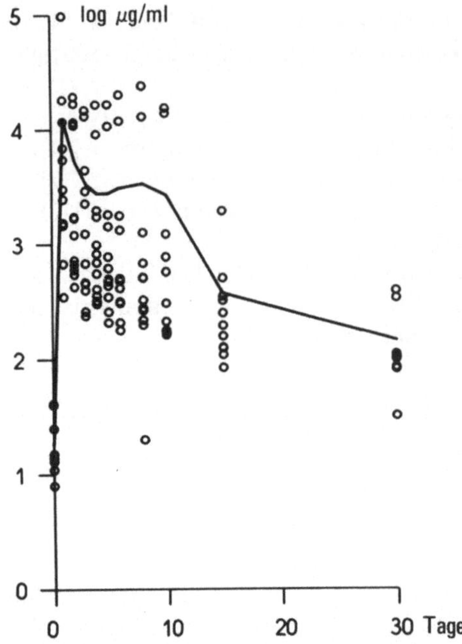

Abb. 2. Gesamtjodspiegel im Serum bei Patienten mit zweit- und drittgradigen Verbrennungen mit einer Ausdehnung von 20–70% während der Lokalbehandlung mit PVP-Jod-Salbe. Mittelwertkurve und Einzelmeßdaten: von initial 12 Patienten, konnten bis zum 30. Tag 9 kontrolliert werden, 3 waren verstorben

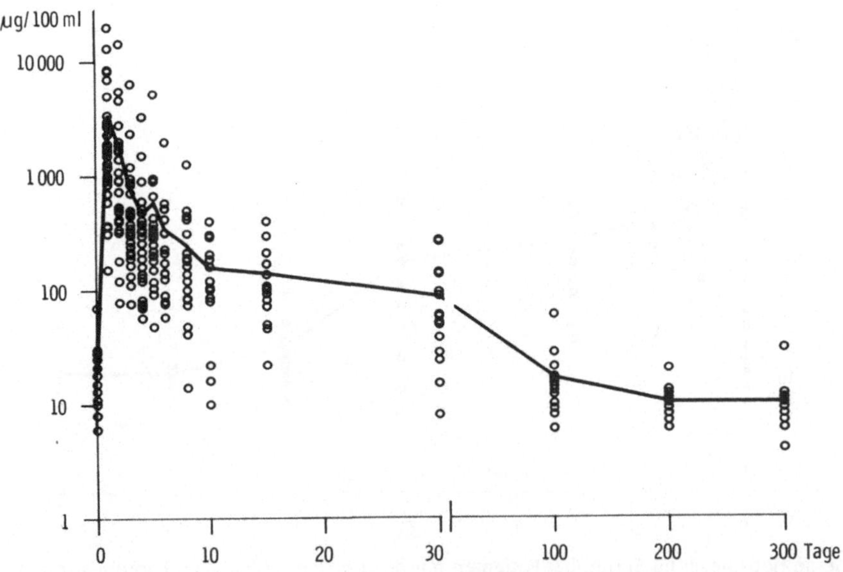

Abb. 3. Proteingebundenes Jod im Serum bei Patienten mit diffuser Peritonitis nach Peritoneallavage mit PVP-Jod-Lösung 1% (Mittelwertkurve und Einzelmeßdaten)

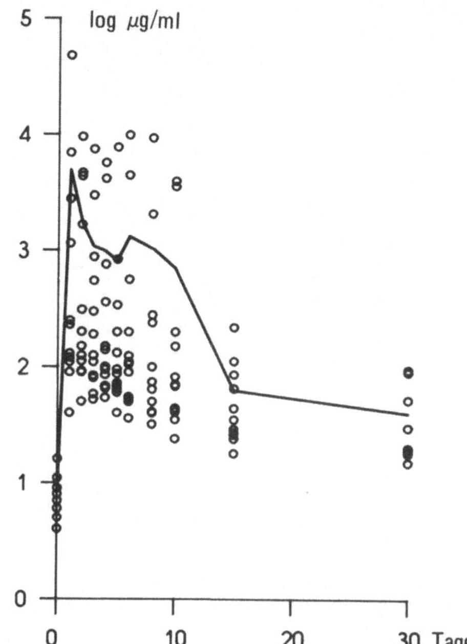

Abb. 4. Proteingebundenes Jod im Serum bei 12 Patienten mit Verbrennungen 2. und 3. Grades in einer Ausdehnung von 20–70% während der lokalen Wundbehandlung mit PVP-Jod-Salbe 10% (Mittelwertkurve und Einzelmeßdaten)

Bei den Verbrennungspatienten zeigte sich nach initialen Spitzenwerten von $\bar{x}$ = 12438 µg/100 ml ab dem 3. Tag ein relativ konstanter Gesamtjodspiegel von $\bar{x}$ = 3300 µg/100 ml bis zum 10. Tag der Behandlung. Danach sank die Konzentration schnell bis zum 30. Tag auf einen Wert von $\bar{x}$ = 100 µg/100 ml ab (Abb. 2).

Proteingebundenes Jod im Serum

Die proteingebundenen Jod-Serum-Werte lagen sowohl bei der Peritonitis als auch bei den Verbrennungen bis zum 30. Tag ca. 70% unter den Gesamtjodwerten. In der folgenden Zeit glichen sich die PBJ- und Gesamtjodwerte an. Der Normwert von 4–12 µg/100 ml wurde erst nach dem 100. Tag erreicht (Abb. 3 u. 4).

Thyroxin (T_4) im Serum

Die T_4-Serum-Konzentrationen fielen anfänglich leicht ab, stiegen dann bei allen Peritonitispatienten (Abb. 5) zwischen dem 5. und 30. Tag deutlich an und erreichten Mittelwerte im Normbereich von $\bar{x}$ = 136 nmol/l. Anschließend fielen die T_4-Spiegel wieder ab. Bei 2 Patienten stieg das T_4 bis auf hyperthyreote Werte von 230 nmol/l an, ohne daß klinisch hyperthyreote Symptome auftraten. Im TRH-Test

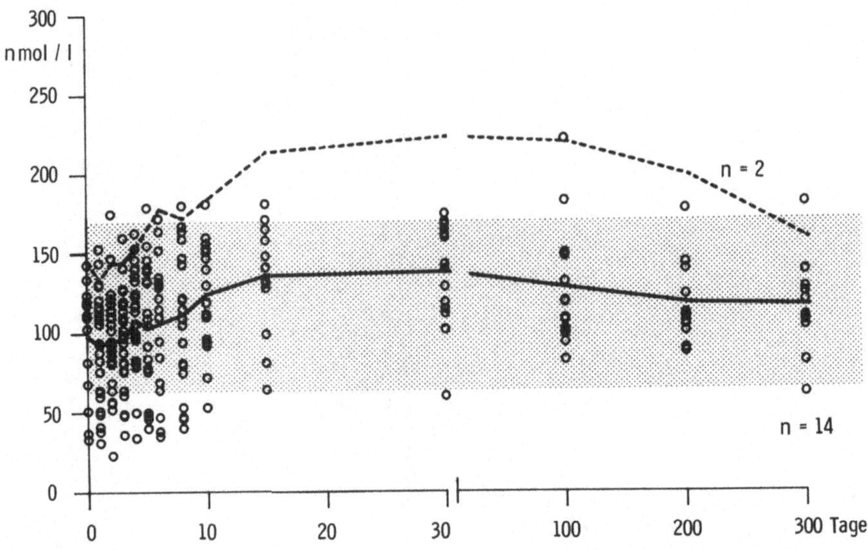

Abb. 5. Thyroxin (T_4) im Serum bei Patienten mit diffuser Peritonitis nach Peritoneallavage mit PVP-Jod-Lösung 1% (Mittelwertkurve und Einzelmeßdaten). Die *gepunktete* Kurve stellt den Verlauf von 2 Patienten mit erhöhten T_4-Verläufen und einem schwach positiven TRH-Test dar. Der Normalbereich ist durch *das Raster* gekennzeichnet

fehlte ein deutlicher TSH-Anstieg. Zwischen dem 100. und 300. Tag fielen jedoch auch hier die Hormonwerte in den oberen Normbereich ab.

Weiterhin befanden sich in dem Kollektiv, wie sich später anamnestisch herausstellte, eine Patientin mit euthyreoter Knotenstruma und eine Patientin mit toxischem Adenom unter Favistantherapie mit unauffälligen Jod- und Hormonkonzentrationen, sowie eine Patientin nach Schilddrüsenteilresektion, die durch zu hohe Thyroxinsubstitution auffällig wurde.

Die Hormonkonzentrationen für das T_4 verliefen bei den Verbrennungspatienten trotz der längeren PVP-Jod-Exposition ähnlich wie bei den Peritonitispatienten (Abb. 5 u. 6).

Trijodthyronin (T_3) und reverse T_3 im Serum

Die T_3-Werte fielen in den ersten 5 Tagen in den hypothyreoten Bereich ab: $\bar{x} = 0{,}67$ nmol/l. Danach stiegen in allen Fällen die Serumkonzentrationen auf normale Werte an. Reziprok dazu stiegen die rT_3-Konzentrationen in den ersten Tagen stark an ($\bar{x} = 2{,}02$ nmol/l), um sich dann relativ schnell wieder zu normalisieren. Die beiden Patienten mit erhöhten T_4-Spiegeln zeigten einen parallelen Verlauf mit angehobenem Niveau. Verbrennungspatienten wurden bei diesen Untersuchungen nicht erfaßt (Abb. 7 u. 8).

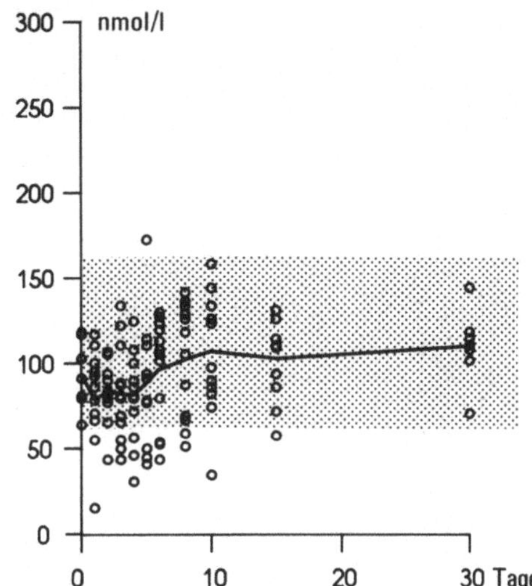

Abb. 6. Thyroxin (T_4) im Serum bei Patienten mit zweit- und drittgradigen Verbrennungen in einer Ausdehnung von 20–70% während der Wundbehandlung mit PVP-Jod-Salbe 10% (Mittelwertkurve und Einzelmeßdaten). Der Normalbereich ist durch *das Raster* gekennzeichnet

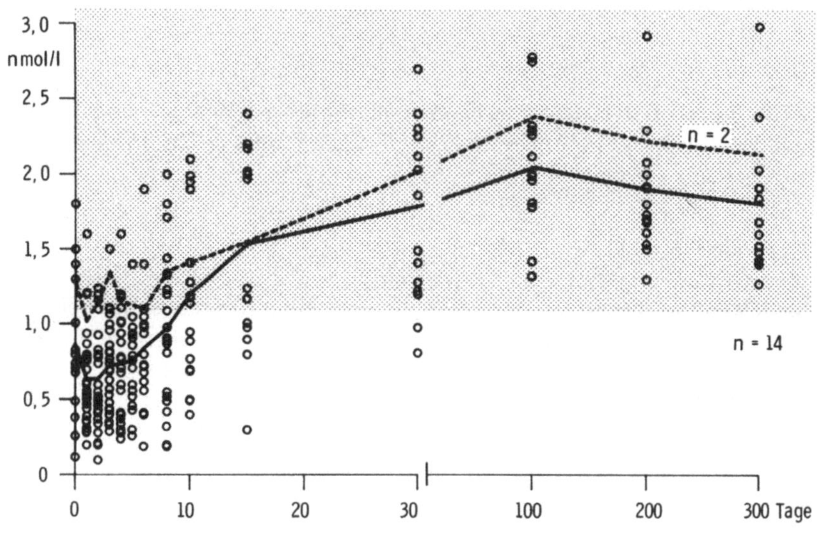

Abb. 7. Trijodthyroxin (T_3) im Serum von Patienten mit diffuser Peritonitis nach Peritoneallavage mit PVP-Jod-Lösung 1% (Mittelwertkurve und Einzelmeßdaten). Normalbereich *gerastert*

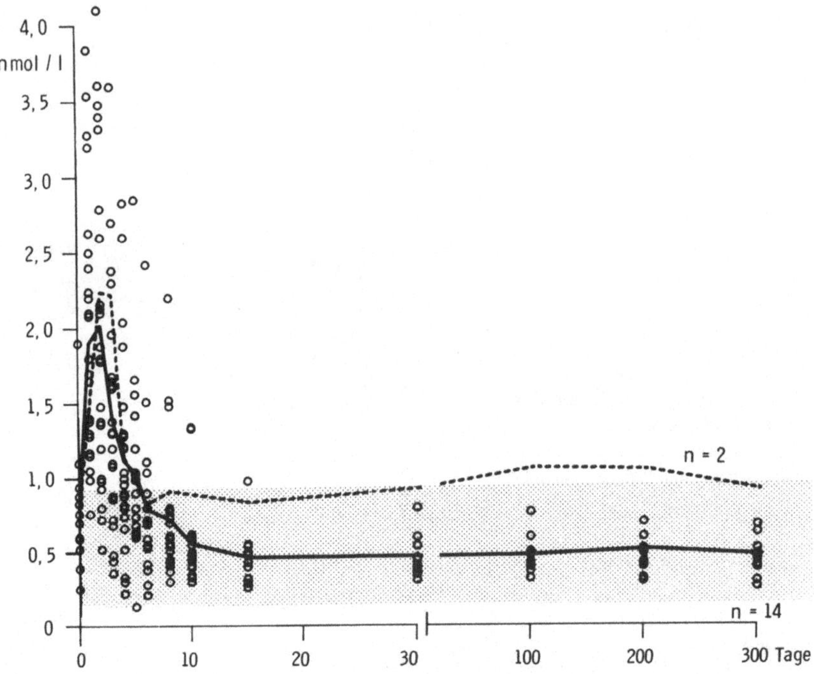

Abb. 8. Reverse T_3 (RT_3) im Serum bei Patienten mit diffuser Peritonitis nach Peritoneallavage mit PVP-Jod-Lösung 1% (Mittelwertkurve und Einzelmeßdaten). Normalbereich *gerastert*

TRH-Test

Der TRH-Test wurde nur bei Verdacht einer Hyperthyreose und bei den Spätuntersuchungen eingesetzt. Bei den beiden Patienten mit erhöhten peripheren Hormonspiegeln war der TRH-Test nur schwach positiv.

Diskussion

Nach der Peritoneallavage stiegen die Jod-Serum-Konzentrationen im Mittel um den Faktor 10^4 der Norm an und blieben bei der Verbrennungsbehandlung durch die Dauerbehandlung mit PVP-Jod-Salbe für ca. 10 Tage erhöht. Das Gesamtjod im Serum setzt sich zusammen aus dem proteingebundenen Jod und dem Jodid. Das proteingebundene Jod hat einen Anteil von etwa 30% am Gesamtjod. Wie ein Vergleich mit den Schilddrüsenhormonen zeigt, ist dieses proteingebundene Jod nicht identisch mit den Schilddrüsenhormonjodwerten, so daß man andere organische Jodverbindungen, wie z. B. PVP-Jod, für den hohen proteingebundenen Jodanteil verantwortlich machen muß. Ähnlich hohe Werte fanden Lavelle et al. bei der Verbrennungsbehandlung [8].

Wie von anderen Untersuchern im Tierexperiment nach intraperitonealer Anwendung von ^{14}C-markiertem PVP-Jod gezeigt wurde, werden bei der peritonealen Anwendung große Mengen des PVP-Polymers resorbiert, die für die Erhöhung des proteingebundenen Jods verantwortlich sein können [3].

Die Schilddrüsenfunktion wird nur durch das freie Jodid beeinflußt, jedoch können auch aus organischen Jodverbindungen durch die ubiquitär vorhandenen Dejodasen ständig Jodide freigesetzt werden [7].

In Berlin ist mit einem täglichen Angebot von 50 µg Jod pro Tag ein relativer Jodmangel vorhanden, und die Kropfhäufigkeit von 15% scheint dies zu bestätigen [4]. Man muß annehmen, daß auch die jodlimitierte Autonomie, die durch Proliferation einzelner hyperplastischer Follikelgruppen entsteht, in einigen Übergangsstadien in unserem Patientengut vorhanden ist. Bei hoher Jodzufuhr – wie in dieser Untersuchung – scheint sich diese Überlegung anhand von zwei T_4-Kurvenverläufen zu bestätigen. In diesen Fällen war nur eine schwache TSH-Stimulation durch TRH möglich. Die schilddrüsengesunden Patienten stabilisierten sich nach anfänglicher T_4-Erniedrigung, die am ehesten mit dem bekannten Wolff-Chaikoff-Effekt zu erklären ist [15], unabhängig vom hohen Jodangebot an der oberen Normgrenze. Bei 2 scheinbar schilddrüsengesunden Patienten kam es anfänglich zu einer Gegenregulation auf etwas höherem Niveau und danach zu einem passageren hyperthyreoten T_4-Verlauf, der sich nach Abfall der Jodkonzentration wieder normalisierte. Der TRH-Test blieb grenzwertig, klinisch manifeste Hyperthyreosen traten nicht auf. T_3, das zu 75% peripher aus T_4 entsteht, zeigte nach anfänglichem Rückgang bei allen Patienten einen bis in die oberen Grenzwerte ansteigenden Verlauf. Die große Variationsbreite des T_3 korrelierte mit dem Alter der Patienten, wobei Kinder die höchsten Werte erreichten. rT_3 stieg in den frühen postoperativen Phasen bei allen Patienten deutlich an. Dieses Phänomen ist zusammen mit der T_3-Erniedrigung als Zeichen eines sog. Niedrig-T_3-Syndroms zu bewerten. Hierbei wird die extrathyreoidale T_4-T_3-Konversion zugunsten des inaktiven rT_3 verschoben [2, 9, 10]. Ob dieser Effekt spezifisch der hohen PVP-Jod-Konzentration zuzuordnen ist, läßt sich letztlich nicht sagen, da bei vielen anderen Erkrankungen, wie z. B. schweren Infektionen, Tumoren, Operationsstreß und nach Röntgenkontrastmittelgaben, ähnliche Reaktionen ausgelöst werden [1, 14].

Ebenso könnten die beobachteten Veränderungen im Schilddrüsenhormonstoffwechsel Folgen der schweren Verbrennung oder der Peritonitis sein. Die Reaktionen werden durch die hohe Jodidbelastung offensichtlich verstärkt, da der krankheitsbedingte T_3- oder T_4-Abfall bereits vor der Jodspülung in den niedrigen Hormonausgangswerten erkennbar wird. Durch die Jodidexposition wird infolge der T_3-Konversionshemmung besonders der T_3-Abfall deutlich, während die T_4-Sekretionshemmung wegen der bereits bestehenden Hemmung nicht mehr weiter verstärkt wird.

Der Anstieg der T_4-Werte bis zum 30. Tag könnte als beginnende Hyperthyreose gedeutet werden. Die Spätuntersuchungen zeigten jedoch bei allen Patienten, selbst bei den 2 Patienten mit wahrscheinlich latenter Hyperthyreose auf dem Boden einer autonomen Stoffwechselregulation, eine Normalisierung des Hormonspiegels nach Absinken der Jod-Serum-Spiegel. Es sollte jedoch davor gewarnt werden, dieses Ergebnis für einen unbedenklichen Einsatz des PVP-Jods heranzuziehen, da eine jodinduzierte Entgleisung einer Autonomie, sei es in Form der solitären knotigen Autonomie, der diffusen Autonomie oder des immunogen bedingten Morbus Basedow, nur schwer steuerbar ist und mit einer hohen Letalitätsquote einhergeht.

Zusammenfassung

Nach einer Peritoneallavage mit PVP-Jod, bzw. nach Verbrennungsbehandlung mit PVP-Jod-Salbe, treten hohe und unterschiedlich lang anhaltende Gesamtjodspiegel im Serum auf. Die Maxima erreichen Werte, die um den Faktor 10^3–10^4 gegenüber der Norm erhöht sind. Der Gesamtjodspiegel setzt sich zu ⅓ aus dem proteingebundenen Jod und zu ⅔ aus Jodid zusammen. Das erhöhte Jodidangebot wird unmittelbar intrathyreoidal wirksam und kann den Wolff-Chaikoff-Effekt auslösen. Andererseits tritt ein Niedrig-T_3-Syndrom als Folge einer vorübergehenden Störung der peripheren T_4/T_3-Konversion auf. Klinisch manifeste Hyperthyreosen sind im überprüften Patientengut nicht aufgetreten. Zwei temporäre T_4-Erhöhungen können als latente Hyperthyreose, belegt durch einen nur schwach positiven TRH-Test, auf dem Boden einer disseminierten Autonomie zurückgeführt werden. Signifikante Unterschiede in den T_4-Verläufen der Hormonspiegel zwischen einmaliger Peritonealspülung und einwöchiger Verbrennungsbehandlung mit PVP-Jod ergaben sich nicht. Auf die Anwendung von PVP-Jod-Präparaten bei Schilddrüsenerkrankungen sollte verzichtet werden.

Literatur

1. Burr WA, Griffiths RS, Black EG, Hoffenberg R, Meinhold H, Wenzel KW (1975) Serum Triiodothyronine and reverse Triiodothyronine concentrations after surgical operations. Lancet 27: 1277–1279
2. Coiro V, Harris A, Goodman HM, Vagenakis A, Braverman L (1980) Effect of pharmacological quantities of infused 3,3′, 5′-Triiodothyronine on Thyroxine monodeiodination to 3,5,3′-Triiodothyronine. Endo 106: 68–75
3. Görtz G, Häring R, Pfeuffer W, Franke J (1981) Retention von ^{14}C-markiertem PVP-Jod mit hohem Molekulargewicht nach intraperitonealer Anwendung bei der Ratte. Chir Forum 81 exp klin Forsch, Langenbecks Arch Chir [Suppl] 1–6
4. Habermann J, Heinze HG, Horn K, Kantlehner R, Marschner I, Neumann J, Scriba PC (1975) Alimentärer Jodmangel in der Bundesrepublik Deutschland. Dtsch Med Wochenschr 39: 1937–1945
5. Herrmann J, Krüskemper HL (1978) Gefährdung von Patienten mit latenter und manifester Hyperthyreose durch jodhaltige Röntgenkontrastmittel und Medikamente. Dtsch Med Wochenschr 37: 1434–1443
6. Kaufmann L, Deconinck F, Price DC et al. (1976) An automated fluorescent excitation analysis system for medical applikations. Invest Radiol 11: 210–215
7. Kutzim H, Mödder G (1979) Entstehung von Hyperthyreosen durch exogene Jodzufuhr. Dtsch Aerztebl 39: 2485–2489
8. Lavelle KJ, Doedens DJ, Kleit SA, Forney RB (1975) Iodine absorption in burn patients treated topically with Povidone-Iodine. Clin Pharmacol Ther 17: 355–362

9. Mahlstedt J, Fischer H, Joseph K, Meinhold H, Glöbel B (1977) Beeinflussung der T_3/T_4-Konversion durch jodhaltige Cholegraphica. Nuc Compact 9: 164–172
10. Meinhold H (1977) Reverses Trijodthyronin – Neue Aspekte des peripheren Metabolismus der Schilddrüsenhormone. Nuc Compact 4: 55–60
11. Meinhold H, Wenzel KW (1974) Zur Methodik der direkten radioimmunologischen Bestimmung von Trijodthyronin im Serum. Z Klin Chem Klin Biochem 11: 477–486
12. Meinhold H, Wenzel KW (1974) Radioimmunoassay of Thyroxine in unextracted serum. Horm Metab Res 6: 169–170
13. Meinhold H, Wenzel KW, Schürnbrand P (1975) Radioimmunoassay of 3,3′,5′-Triiodo-L-thyronine (Reverse T_3) in human serum and its application in different thyroid states. Z Klin Chem Klin Biochem 13: 571–574
14. Weissel M, Fritzsche H, Stummvoll HK, Kolbe H, Wolf A, Seyfried H (1978) Das Verhalten von Schilddrüsenhormonkonzentrationen im Serum von Patienten mit schweren nichtthyroidalen Erkrankungen. Wien Klin Wochenschr 8: 254–258
15. Wolff J, Chaikoff IL (1948) Plasma inorganic iodine as a homeostatic regulator of the thyroid function. J Biol Chem 174: 555–564

Die Jodresorption und die Dejodierung von PVP-Jod auf der Verbrennungswunde mit und ohne Gerbungsvorbehandlung

R. Hettich

Abteilung für Allgemeine Chirurgie und Unfallchirurgie (Direktor: Prof. Dr. L. Koslowski). Eberhard-Karls-Universität Tübingen, Calwersstraße 7, D-7400 Tübingen

Es ist bis heute weder eine antiseptische noch eine antibiotische Substanz bekannt, die eine Keimbesiedlung der Verbrennungswunde auf Dauer verhindert.

Bei einer gezielten bakteriologischen Kontrolle sind etwa 50% aller Verbrennungswunden unabhängig von der Lokaltherapie innerhalb der ersten Woche bakteriell kontaminiert. Nach Ablauf der 2. Woche finden sich in mindestens 80% der Fälle positive Bakterienkulturen. Nach 3 Wochen sind praktisch alle Fälle kontaminiert, auch wenn nicht jeder Abstrich die entsprechende Keimpopulation dokumentieren kann.

Bei der vergleichenden Beurteilung qualitativer und quantitativer Untersuchungen ist große Zurückhaltung geboten, da sich sowohl die Zusammensetzung des Keimspektrums als auch die Quantität der Keime in den verschiedenen Schichttiefen und zu verschiedenen Untersuchungszeitpunkten völlig unterschiedlich verhält. Je nach Tiefe der Nekrose wird im Laufe eines Behandlungsintervalls das von der Oberfläche ausgehende Keimwachstum auch in der Tiefe in Abhängigkeit von der Penetrationsfähigkeit der antiseptischen Substanz unterschiedlich beeinflußt. Nur in der Frühphase der Verbrennungsbehandlung kann eine bakterizide Substanz die bakterielle Kontamination verhindern. Kommt es zur Invasion von Keimen in die tiefen Nekroseschichten, so kann u. U. auch eine bakterizide Konzentration an der Oberfläche das Keimwachstum in den tieferen Schichten nicht mehr verhindern. Deshalb achten wir gerade in der Frühphase der Verbrennung mit besonderer Sorgfalt auf die Bakterizidie der Lokalbehandlung.

Bestimmt man die Konzentration der jeweiligen antiseptischen Substanz auf der Verbrennungswunde selbst, so ergeben sich dadurch nicht nur ein Rückschluß auf den in vivo oft völlig unterschiedlichen Effekt des jeweiligen Präparates gegenüber den In-vitro-Testungen, sondern darüber hinaus auch wichtige Rückschlüsse für die Wahl des Zeitpunktes der Verbandwechsel. Die Verbandfrequenz ist nicht in erster Linie wegen der oft erheblichen personellen Probleme, sondern vielmehr wegen der für die Patienten meist damit verbundenen Schmerzen und in aller erster Linie wegen der dadurch definierten Resorption der applizierten Substanz von großer Bedeutung [2, 3, 4].

Klinisch war uns im Rahmen vieler Verbandwechsel aufgefallen, daß die Entfärbung einer PVP-Jod-Salbe auf dem artifiziellen Schorf nach einer Gerbungsvorbehandlung der Verbrennungswunde immer nur dann beobachtet wurde, wenn der Schorf an irgendeiner Stelle verletzt war. Auf dem Tanninschorf selbst wird eine

PVP-Jod in der operativen Medizin
Herausgegeben von G. Hierholzer und G. Görtz

Entfärbung, wie wir sie auf jeder offenen Verbrennungsfläche sehr rasch bemerken, nicht beobachtet.

Bei unseren Messungen ging es uns ausschließlich um die Definition des verfügbaren Jods nach der Anwendung einer PVP-Jod-Salbe auf der Oberfläche der verbrannten Haut zu verschiedenen Zeitpunkten und auf die resultierende Resorption von Jod durch definierte Verbrennungsflächen.

Material und Methode

Wir haben für diese Untersuchungen 2 kleine Gruppen von je 5 Patienten mit und ohne Gerbungsvorbehandlung gegenübergestellt, wobei die Applikation des PVP-Jods in völlig identischer Weise erfolgte. Um die Applikation des PVP-Jods möglichst reproduzierbar zu gestalten, wurde die Salbe auf Tulle-gras-lumière-Träger (20 · 20 cm) in einer definierten Menge (100 g/400 cm^2) aufgebracht. Die Salbengaze wurde auf die Verbrennungsfläche aufgelegt und darüber ein Verband mit Mullkompressen angebracht (2 Kompressen 10 · 20 cm/12fach übereinander).

Nach Abziehen der Salbengaze von der Verbrennungsfläche wurde dann über einer reproduzierbaren Fläche von 25 mm^2 das noch verfügbare PVP-Jod mit einem feuchten Watteträger aufgenommen und quantitativ bestimmt. Bei der Kontrollgruppe erfolgte diese Behandlung auf einer nicht vorbehandelten Verbrennungswunde. Bei der Vergleichsgruppe ging dieser Behandlung eine modifizierte Grob-Gerbungsbehandlung voraus, wobei die Verbrennungswunden zunächst mit PVP-Jod-Lösung desinfiziert, anschließend mit 5%iger Tanninlösung und 10%iger Silbernitratlösung gegerbt wurden.

Ergebnisse

Beim Vergleich der Jodkonzentration auf der Verbrennungsfläche der gegerbten Areale mit den nicht vorbehandelten Verbrennungsflächen fiel zunächst in beiden Gruppen der starke Abfall des Jodwertes nach 3 h gegenüber dem Ausgangswert auf. Danach zeigte sich in der gegerbten Gruppe erneut ein Abfall um etwa 30% bis zur 6. Stunde. Die absolute Jodkonzentration blieb aber in der gegerbten Gruppe trotz dieses geringfügigen Abfalles auch nach diesem Zeitraum noch etwa 4mal höher als auf der nicht vorbehandelten Fläche. Nach 18 und 30 h wichen die Werte der gegerbten Fläche nur unwesentlich vom 6-h-Wert ab, wogegen jetzt die vorbehandelten Kontrollfelder nur noch ⅕ bzw. ein ⅒ der 6-h-Konzentration aufwiesen (Tabelle 1).

Bei zweitägiger Anwendung der PVP-Jod-Salbenverbände kam es nach Vorbehandlung durch die Gerbung nicht zu PBJ-Werten über 145 µg/dl, wogegen wir bei solchen Verbrennungsflächen von ca. 25% der Körperoberfläche ohne Vorbehand-

Tabelle 1. Nach der Anwendung von ca. 0,2 g PBJ-Salbe/cm^2 verbrannter Fläche fanden wir nach dem Auflegen unserer typischen Mullgazeverbände noch eine lokale Jodkonzentration von 30 µg PBJ/ml. 3 h nach Aufbringen dieser Salbenmenge lagen die PBJ-Konzentrationen ohne Gerbungsvorbehandlung bereits bei der kritischen Grenze um 1,0 µg/ml, wohingegen nach einer Vorbehandlung mit Gerbung auch nach 30 h noch Werte um 3,0 µg/ml gefunden wurden. Ein direkter Vergleich bezüglich der bakteriziden Wirkung dieser Konzentrationen im Vergleich zu den In-vitro-Untersuchungen nach German (Abb. 1) ist trotz der sich anbietenden Parallelen nicht möglich

Jodkonzentration entsprechend 25 mm^2/ml		
h	Mit Gerbung [µg/ml]	Ohne Gerbung [µg/ml]
0	30,0 µg/ml	
3	6,2	1,0
6	4,0	1,0
18	3,5	0,2
30	3,0	0,1

lung entsprechend den Untersuchungen von Hunt [2] auch bei unseren Patienten PBJ-Werte über 500 µg/dl fanden, deren Normalisierung immer über eine Woche dauerte. Hier wird bei Wiederanwendung nach 2 Tagen praktisch eine Normalisierung der Serum-Jod-Werte erreicht (Abb. 1).

Diskussion

Vergleicht man die in vitro gefundene Bakterizidie einer PVP-Jod-Verdünnungsreihe mit den gefundenen Konzentrationen in vivo, so ist davon auszugehen, daß ein ausreichender Infektionsschutz ohne die Gerbungsvorbehandlung nur über etwa 6 h aufrechterhalten werden kann. Die Konzentrationen sind aber ohne Vorbehandlung schon nach 1 h so stark reduziert, daß eine sichere Bakterizidie auch während dieses 6-h-Behandlungsintervalls nicht sicher gewährleistet erscheint. Die Gerbungsbehandlung läßt demgegenüber, abgesehen von dem ihr eigenen Infektionsschutz, eine maximale antiseptische Wirkung des PVP-Jods auch noch nach über 30 h erwarten. Der rasche Abfall des verfügbaren Jods zwischen Salbenapplikation und der ersten Messung ist im wesentlichen durch die Aufnahme großer Teile des verabreichten PVP-Jods im Verband bedingt. Der signifikante Unterschied der beiden Gruppen nach 3 und 6 h kann mit großer Wahrscheinlichkeit ausschließlich auf die rasche Dejodierung des PVP-Jods durch Austreten des Plasma im Wundbereich der nicht vorher gegerbten Flächen erklärt werden. Da der Gerbungsschorf aber die Wundsekretion praktisch gänzlich verhindert, kann die Dejodierung, d. h. aber auch die Inaktivierung des PVP-Jods durch diese Vorbehandlung praktisch gänzlich verhindert werden.

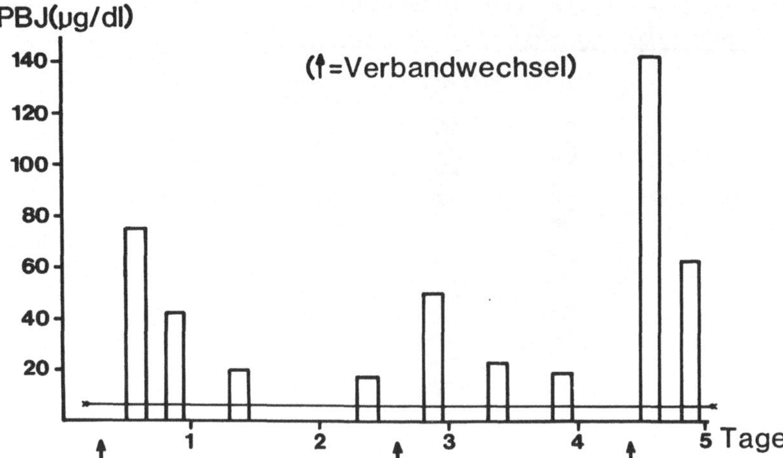

Abb. 1. An 5 Patienten, bei denen im Abstand von 2 Tagen *(Pfeil)* 0,2 g PBJ-Salbe/cm^2 auf eine durch Gerbung vorbehandelte Verbrennungsfläche von durchschnittlich 25% verbrannter Körperoberfläche aufgebracht wurden, kam es zu Serum-PBJ-Werten bis zu 140 µg/dl

Die bei uns zur Behandlung von Verbrennungen am Stamm und an den Extremitäten geübte Dreiphasengerbungsbehandlung hat also außer dem seit Jahrzehnten bekannten direkten antibakteriellen Effekt auch einen erheblichen positiven sekundären potenzierenden Effekt bei der Behandlung mit PVP-Jod.

Die Verbandwechsel können in einer wesentlich geringeren Frequenz und mit wesentlich weniger Schmerzen durchgeführt werden. Darüber hinaus ist ein Vorteil dieser niedrigen Verbandfrequenz und der geringen Dejodierung darin zu sehen, daß die erhöhte Konzentration am Ort mit einer wesentlich reduzierten Jodresorption verbunden ist, die bei den häufigen Verbandwechseln mit Sicherheit zu einer unkalkulierbaren Kumulation der Jodspiegel bis zu den von uns gemessenen und in der Literatur bestätigten Werten von mehr als dem 10000fach erhöhten PBJ-Wert führt. Die Arbeiten von Ninnemann et al. (persönliche Mitteilung) zeigen, daß bei solchen Jodkonzentrationen im Serum mit Sicherheit ein immunsuppressiver Effekt zu erwarten ist, der gerade beim Verbrennungspatienten eine gefährliche Begleiterscheinung der Therapie mit Antiseptika sein dürfte.

Zusammenfassung

Vergleichende Untersuchungen der lokalen Jodkonzentration nach der Anwendung einer PVP-Jod-Gel-Präparation auf nicht vorbehandelten Verbrennungswunden gegenüber identischen Verbrennungswunden, die mit PVP-Jod-Lösung, 5%iger Tanninlösung und 10%iger Silbernitratlösung vorbehandelt wurden, ergaben nach 30 h eine 30fach höhere Jodkonzentration auf den vorgegerbten Verbrennungswunden gegenüber den nicht vorbehandelten Verbrennungen. Auch 3 und 6 h nach der

BAKTERIZIDE WIRKUNG VON J-PVP LÖSUNGEN NACH 1 MIN. [NACH A.GERMAN AGRESSOLOGIE 14/39 (1973)]

	Staph. aureus	Escherichia coli	Pseudom. aerugin.
J-PVP Lösungen			
1: 10 810.00 µg/ml			
1: 100 81.00 µg/ml			
1: 1000 8.10 µg/ml			
1:10000 0.81 µg/ml			

Abb. 2. In einer Verdünnungsreihe zeigt sich bei In-vitro-Versuchen nach German, daß Staphylococcus aureus und Pseudomonas aeruginosa bei Konzentrationen von unter 1 µg/ml nicht mehr binnen 1 min vollständig abgetötet werden

Anwendung einer definierten Gelmenge waren die Konzentrationen nach der Gerbungsvorbehandlung 6- bzw. 4fach höher. Nach entsprechenden In-vitro-Untersuchungen muß aufgrund dieser Befunde bereits 1 h nach Anwendung solcher Jodpräparate auf der offenen Verbrennungswunde diskutiert werden, ob die gefundene Jodkonzentration eine ausreichende Bakterizidie gewährleistet, da nach Untersuchungen von German Konzentrationen von unter 1 µg/ml bereits eine stark nachlassende Wirkung, insbesondere gegenüber Staphylococcus aureus und Pseudomonas aeruginosa, erwarten lassen (Abb. 2). In Verbindung mit den hohen lokalen Jodkonzentrationen nach einer Gerbungsvorbehandlung der Verbrennungsflächen fanden sich Serum-Jod-Konzentrationen der so behandelten Probanden im Bereich des 10fachen Normalwerts, wobei ein leichter Kumulationseffekt bei 2tägigem Verbandsrhythmus nicht mit Sicherheit ausgeschlossen werden konnte. Demgegenüber muß bei einer kurzfristigen PVP-Jod-Anwendung, wie sie ohne Gerbungsvorbehandlung zu fordern ist, mit einer maximalen Kumulation bei kontinuierlichem Anstieg der Serum-PBJ-Werte bis zu 10000fachen Normalwerten gerechnet werden.

Literatur

1. German A (1973) Etude de l'activité bactericide d'une polyvinylpyrolidone icdée. Agressologie 14: 39–41
2. Hunt JL, Sato R, Heck EL, Baxter CR (1980) Critical evaluation of Providone-Iodine absorption in thermally injured patients. J Trauma 20: 2
3. La Velle KJ, Kleit SA, Doedens DJ (1975) Iodine absorption in burn patients. Clin Pharmacol Ther 17: 355–362
4. Pietsch J, Meakins JL (1976) Complications of Povidone-Iodine absorption. Lancet I: 280–282

Die Behandlung von Verbrennungen bei Kindern

G. Charissis und J. Waldschmidt

Abteilung für Kinderchirurgie (Leiter: Prof. Dr. J. Waldschmidt). Klinikum Steglitz der Freien Universität Berlin, Hindenburgdamm 30, D-1000 Berlin 45

Einleitung

Das Kind ist kein kleiner Erwachsener, wie die Erfahrungen der Pädiatrie heute mehr denn je gezeigt haben. Das trifft auch für die Behandlung der thermischen Schäden zu und gilt sowohl für die allgemeinen Maßnahmen zur Behandlung der Verbrennungskrankheit als auch für die Lokalbehandlung.

Über die Vor- und Nachteile der verschiedenen Behandlungsverfahren bei den thermischen Verletzungen der Haut werden seit vielen Jahrzehnten heftige Debatten geführt. Das betrifft insbesondere die Maßnahmen der ersten Stunde. Denn von diesen hängt im wesentlichen das weitere Schicksal der Kinder ab. In der Hand des erstbehandelnden Arztes liegt daher bereits die Verhütung vermeidbarer Komplikationen. Standardisierte therapeutische Richtlinien müssen beachtet werden, um späteren, meist infektiös bedingten Komplikationen vorzubeugen.

Einige Grundregeln haben sich seit langem bewährt und sollen an den Anfang dieser Ausführungen gestellt werden.

Die Ziele der Verbrennungsbehandlung sind:

1. Verhütung und Therapie des Schocks
2. Prävention der Infektion
3. Frühzeitige Bedeckung der Hautdefekte
4. Wiederherstellung der Funktion
5. Kosmetische Korrektur
6. Resozialisierung in die Gesellschaft [5]

Allgemeine Maßnahmen

Besondere Richtlinien für die Infusionstherapie und Schockbekämpfung beim verbrannten Kind ergeben sich aus der Tatsache, daß der prozentuale Oberflächenanteil der einzelnen Körperabschnitte anders als bei Erwachsenen ist. Vor allem nehmen Kopf und Hals einen größeren Anteil ein [2, 9, 21, 40, 41] (Abb. 1).

Große Probleme bereitem beim Kind die Atemwege. Sie sind kürzer und enger als beim Erwachsenen, so daß Schleimhautschwellungen, Krustenbildungen und

PVP-Jod in der operativen Medizin
Herausgegeben von G. Hierholzer und G. Görtz

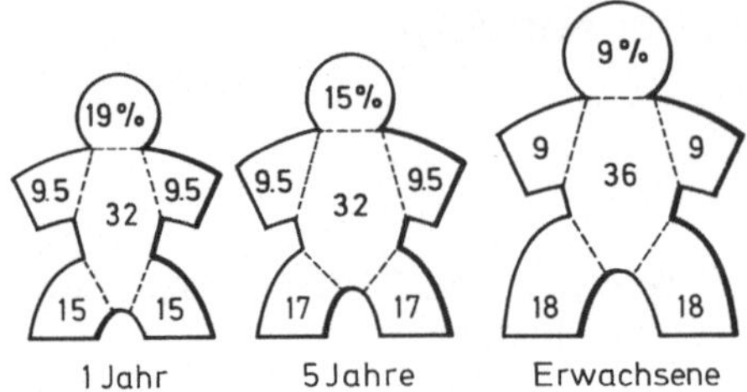

Abb. 1. Schema des prozentualen Oberflächenanteils der einzelnen Körperabschnitte beim Kind und im Vergleich beim Erwachsenen. (Nach Lund u. Browder [21])

Spasmen wesentlich schneller zur mechanischen Behinderung der Atmung führen. Hinzu kommt, daß infolge der im Kindesalter bevorzugten Unfallmechanismen sehr oft Rauch- und thermische Inhalationsschäden in den Atemwegen vorliegen, begünstigt noch durch das explosionsartige Entflammen der kunstfaserhaltigen Textilien [7, 30, 38].

An den Sofortmaßnahmen am Unfallort hat sich seit Jahrzehnten nichts geändert. Die bedeckende Kleidung soll so schnell wie möglich entfernt und die Wundflächen sollen mit kaltem Wasser gekühlt werden. Ofeigsson [34] hat diese alte Hausregel 1961 wiederentdeckt, und Köhnlein [17] hat die Vorteile der örtlichen Kälteanwendung, durch die ein „Nachbrennen" verhindert werden kann, durch systematische tierexperimentelle Untersuchungen belegen können. Das Eintauchen oder Berieseln der Verbrennungsfläche mit Leitungswasser unter einer Dusche oder im Bad ist jedoch nur dann sinnvoll, wenn es sofort nach dem Unfall vorgenommen wird, mindestens aber in den ersten 20 min.

Für den Transport müssen die verbrannten Hautflächen in sterile Tücher – am besten geeignet ist aluminiumbedampftes Wattevlies wie Metalline – eingewickelt werden. Jede Anwendung von Salben, Ölen, Pudern oder Hausmitteln anderer Art ist von Nachteil, weil sich Borken und Krusten bilden. Diese müssen später abgelöst werden, erschweren eine Beurteilung der Wunden und behindern die Behandlung [37].

Von großer Bedeutung ist eine frühzeitige Entfernung von Schmutz und nekrotischem Gewebe. Bei diesem Débridement sollen die Blasen eröffnet und bei ausgedehnten Verbrennungen abgetragen werden. Das kann mit verschiedenen Methoden erfolgen, sollte aber so schnell wie möglich nach dem Unfall in Allgemeinnarkose vorgenommen werden. Bewährt haben sich das Abwaschen mit Bürsten und antiseptischen Lösungen, das Débridement mit der Wasserpistole, auch das Abweichen in einem antiseptischen Bad [1, 5, 18, 33]. Von Lorthioir [20] ist schließlich die Abschleifmethode eingeführt worden. Diese hat den besonderen Vorteil, daß in der gleichen Sitzung das nekrotische Gewebe der zweitgradig geschädigten Bereiche entfernt werden kann, ohne daß eine zu starke Blutung auftritt.

Eine weitere Maßnahme ist die Bewahrung der Extremitäten vor einer Ischämie bei zirkulären Verbrennungen und die Erleichterung der Atmung bei Verbrennungen im Bereich des Thorax, wenn der Thorax durch zirkuläre Wundflächen und Nekrosen bei stärkerem Ödem eingeengt wird. Das kann u. U. nur durch tiefe Entlastungsinzisionen, durch die sog. Escharotomie, die die Spannung beseitigt, erreicht werden. Diese Inzisionen müssen so tief geführt werden, daß eine Dehiszenz

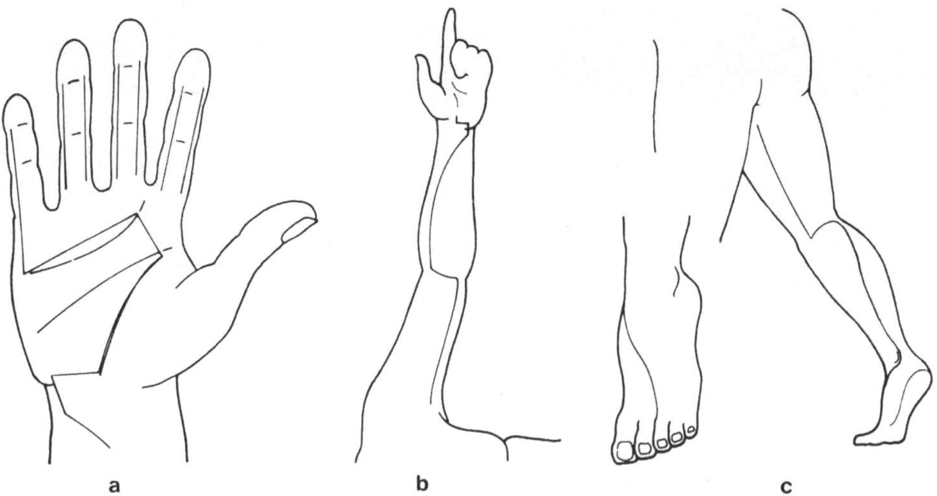

Abb. 2 a–c. Schnittführung bei der Escharotomie der Extremitäten zur Vermeidung von Ischämie bei zirkulären thermischen Schäden

auch der Faszie eintreten kann, weil sonst eine ausreichende Dekompression der Gefäße nicht erreicht wird [4, 31, 40].

Wir führen sie am Thorax seitlich im Verlauf der vorderen Axillarlinie, an den Extremitäten in der Regel an den Außen- und Innenflächen, und an den Händen und Füßen an den Volarflächen durch (Abb. 2).

Schwere Fehler können durch eine korrekte Lagerung vermieden werden. Bei zirkulären Verbrennungen an den Extremitäten ist die Schwebelagerung mit Drahtextension auch im Kindesalter von großem Vorteil. Bei Verbrennungen am Gesäß und am Perineum kann die Extension der Beine in Abduktionsstellung mittels Calcaneusdrahtextension wie bei der Vertikalextension der Oberschenkelschaftfraktur vorgenommen werden. Auf eine Lagerung im Rhönrad wird man i. allg. aber verzichten können. Sie wird allenfalls bei großen, schwer zu pflegenden Kindern nötig [1]. Schon bei der Erstversorgung soll bei der Lagerung der Kinder darauf geachtet werden, daß sich keine Kontrakturen ausbilden können. Larson et al. [19] haben in diesem Zusammenhang auf die Nachteile der sog. komfortablen Lagerung hingewiesen und zum Ausdruck gebracht, „daß die Position des Komforts die Position der Kontraktur ist", weswegen die Lagerung in einer nichtfetalen Stellung vorgenommen werden soll.

Das Verhindern einer Keloidbildung ist nicht nur aus kosmetischer Sicht von Interesse, da Keloide auch zu erheblichen Funktionseinbußen der Extremitäten führen können. Voraussetzung für eine erfolgreiche Keloidprophylaxe ist v. a. die Verhinderung einer Infektion der Wundfläche und die baldmögliche Epithelisierung der Wunden. Deswegen sind alle Maßnahmen, die zur baldigen Säuberung der Wunde, Entfernung der Nekrosen und Deckung der Wunden, u. U. mit Transplantaten, sowie alle Maßnahmen, die eine Infektion der Wunde verhüten, die beste Voraussetzung für eine geringe Keloidbildung.

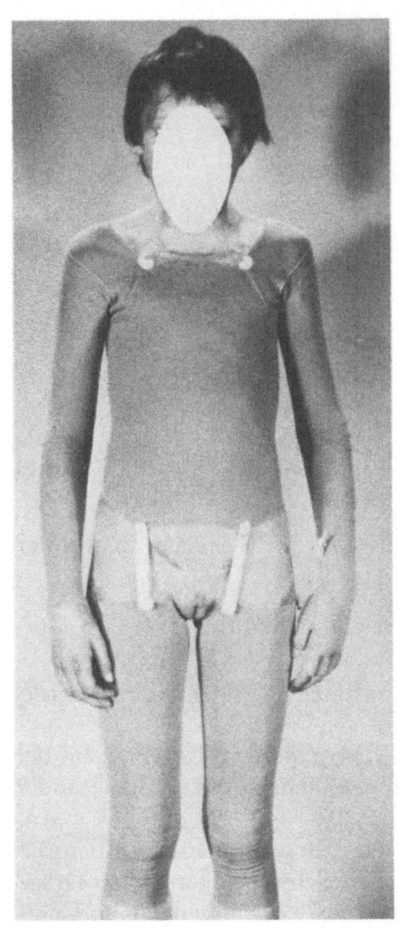

Abb. 3. Kompressionsbandagen zur Verhütung von Keloiden und Kontrakturen

Trotzdem kann v.a. bei jüngeren Kindern eine Hypertrophie der Narben und eine Keloidbildung oft nicht vermieden werden. Doch kann diese ganz erheblich verringert werden, wenn eine konstante Kompression auf die Wunde einwirkt. Dafür haben sich Bandagen und elastische Strümpfe hervorragend bewährt [5, 35] (Abb. 3).

Die Lokalbehandlung der thermischen Schädigungen

Folgende Forderungen werden an jede Lokaltherapie der Verbrennungswunde gestellt:

1. Die Verhütung der Infektion. Durch diese droht nicht nur die Sepsis, sondern v.a. auch die Zerstörung der tieferen, primär nicht verbrannten Hautschichten.
2. Es gilt, eine sekundäre Schädigung der tieferen Hautschichten auch durch alle

anderen Einflüsse unbedingt zu verhindern. So muß dafür gesorgt werden, daß es nicht zur Bildung von toxischen Eiweißabbauprodukten kommt und daß das Ödem verhindert wird, welches die Minderdurchblutung noch verstärkt.
3. Es ist notwendig, den Flüssigkeits-, Elektrolyt- und Eiweißverlust so stark wie möglich einzuschränken.
4. Die Resorption von Toxinen muß verhindert werden.
5. Einer Keloidbildung und Spätinvalidisierung durch Kontrakturen ist vorzubeugen [3, 5, 28, 41].

Die Lokalbehandlung der Schädigung I. Grades

Die Behandlung der Verbrennungswunde I. Grades bereitet keine Probleme. Es wird ein Antiseptikum aufgetragen. Bei kleinflächigen Verbrennungen werden die Wunden mit einem nicht haftenden Gazeverband bedeckt und in Form eines Okklusionsverbandes fest verbunden. Das gilt besonders für die Extremitäten. Bei größerflächigen Schädigungen ist es günstiger, die Kinder auf Metalline zu lagern und offen zu behandeln. Nach 2–3 Tagen ist das Erythem abgeklungen, es kommt allenfalls zu einer leichten Schuppung oder zum Pellen der Haut. Narben bleiben nicht zurück.

Die Lokalbehandlung der Schädigung II. Grades

Auch die zweitgradig geschädigte Haut wird spontan epithelisiert.

Die Wunden heilen bei den oberflächlich zweitgradigen Schädigungen in 7–10 Tagen mit Narbenbildung ab. Bei den tiefer zweitgradigen Schädigungen dauert dieser Prozeß 3–4 Wochen. Es entstehen aber immer große Narbenflächen mit den entsprechenden sekundären Veränderungen [16, 36].

Bei allen zweitgradigen Schädigungen drohen zudem in jedem Fall – unabhängig von der Ausdehnung und Lokalisation – die Infektion und Sepsis, die Intoxikation und bei einer Ausdehnung von über 10% der Kreislaufschock.

Deswegen können wir uns bei diesen Kindern nicht mit einer alleinigen Salbenbehandlung begnügen. Wichtigste Maßnahme ist das Débridement [15, 26, 33]. Die zweite Maßnahme ist die Verhütung der Infektion. Sehr bewährt hat sich die offene Behandlung in klimatisierten und sterilisierten Räumen bei einer Lagerung auf Metallinefolie. Die Räume müssen täglich gewechselt und entkeimt werden. Die Wundflächen werden lediglich mit einem Antiseptikum bestrichen und, wenn es der Zustand der Kinder erlaubt, täglich in einem Bad gesäubert. Dabei müssen alle Salben- und Cremereste entfernt werden, was nur bei wenigen Präparaten gut und schmerzlos gelingt.

Sehr vorteilhaft ist das PVP-Jod. Es gewährleistet eine sehr gute Entkeimung der Haut, wobei nicht nur die bakterizide, sondern v. a. auch die fungizide Wirkung hervorgehoben werden muß. Dadurch ist es allen anderen lokalen Antiseptika überlegen (Abb. 4) [6, 10, 12, 44].

Es sollte auf die Anwendung antibiotischer Salben und Lösungen verzichtet werden, da es nicht nur zur Ausbildung von therapieresistenten Keimen kommt,

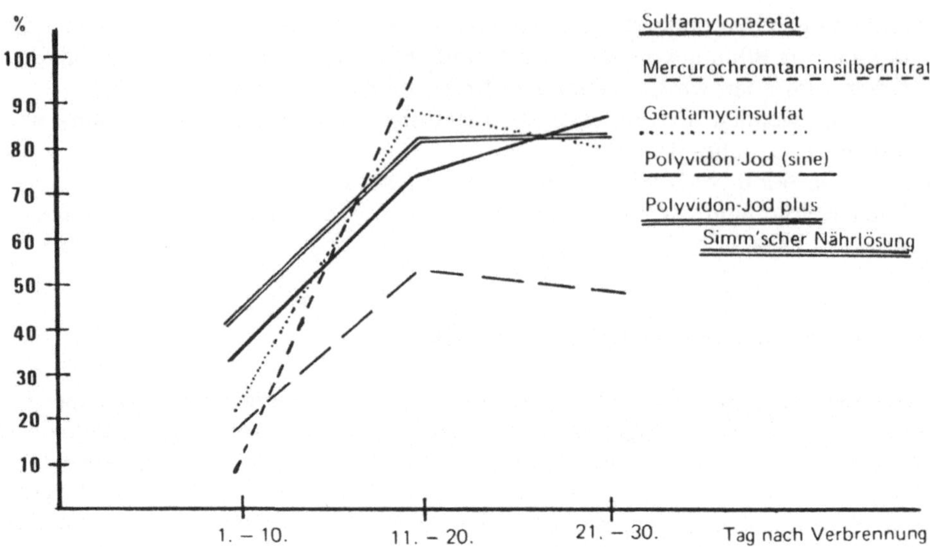

Abb. 4. Einfluß von verschiedenen antiseptischen Mitteln auf die bakterielle Flora der verbrannten Haut [10]. Prozentualer Anteil positiver Wundabstriche von Verbrennungen über 30 Tage

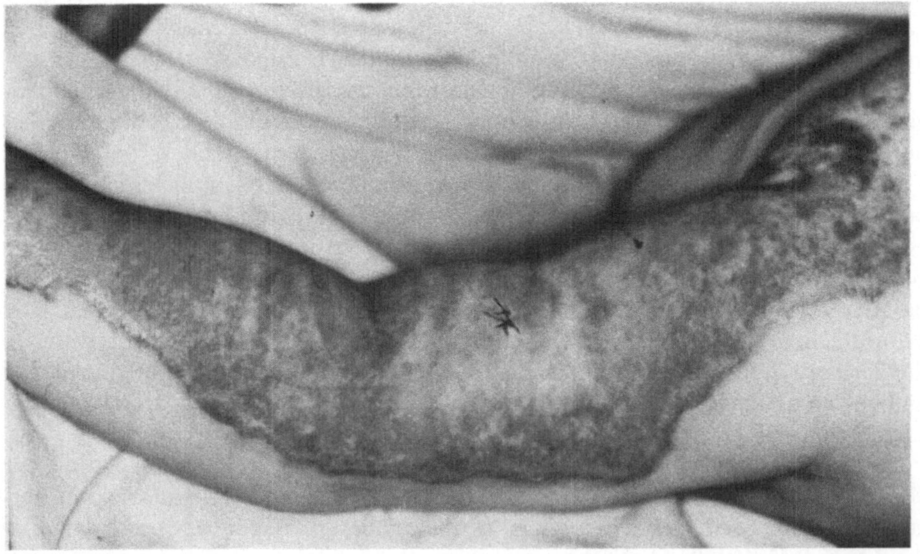

Abb. 5. Verbrühungswunde am linken Ober- und Unterarm vor der primären Versorgung. In der Mitte der Wunde die PE-Entnahmestelle zur histologischen Bestimmung der Tiefenausdehnung der Verbrennung

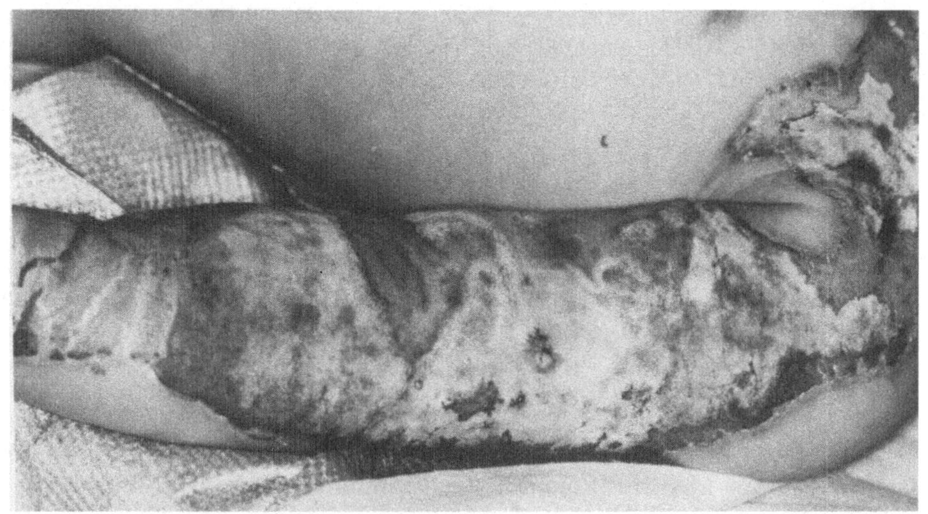

Abb. 6. 13. Behandlungstag nach lokaler Applikation von antibiotischer Salbe. Die Wundflächen sind mit einem dicken Belag von Soor bedeckt

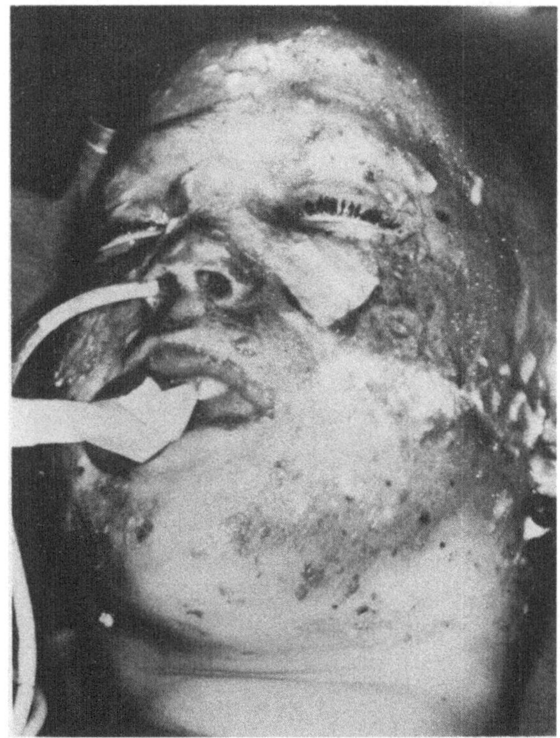

Abb. 7. Thermische, zweitgradige Gesichtsverletzung bei einem 8jährigen Jungen mit einer 60%igen Verbrennung durch Benzin am 2. Behandlungstag

sondern weil die sehr folgenschwere Pilzbesiedlung dann häufig nicht zu verhindern ist (Abb. 5 u. 6). Der Nachteil des PVP-Jods sind aber die offensichtlich durch den niedrigen pH-Wert der Substanzen verursachten Schmerzen beim Auftragen der verschiedenen Zubereitungsformen auf die Wunden. Außerdem kann es zu einer metabolischen Acidose bei großflächigen Wunden, und beim Säugling zur Hypothyreose kommen.

Bei diesem Vorgehen kann lange Zeit die Selektion von therapieresistenten Keimen und die folgenschwere Pilzbesiedlung verhindert werden. Erst nach zwei- bis zweieinhalbwöchiger Anwendung scheint hier die Wirksamkeit der Jodpräparate nachzulassen (Abb. 7–10). Deswegen führen wir bei tief zweitgradigen Schädigungen, so bald wie möglich, d. h. zwischen dem 6. und 10. Tag, die Nekrosenabtragung und die plastische Deckung durch [14, 15].

Von zahlreichen Autoren wird die Gerbebehandlung empfohlen [8, 23, 24, 25, 27, 28, 33].

Die weiteste Verbreitung hat die Dreiphasengerbung nach der Methode von Grob [11] mit 2% Mercurochrom, 5% Acidum tannicum und 10% Silbernitrat gefunden. Mit dieser Methode kann primär eine Keimfreiheit der Wunden erhalten, die Exsudation eingeschränkt und auf die Verbände verzichtet werden.

Diese Behandlung darf aber nur unter bestimmten Bedingungen heute noch angewandt werden:

1. Es muß gewährleistet sein, daß mit Sicherheit keine drittgradigen Schädigungen vorliegen, und

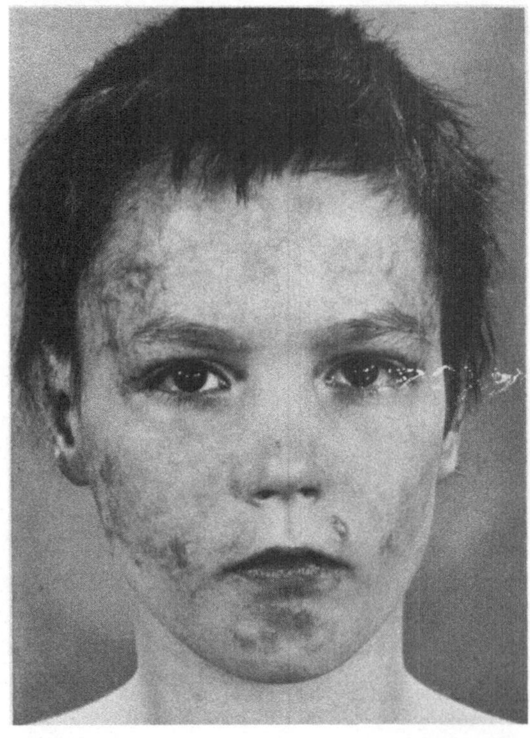

Abb. 8. Zustand 5 Monate nach dem Unfall (Patient wie in Abb. 7)

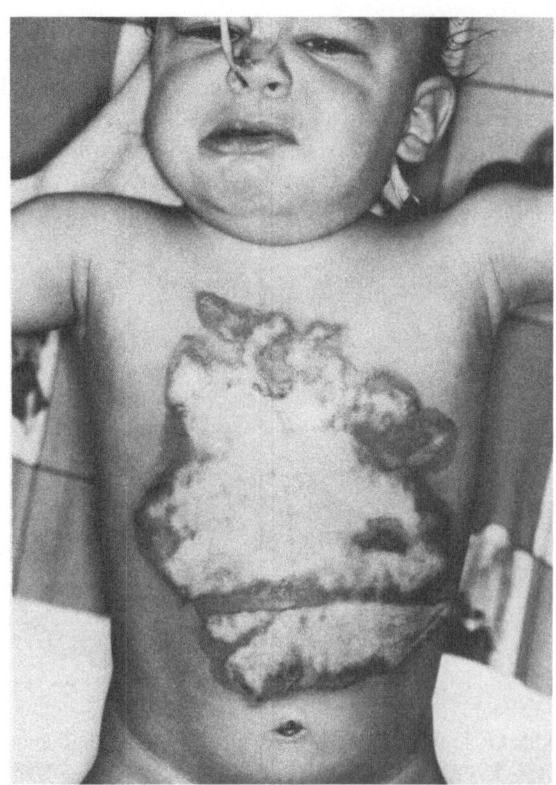

Abb. 9. 8 Monate alter Junge mit einer Verbrühung 2. Grades an der Ventralfläche des Rumpfes. Die Wundfläche am 2. Behandlungstag

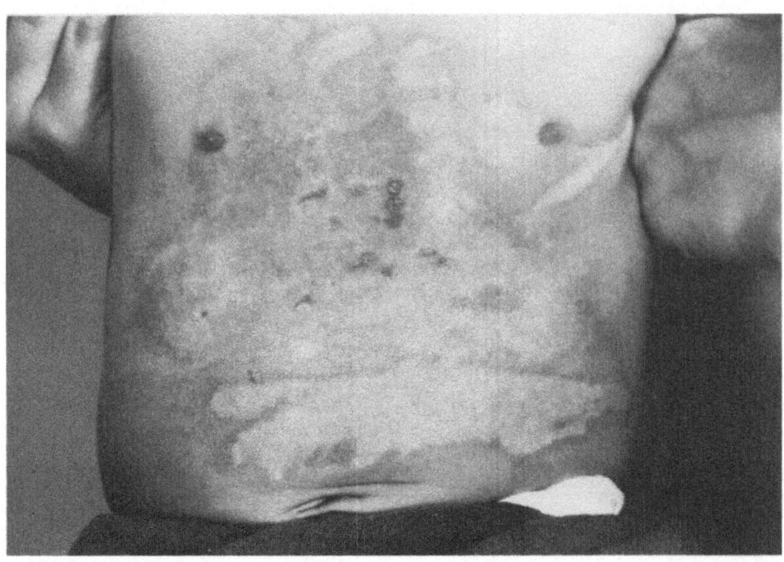

Abb. 10. Zustand nach weiteren 5 Tagen (Patient wie in Abb. 9). Die Wundheilung ist abgeschlossen. Die Lokalbehandlung erfolgte mit PVP-Jod-Salbe und Adapticverbänden

2. darf es nicht zu einer Infektion unter dem Schorf kommen.
Besonders die sekundäre Infektion über Einrisse des starren Schorfpanzers im Bereich der Gelenke läßt sich aber oft nicht vermeiden [43] (Abb. 11 u. 12).

Ein weiterer einschneidender Nachteil dieser Dreiphasengerbung besteht darin, daß eine Beurteilung der Wundflächen unter dem Schorf nicht möglich ist. So gelingt es am Unfalltag nur selten, den Tiefengrad einer Schädigung des verletzten Gebietes festzulegen. Es hat sich gezeigt, daß eine sichere Beurteilung der Tiefen-

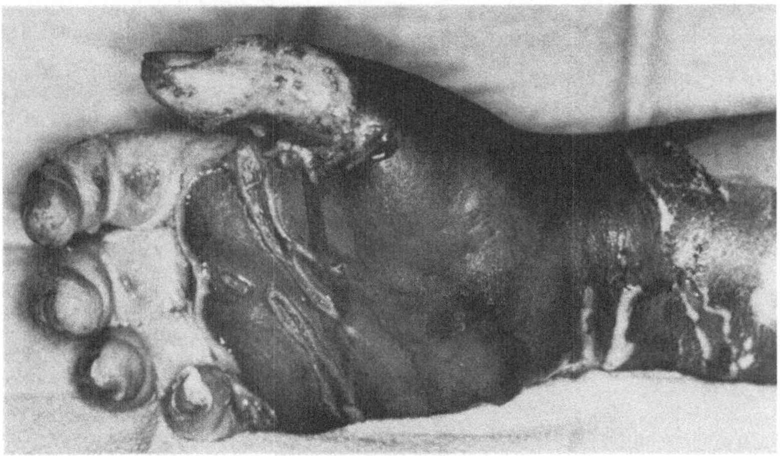

Abb. 11. Drittgradige Schädigung der rechten Hohlhand bei einem 1¾jährigen Jungen. Die Erstversorgung erfolgte in einer Kinderklinik mit MTS-Verschorfung. Der Schorf ist an mehreren Stellen gerissen und es ist zu einer Infektion der Wunde gekommen

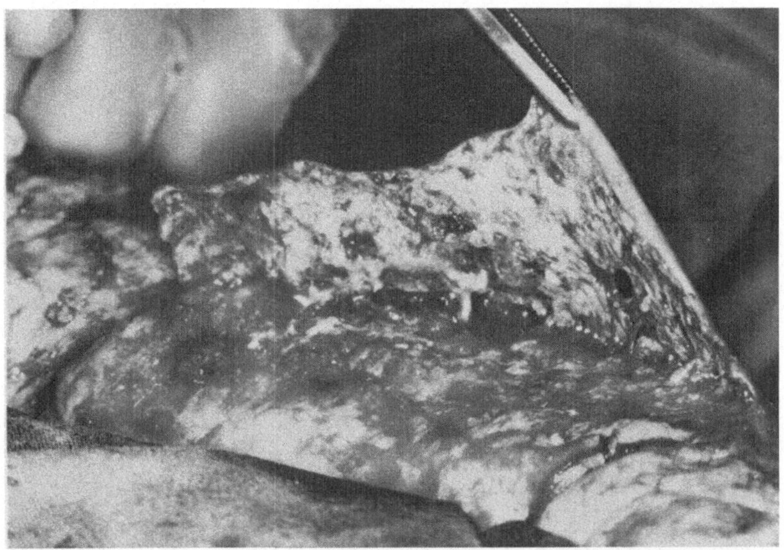

Abb. 12. Zustand am 10. Behandlungstag (Patient wie in Abb. 11). Zustand nach Behandlung durch Koagulationstherapie. Die primär zweitgradig verbrühte Extremität nach Ablösung der schützenden Schorfdecke. Es bestehen tiefe Nekrosen und Eiterpfützen unter der Schutzschicht

ausdehnung einer thermischen Verletzung nur durch die Verlaufsbeobachtung möglich ist, wofür der freie Zugang zur Wundfläche eine Voraussetzung ist. Wir haben daher die Grob-Methode der Dreiphasengerbung verlassen und halten insbesondere bei großflächigen Wunden die offene Behandlung für günstiger.

Die Lokalbehandlung der Schädigung III. Grades

Hier erscheint es aus mehreren Gründen nötig, das nekrotische Gewebe baldmöglichst zu entfernen.

Die Entscheidung zu einer solchen frühzeitigen Nekrektomie ist einfach, wenn es sich um kleine Areale handelt und der Tiefengrad sicher festzulegen ist. Tiefe zweitgradige Schädigungen werden mit dem Dermatom oder durch Abschleifen tangential exzidiert, drittgradig geschädigte Areale mit dem elektrischen Messer bis zur Faszie exzidiert. Je früher das erfolgt, desto besser ist es, am besten noch am Unfalltag [14, 15, 16, 33].

Dadurch wird die Verbrennungswunde in eine saubere chirurgische Wunde umgewandelt, welche noch in der gleichen Sitzung oder nach wenigen Tagen mit Transplantaten gedeckt werden kann. An den Volarflächen der Hände und im Bereich der Gelenke verwenden wir dafür Vollhaut, im Bereich aller anderen Regionen Spalthauttransplantate unterschiedlicher Dicke [1, 8, 12, 16, 22]. Bei Schädigungen von mehr als 15% der Körperoberfläche ist die sofortige Nekrektomie wegen des Blutverlustes zu gefährlich. Sie sollte erst nach Beherrschung des Verbrennungsschocks am 3. bis 5. Tag, evtl. sogar noch später, vorgenommen werden. Hiermit verbunden ist sogleich das Problem der Deckung der Wunden.

Bis zu 15% können in einer Sitzung gedeckt werden. Eine temporäre Abdekkung frisch exzidierter Wundflächen ist nicht unbedingt notwendig. Wir verzichten oft darauf und decken bald mit Meshgraft [13, 42, 45].

Verwendet werden zur temporären Abdeckung menschliche Fremdhaut, Amnion, tierische Haut, fetale Haut u. a.

Gleichwertig ist auch die Verwendung von Polyurethanschaumstoff [29, 32].

Zusammenfassung

Die Behandlung von Kindern mit thermischen Verletzungen bereitet auch heute noch sehr große Probleme. Insbesondere gilt das für die intensivmedizinischen Maßnahmen bei großflächigen Wunden. Ein für jedes Kind sehr individuell gestaltetes Behandlungsprogramm verlangt geschulte und sehr erfahrene Mitarbeiter.

Zahlreiche Verfahren können bei richtigem und kritischem Vorgehen zum Erfolg führen. Zur Prophylaxe von Wundinfektionen hat sich die lokale Anwendung von PVP-Jod-Salbe und -Lösung durchgesetzt und war anderen Chemotherapeutika und Antibiotika überlegen. Die Dauer der lokalen antimikrobiellen Chemotherapie und das chirurgische Vorgehen werden im Einzelfall entschieden und hängen von Grad, Ausdehnung und Lokalisation der Verbrennung sowie vom Allgemeinzustand der Kinder ab.

Literatur

1. Abston S (1976) Burns in children. Clinical Symposia, vol 28 number 4
2. Arturson MGS (1978) Metabolic changes following thermal injury. World J Surg 2: 203
3. Arzt CP, Moncrief JA (1969) The treatment of burns, 2nd edn. Saunders, Philadelphia, p 92
4. Asch MJ, Flemma RJ, Pruitt BA jun (1969) Ischemic necrosis of tibialis anterior muscle in burn patients: report of 3 cases. Surgery 66: 846
5. Clarke AM (1978) Burns in childhood. World J Surg 2: 175
6. Collentine GE, Waisbren BA, Mellender JW (1967) Treatment of burns with intensive antibiotic therapy and exposure. JAMA 200: 939
7. Einsele U (1979) Mehrfachschäden bei thermischen Läsionen. I. Die Bedeutung des Textilbrandes bei thermischen Läsionen von Kindern. Monatsschr Kinderheilkd 127: 645
8. Evans AJ (1971) The treatment of burns in infancy and childhood. In: Mustardé JC (ed) Plastic surgery in infancy and childhood. E & S Livingstone, Edinburgh, p 531
9. Evans ET, Purnell OJ, Robinett PW, Batchelor A, Martin M (1952) Fluid and electrolyte requirements in severe burns. Ann Surg 135: 804
10. Görtz G, Gundermann K-O, Konradt J (1979) The in vitro activity of PVP-Iodine in comparison to other agents. 11th International Congress of Chemotherapy Colloquium Povidone Iodine in Topical Therapy Boston 1979
11. Grob M (1946) Über die lokale Behandlung der Verbrennungen 2. Grades mit Merkurochrom. Helv Paediatr Acta 1: 267
12. Houang ET, Gilmore OJA, Reid C, Shaw EJ (1976) Absence of bacterial resistence to povidone iodine. J Clin Pathol 29: 752
13. Hunt JL, Sato R, Baxter CR (1979) Early tangential excision and immediate mesh autografting of deep dermal hand burns. Ann Surg 189: 147
14. Jackson D, Mac G, Stone PA (1972) Tangential excision and grafting of burns. Br J Plast Surg 25: 416
15. Janzekovic Z (1970) A new concept in the early excision and immediate grafting of burns. J Trauma 10: 1103
16. Janzekovic Z (1975) The burn wound from the surgical point of view. J Trauma 15: 42
17. Köhnlein HE (1972) Experimentelle Untersuchungen und klinische Beobachtung zur Kaltwasserbehandlung bei frischen Verbrennungen. Chir Plast 1: 216
18. Larson DL, Abston S, Evans S, Dobrokorsky M, Limares HA (1971) Techniques of decreasing scar formation and contractures in the burned patient. J Trauma 11: 807
19. Larson DL, Abston S, Willis B, Limares H (1974) Contracture and scar formation in the burn patient. Clin Plast Surg 1: 653
20. Lorthioir J (1958) Traitement local et général des brûlures. Acta Chir Belg 7: 559
21. Lund C, Browder NC (1944) The estimation of areas of burns. Surg Gynecol Obstet 79: 352
22. Mahler D, Hirschovitz B (1973) Tangential excision and grafting for burns of the hand. Br J Plast Surg 28: 93
23. Medavar PB (1942) Chemical coagulants in treatment of burns. Lancet I: 350
24. Monafo WW (1969) The management of burns: the silver nitrate method. Curr Probl Surg 53
25. Monafo WW, Moyer CA (1965) The effectiveness of dilute aqueous silver nitrate in the treatment of burns. Arch Surg 91: 200
26. Monafo WW, Aulenbacher CE, Pappalardo C (1972) Early tangential excision of major burns. Arch Surg 104: 503
27. Moncrief JA (1974) Topical antibacterial therapy of the burn wound. Clin Plast Surg 1: 563
28. Moncrief JA (1978) Topical therapy for control of bacteria in burn wound. World J Surg 2: 151

29. Morger R, Nicole R, Gayer W (1962) Verbrennungsbehandlung im Säuglings- und Kindesalter. Ann Paediatr 199: 141
30. Moylan JA, Alexander LG jun (1978) Diagnosis and treatment of inhalation injury. World J Surg 2: 185
31. Moylan JA, Inge WW, Pruitt BA jun (1971) Circulatory changes fallowing circumferential extremity burns. Evaluated by the ultrasonic flowmeter: an analysis of 60 thermally injured limbs. J Trauma 11: 763
32. O'Neil JA (1973) Comparison of xenograft and prosthesis for burn wound care. J Pediatr Surg 8: 705
33. O'Neil JA jun (1980) Burns. In: Holder TM, Ashcraft KW (eds) Pediatric surgery. Saunders, Philadelphia, p 123
34. Ofeigsson OJ (1961) First-aid treatment of scalds and burns by water cooling. Postgrad Med 30: 330
35. Ovens N (1947) Surgical treatment of burns. Use of pressure dressings. Plast Reconstr Surg 2: 226
36. Parks DH, Carvajal HF, Larson DL (1977) Management of burns. Surg Clin North Am 57: 875
37. Piroth P, Luckhaupt H (1979) Verbrennungen und externe Verätzungen im Kindesalter. Aktuel Traumatol 9: 209
38. Pohl KD (1979) Die Bedeutung Brand-induzierter Inhalations-Intoxikationen. Monatsschr Kinderheilkd 127: 653
39. Pruitt BA jun, Colonel MC (1978) Advances in fluid therapy and the early care of the burn patient. World J Surg 2: 139
40. Pruitt BA jun, Bowling JA, Moncrief JA (1968) Escharotomy in early burn care. Arch Surg 96: 502
41. Smith EI (1970) Acute management of thermal burns in children. Surg Clin North Am 50: 807
42. Tanner JC, Vandeput J, Olley JF (1947) The mesh skin graft. Plast Reconstr Surg 2: 226
43. Tessler R, Polk HC jun (1967) Pseudomonas burn sepsis in patients treated with aqueous silver nitrate (0,5%). Surgery 61: 705
44. Wynn-Williams D, Monbailliu G (1965) The effects of povidone-iodine in the treatment of burns and traumatic losses of skin. Br J Plast Surg 18: 146
45. Zaroff LI, Mills W, Duckett JW, Sitzer WE, Moncrief JA (1966) Multiple uses of viable cutaneous homografts in the burned patient. Surgery 59: 368

Die Keimbesiedelung von Verbrennungswunden unter der Lokalbehandlung mit verschiedenen Chemotherapeutika

R. Tiedtke, F. Dinkelaker, R. Rahmanzadeh und E. Renk

Chirurgische Klinik und Poliklinik, Abteilung für Unfall- und Wiederherstellungschirurgie (Leiter: Prof. Dr. R. Rahmanzadeh), Klinikum Steglitz der Freien Universität Berlin, Hindenburgdamm 30, D-1000 Berlin 45

Die Keimbesiedelung der Wunden ist ein wesentliches Problem bei der Behandlung von Verbrennungspatienten. Die Verwendung von Antibiotika, die systemisch gegeben werden können, sollte bei der lokalen Wundbehandlung vermieden werden, um insbesondere die Entwicklung von resistenten Bakterienstämmen zu verhindern. Deshalb wurden in den vergangenen Jahren nichtantibiotische Chemotherapeutika entwickelt, die ein uneingeschränktes Wirkungsspektrum und eine geringe Sensibilisierungsquote besitzen und die weder oral noch parenteral angewendet werden.

Einige dieser Antiseptika sollen nun unter den Bedingungen der klinischen Anwendung untereinander hinsichtlich der antimikrobiellen und antimykotischen Wirkung geprüft werden.

Material und Methodik

Bei insgesamt 276 Patienten mit zweit- und drittgradigen Verbrennungen, die in der Zeit von 1969 bis 1981 im Klinikum Steglitz der Freien Universität Berlin intensivmedizinisch behandelt wurden, führten wir eine Lokalbehandlung mit verschiedenen Chemotherapeutika durch. Zur Anwendung kamen folgende Wirkstoffe: Sulfamylonacetat, Mercurochrom-Tannin-Silbernitrat, Gentamicinsulfat, Polyvidon-Jod und Polyvidon-Jod + Simm'scher Nährlösung. Die Lokalbehandlung erfolgte bei 34 Patienten mit Sulfamylonacetat, bei 19 Patienten mit Mercurochrom-Tannin-Silbernitrat, bei 64 Patienten mit Gentamicinsulfat, bei 89 Patienten mit Polyvidon-Jod. 23 Patienten wurden alternierend mit Polyvidon-Jod und Simm'scher Lösung behandelt.

Die Lokalbehandlung ergänzten wir 2mal in der Woche durch ein Ganzkörperreinigungsbad. Bei den Patienten, die lokal jodfreie Chemotherapeutika erhielten, wurde auf einen Zusatz im Badewasser verzichtet. Die Patienten, die wir mit Polyvidon-Jod therapierten, erhielten pro 100 l Badewasser einen Zusatz von 1 l 7,5%iger Polyvidonjodlösung. Es wurden 3 Untersuchungszeiträume überprüft

PVP-Jod in der operativen Medizin
Herausgegeben von G. Hierholzer und G. Görtz

(vom 1. bis 10., vom 11. bis 20., und vom 21. bis 30. Tag) und das Keimspektrum anhand von jeweils vor dem Verbandwechsel abgenommenen Wundabstrichen untersucht.

Ergebnisse

Unabhängig vom Untersuchungszeitraum ließen sich insgesamt folgende Keime nachweisen: Enterobacter/Klebsiella, E. coli, Proteus, Pseudomonas aeruginosa, Streptokokken, Staphylococcus aureus, Serratia und Candida albicans.

Im 1. Untersuchungszeitraum konnte unter der Lokalbehandlung mit Sulfamylonacetatsalbe das in Abb. 1 sichtbare Keimspektrum beobachtet werden. Pseudomonas aeruginosa und Serratia fehlten ganz. Insgesamt wurden 34 Kulturen ausgewertet. Die geringste Anzahl an positiven Keimabstrichen zeigte sich in den 19 Kulturen von Verbrennungspatienten, die mit Mercurochrom-Tannin-Silbernitrat behandelt wurden. Zur Anzüchtung kamen im ersten Untersuchungszeitraum lediglich Pseudomonas aeruginosa und Staphylococcus aureus. Patienten, die wir mit Gentamicinsulfat therapierten, wiesen in den 64 Kulturen der 1. Dekade Sta-

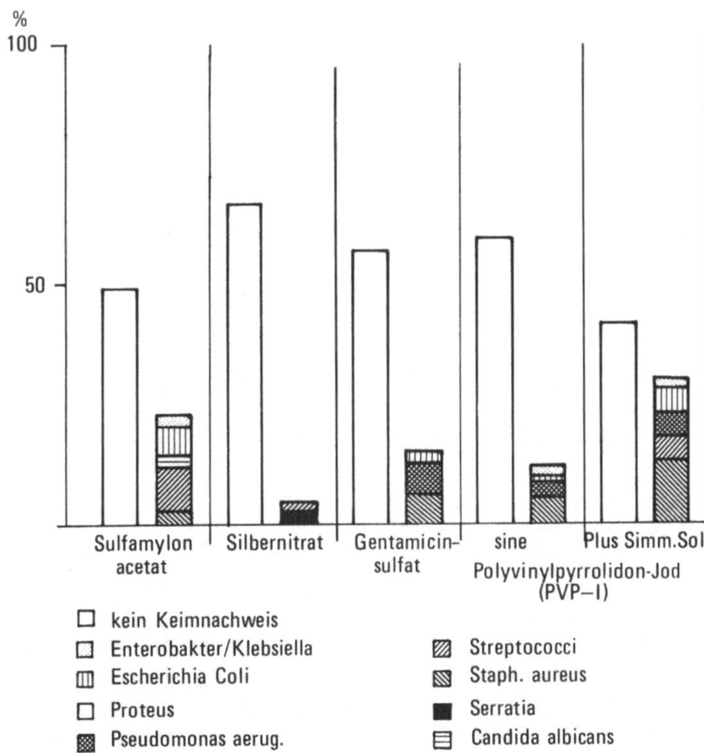

Abb. 1. Keimspektrum von Verbrennungswunden unter der Lokalbehandlung mit verschiedenen Chemotherapeutika (1.–10. Tag)

phylococcus aureus, E.coli und Pseudomonas aeruginosa auf. Unter Polyvidon-Jod waren im ersten Untersuchungszeitraum bei 15% aller Abstriche Wachstum von Staphylococcus aureus, Pseudomonas aeruginosa, E.coli und Enterobacter zu beobachten. Die negativen Kulturen überwogen hier genauso wie bei den anderen Chemotherapeutika. Zur Granulationsförderung wurde bei einer Patientengruppe eine Alternativbehandlung mit Polyvidon-Jod und Simm'scher Nährlösung durchgeführt. Unter der zusätzlichen Verwendung von Simm'scher Nährlösung stieg bereits in diesem Untersuchungszeitraum der Anteil der positiven Keimabstriche am höchsten an. Dieser Anstieg wurde durch ein reges Wachstum fast sämtlicher Keimarten verursacht, sie waren mit 30% positiv.

Im 2. Untersuchungszeitraum (Abb. 2) beobachteten wir unter Sulfamylonacetat ein kräftiges Wachstum von E.coli, Staphylococcus aureus und Pseudomonas aeruginosa. Die Rate der positiven Kulturen erhöhte sich auf über 50%. Unter der Mercurochrom-Tannin-Silbernitrat-Behandlung stieg der Anteil an positiven Kulturen auf etwa 90% an. Über die Hälfte aller Wundinfekte waren durch Pseudomonas aeruginosa verursacht. Die weitere Verwendung von Silbernitrat und Mercurochrom wurde abgebrochen, so daß für den 3. Untersuchungszeitraum keine Auswertung vorgenommen werden konnte. Auch unter Gentamicinsulfat erlebten wir einen deutlichen Anstieg der positiven Wundabstriche auf über 80%, wobei der Anteil

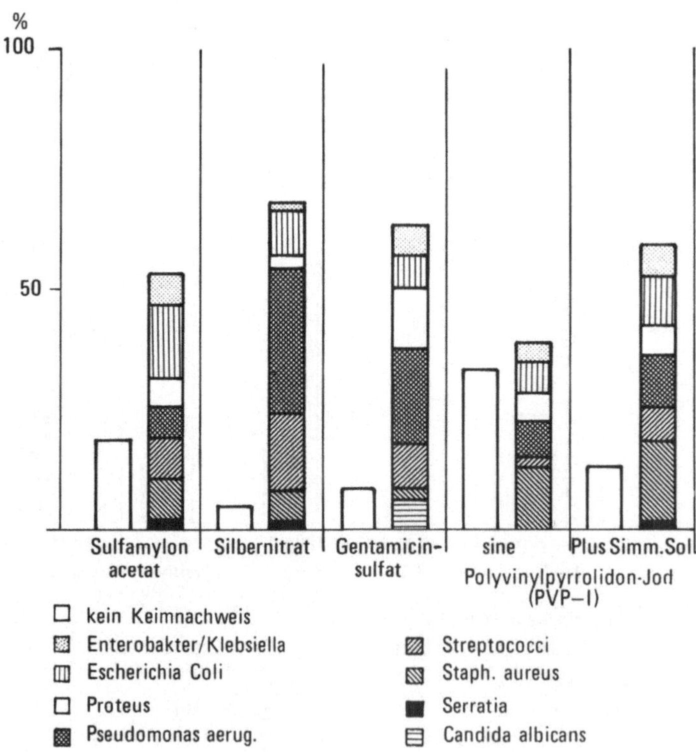

Abb. 2. Keimspektrum von Verbrennungswunden unter der Lokalbehandlung mit verschiedenen Chemotherapeutika (11.–20. Tag)

von Pseudomonas aeruginosa, Proteus und Staphylococcus aureus 50% der Gesamtzahl der positiven Abstriche betrug. Bei 10% aller Abstriche wurde in der 2. Woche Candidawachstum beobachtet. Von der 2. Behandlungswoche an waren bei der Behandlung mit Polyvidon-Jod Pseudomonas aeruginosa, Staphylococcus aureus und Proteus zu 36% die Ursache für alle positiven Abstriche. Damit lag bereits im 2. Untersuchungszeitraum der prozentuale Anteil der Keime im Wundabstrichergebnis im Vergleich zu anderen Chemotherapeutika deutlich niedriger. Das Keimspektrum vervollständigte sich entsprechend den anderen Untersuchungsbefunden. Candida albicans konnte nicht nachgewiesen werden. Bei der Alternativbehandlung von Polyvidon-Jod und Simm'scher Nährlösung stieg im 2. Untersuchungszeitraum das Abstrichergebnis auf über 80% an. Bis auf Proteus vermehrten sich alle Keimarten fast gleichmäßig.

Im 3. Untersuchungszeitraum (Abb. 3) betrug die Rate der positiven Kulturen unter der Lokalbehandlung mit Sulfamylonacetatsalbe 86%. Wie beim nachfolgenden Gentamicinsulfat war Candida albicans deutlich vertreten. Unter Gentamicinsulfat erlebten wir eine positive Wundabstrichrate von 87%, wobei der Anteil von Pseudomonas aeruginosa, Proteus und Staphylococcus aureus 50% an der Gesamtzahl der positiven Abstriche betrug. Die Anzahl der Candidamykosen verdoppelte sich von 10 auf 20%. Bei dieser Untersuchung fiel allein bei der Behandlung mit Po-

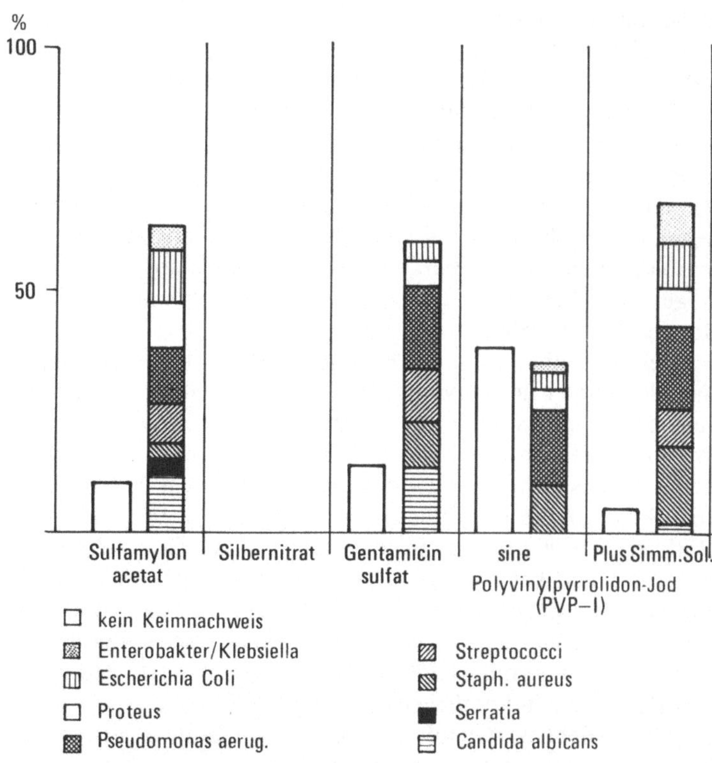

Abb. 3. Keimspektrum von Verbrennungswunden unter der Lokalbehandlung mit verschiedenen Chemotherapeutika (21.–30. Tag)

lyvidon-Jod die Zahl der positiven Abstriche mit 50% auf. Das Keimspektrum war ähnlich dem des 2. Untersuchungszeitraums. Die Behandlung mit Polyvidon-Jod und Simmscher Nährlösung führte in der 3. Woche zu einem prozentualen Anteil der Keime im Wundabstrichergebnis von 90%.

Diskussion

Alle Verbrennungswunden sind, wie seit langem bekannt, unabhängig vom Entstehungsmechanismus nach einiger Zeit als bakteriell kontaminiert zu betrachten. Nach der ersten intensivmedizinischen Phase zur Aufrechterhaltung der Vitalfunktionen wird das Schicksal des schwerverbrannten Patienten wesentlich bestimmt durch die Verhinderung einer von den Verbrennungsflächen ausgehenden Sepsis.

Vor der Anwendung von lokalen Chemotherapeutika betrug der Anteil der an den Folgen einer Pseudomonassepsis verstorbenen Schwerverbrannten über 50% [4, 6]. Alle bisher zur breiten Anwendung gelangten Chemotherapeutika haben Nachteile, auf die hier nur stichwortartig eingegangen werden soll: Unter der Anwendung von Schwermetallionen kann es zu Leukopenien kommen, speziell bei Quecksilberverwendung wurden toxische Reaktionen beschrieben [1, 5]. Unter der Verwendung von Cerium- bzw. Silbernitraten besteht eine allerdings geringe Gefahr der Methämoglobinbildung [3].

Die Keimselektionierung und Resistenzentwicklung unter lokaler Antibiotikagabe spielt eine erhebliche Rolle und hat in jüngster Zeit dazu geführt, diese Methode nicht mehr ausschließlich anzuwenden. Insbesondere hat die fehlende Wirkung gegen Pilze nicht selten zur Entwicklung einer fungiformen Sepsis geführt. Bei allen antibiotikahaltigen Präparaten mußte deshalb ab dem 2. Untersuchungszeitraum wegen des Auftretens von Mykosen eine zusätzliche Therapie mit Fungiziden durchgeführt werden.

Bei der Betrachtung der Ergebnisse unserer semiquantitativen Studie fällt auf, daß allein unter der Polyvidon-Jod-Gabe eine Keimreduktion unter 55% der untersuchten Wundabstriche im 3. Untersuchungszeitraum festgestellt werden konnte. Weiterhin ist von erheblicher Bedeutung, daß unter Polyvidon-Jod-Anwendung keine Mykosen beobachtet wurden. Eine Keimselektionierung unter Polyvidon-Jod-Gabe konnte ebenfalls nicht festgestellt werden. Diese breite antibakterielle Wirkung wurde auch von vielen anderen Autoren in den letzten Jahren festgestellt. Polyvidon-Jod hat zwar eine gute Wirkung gegen grampositive und gramnegative Keime sowie gegen Pilze und Protozoen, führt aber in seltenen Fällen zu allergischen Reaktionen der benachbarten Hautareale, außerdem muß die Wechselwirkung zwischen Schilddrüsenstoffwechsel und Jodaufnahme unter der Anwendung von Polyvidon-Jod berücksichtigt werden [2].

Die Patienten, die mit Mercurochrom-Tannin-Silbernitrat behandelt wurden, wiesen während des 1. Untersuchungszeitraums die geringste Zahl der positiven Wundabstriche auf. Während dieser Zeit ist die Wunde noch lückenlos von dem Gerbungsschorf bedeckt. In späteren Phasen löst sich dieser Schorf von den Rändern her ab, und darunter kommt es zu einer ausgeprägten Keimbesiedelung. Wir verzichteten aus diesem Grunde in den späteren Phasen auf die Anwendung von Mercurochrom-Tannin-Silbernitrat.

Zusammenfassung

Das Polyvidon-Jod ist mit seiner bakteriziden und antimykotischen Wirkung allen anderen herkömmlichen Chemotherapeutika in der Verbrennungsbehandlung überlegen. Es werden keine Keimselektionen beobachtet, insbesondere treten keine Mykosen auf. Die Anwendung der Simm'schen Nährlösung zur Granulationsförderung verursacht eine kräftige Zunahme der Wundinfektionen. Wir führen daher in unserer Abteilung z. Z. die Lokalbehandlung der Verbrennungen mit Polyvidon-Jod durch.

Literatur

1. Hettich R, Schmidt K, Heller W, Koslowski L (1975) Quecksilberresorption bei lokaler antiseptischer Behandlung nach Verbrennung. Med Welt 26: 986–988
2. Luterman AL, Braun D (1980) Treatment of burn wounds with Betadine Hélafoam solution and Betadine ointment. In: Altemeier WA (ed) Second World Congress/Antisepsis. The Proceedings, vol 41. HP Publishing, New York, pp 133–135
3. Monafo WW, Tandon SN, Ayvazian VH, Tuchschmidt J, Skinner AM, Deitz F (1976) Ceriumnitrate: A new topical antiseptic for extensive burns. Surgery 80/4: 465–473
4. Pruitt BA (1978) Advances in the treatment of burns-introduction. World J Surg 2: 137–138
5. Salisbury RE (1980) Clinical evaluation of Betadine Hélafoam as a topical agent in thermal injuries. In: Altemeier WA (ed) Second World Congress/Antisepsis. The Proceedings, vol 40. HP Publishing, New York, pp 129–132
6. Tessler R, Polk HC (1967) Pseudomonas burn sepsis in patients treated with aqueous silver nitrate (0,5 percent). Surgery 61/5: 705–710

PVP-Jod-Komplex-Lösungen in Spül-Saug-Drainagen bei der Behandlung von Knochen- und Gelenkinfektionen

R. Brückl und K. A. Matzen

Orthopädische Klinik und Poliklinik (Direktor: Prof. Dr. M. Jäger), Ludwig-Maximilians-Universität München Klinikum Großhadern, Marchioninistraße 15, D-8000 München 70

Das Polyvinylpyrrolidonjod (Povidon-Jod, PVP-Jod) wurde vor etwa 25 Jahren entwickelt und fand seitdem in immer mehr Bereichen der Medizin als Antiseptikum Anwendung [1, 6, 8, 9]. Es besitzt ein breites Wirkungsspektrum wie das Jod, jedoch ohne die lokalen Unverträglichkeitseigenschaften der Jodlösungen und Jodtinkturen (Tabelle 1). Daher ist PVP-Jod nicht nur zur Hautdesinfektion geeignet, sondern auch zur antiseptischen Behandlung von Schleimhäuten und Wunden.

Material und Methode

Gegenstand der vorliegenden Untersuchung ist die Verwendung des PVP-Jod-Komplexes als Desinfektionszusatz in Spül-Saug-Drainagen bei 26 operierten Patienten mit Osteomyelitis und septischer Arthritis, Infektionen nach Osteosynthesen und Endoprothesenimplantationen. Zum Vergleich wurden die Drainagensysteme bei 10 weiteren Patienten mit reiner Vollelektrolytlösung beschickt. Die Konzentrationen von Jodid und eiweißgebundenem Jod im Serum und Urin sowie die Thyroxinwerte im Blut wurden regelmäßig bestimmt, desgleichen bakteriolo-

Tabelle 1. Eigenschaften von PVP-Jod im Vergleich zu Antibiotika

	Antibiotika	PVP-Jod
Wirkungsspektrum	Begrenzt	Nicht begrenzt
Fungizid	Selten	++
Bakterizid	Begrenzt	++
Viruzid	Selten	+
Sporozid	–	+
Resistenzentwicklung	+	–
Allergie	Häufig	Selten
Wirksamkeit	Lokal und systemisch	Lokal und systemisch
Organtoxizität	Nicht selten Ototoxisch und neurotoxisch, Hepatotoxisch, Nephrotoxisch	Möglich bei Schilddrüsenüberfunktion

PVP-Jod in der operativen Medizin
Herausgegeben von G. Hierholzer und G. Görtz

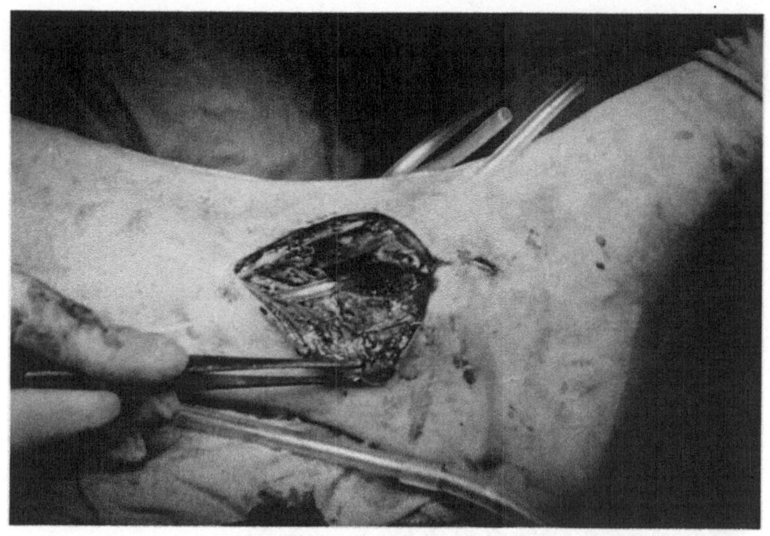

Abb. 1. Anlage einer intramedullären Spül-Saug-Drainage bei Osteomyelitis der distalen Tibia links

gische Kontrolluntersuchungen durchgeführt. Zur Herstellung der verwendeten 0,2%igen PVP-Jod-Spüllösung wurden 20 ml der handelsüblichen 10%igen PVP-Jod-Lösung Polyvidon mit 1000 ml Vollelektrolytlösung verdünnt [1, 2]. Da bekannt ist, daß PVP-Jod-Lösungen in Verdünnung weniger stabil sind als im Konzentrat, wurden die Spüllösungen jeweils zur Spülung frisch angesetzt. Zur Anlage der Spül-Saug-Drainage wurden, je nach Ausdehnung und Lokalisation der Wunde für die Zuläufe Redondrains der Kaliber 12, 14 und 16, für die Abläufe Drains der Kaliber 14, 16 und 18 eingesetzt (Abb. 1). Das applizierte und wiedergewonnene Volumen lag in der Regel zwischen 1 und 2 l der Spüllösung (entsprechend einer Gesamtdosis von 2–4 g PVP-Jod) mit Grenzwerten von 250 ml bzw. 6 l Spüllösung pro Tag.

Bei allen Patienten wurde zudem eine testgerechte Antibiotikabehandlung durchgeführt.

Aufgabe der Untersuchung war nun, die Veränderungen in Serum- und Urinjodspiegeln einer klinisch-pharmakologischen Prüfung zu unterziehen, um eine gezieltere Risikoabschätzung der Jodbelastung zu ermöglichen. Zudem sollte eine offene vergleichende Prüfung der Wirksamkeit erfolgen.

Ergebnisse

Spüldauer, Spülvolumen, Wundbefund

Die durchschnittliche Spüldauer betrug bei reiner Elektrolytlösung 13,1 Tage, mit PVP-Jod-Lösung 12,1 Tage. Die Spül-Saug-Drainagenbehandlung wurde grund-

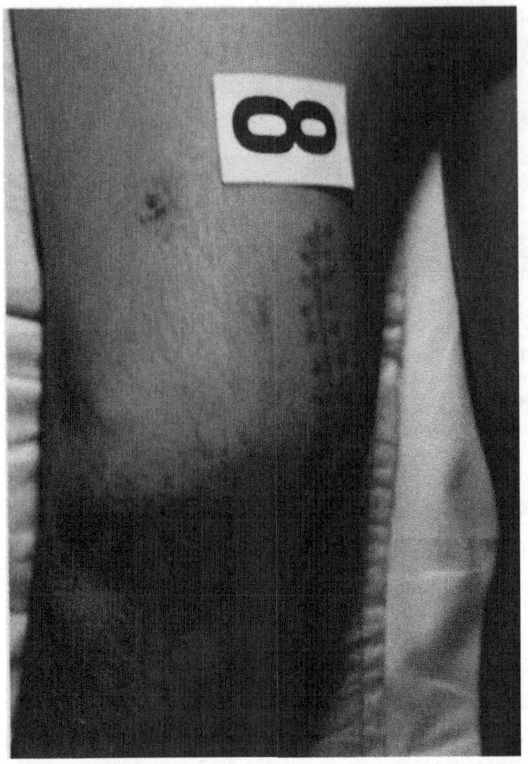

Abb. 2. Zustand nach Synovektomie und 2wöchiger SSD-Behandlung mit 0,2%iger PVP-Jod-Komplexlösung bei Kniegelenksempyem rechts

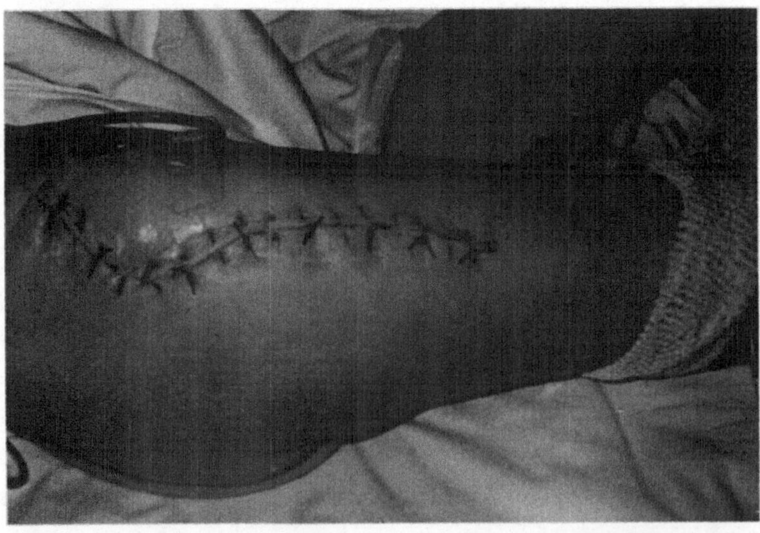

Abb. 3. 2½ Wochen nach Entfernung einer infizierten Hüfttotalendoprothese rechts und SSD-Behandlung mit 0,2%iger PVP-Jod-Komplexlösung (zweites Drainagensystem bereits entfernt)

sätzlich so lange wie möglich durchgeführt. Somit betrug das mittlere Durchflußvolumen pro Patient bei PVP-Jod-Spüllösung 34,2 l, bei Vollelektrolytspülung 55,2 l. Obwohl in der PVP-Jod-Gruppe die Drains durch Granulationsgewebe bzw. konglomerierende Fällungsprodukte im Lumen relativ häufiger verstopften als in der Kontrollgruppe, was auch die vergleichsweise kürzere Spüldauer bzw. das geringere Spülvolumen erklären kann, wurden die Wunden in der PVP-Jod-Gruppe deutlich schneller reiz- und schmerzfrei. Schmerzfreiheit wurde bei Verwendung von PVP-Jod-Spüllösung im Durchschnitt nach 9,5 gegenüber 12,7 Tagen (Abb. 2), reizlose Operationswunden durchschnittlich nach 3,3 gegenüber 5,3 Tagen erreicht (Abb. 3).

Jodresorption, Jodausscheidung, Thyroxinbestimmung

Die Auswertung der Meßdaten von freiem Jodid (Richtwert: 0,08–0,60 MCG/100 ml) und proteingebundenem Jod (Richtwert: 3,5–8,0 MCG/100 ml) im Serum [4] ergab folgendes Bild: Noch am Operationstag kam es bei 12 mit PVP-Jod-Lösung behandelten Osteomyelitispatienten zu einem steilen Anstieg des freien Serumjodids, im Mittel bis auf 100 MCG/100 ml, die maximalen Werte von durchschnittlich knapp 200 MCG/100 ml wurden am 4. postoperativen Tag erreicht. Durch kompensatorisch erhöhte Ausscheidung einerseits und verminderte Resorption (Verkleinerung der heilenden Wundfläche, Drosselung oder Aussetzen der Zufuhr bei Abflußbehinderung oder Wundbrennen) andererseits sank der Jodidspiegel im Serum langsam wieder ab, um durchschnittlich ab dem 26. Tag post operationem den Ausgangswert zu erreichen. Der Anstieg des proteingebundenen Jods im Serum erfolgte erwartungsgemäß langsamer, die Mittelwertkurve zeigt nach einem Maximum von 80 MCG/100 ml am 11. postoperativen Tag ebenfalls abnehmende Tendenz. Der PBI-Gehalt des Serums lag jedoch bei verzögerter Ausscheidung am 29. Tage mit durchschnittlich 20–30 MCG/100 ml noch oberhalb der Norm.

Je nach Lage der Spül-Saug-Drainage ergab sich eine unterschiedliche PBI-Resorption:

Bei PVP-Jod-Spülung *am* Knochen mit Weichteillage der Drainagen war die Aufnahme von proteingebundenem Jod deutlich höher als bei Spülung *im* Markraum. Ähnlich war auch das Resorptionsverhalten beim freien Jodid.

Bei der Bestimmung des Thyroxins im Blut wurde als Normalwert 5–12 MCG Thyroxin (P_4)/100 ml Serum zugrunde gelegt [10]. Ein Vergleich der PBI-Kurven der Patienten, bei denen es zu einem Anstieg der Thyroxinwerte kam, mit denen, bei welchen die Thyroxinwerte im physiologischen Bereich blieben, zeigt eine zeitlich länger anhaltende Erhöhung der PBI-Werte im Serum bei den Patienten mit Anstieg der Thyroxinwerte. Bei 9 solcher Patienten konnte eine durchschnittliche Erhöhung des PBI auf Werte zwischen 200 und 300 MCG/100 ml Serum bis zum 28. Tag nach der Operation festgestellt werden. Bei 17 Patienten mit physiologischen Thyroxinwerten kam es nach einem Maximum des Serum-PBI von durchschnittlich 90 MCG/100 ml am 8. postoperativen Tag zu einem langsamen, aber stetigen Abfall desselben auf einen Mittelwert von 70 MCG/100 ml bis zum 28. Tag nach der Operation.

Ähnliche Ergebnisse brachte auch die Bestimmung des freien Jodids im Serum bei normalen und erhöhten Thyroxinwerten. Die Thyroxinwerte stiegen also i. allg. während der PVP-Jod-Spülbehandlung an. In 7 Fällen kam es zu einer pathologischen Erhöhung des Thyroxinspiegels, jedoch ohne klinische Symptomatik. Bei 2 unserer Patienten mit entsprechender Disposition trat eine hyperthyreote Stoffwechsellage über längere Zeit ein [vgl. 3].

Lokale Verträglichkeit

In der PVP-Jod-Gruppe vertrugen 57,7% der Patienten die Medikation vom 1. postoperativen Tag an einwandfrei. Sie empfanden weder Wundbrennen noch Juckreiz. Weitere 34,6% empfanden während der ersten 4 postoperativen Tage ein leichtes Brennen, vertrugen aber anschließend die PVP-Jod-Spülung ebenso gut, wie die der ersten Gruppe. Bei 2 Patienten mit anfänglichem Wundbrennen konnte der weitere Verlauf nicht beurteilt werden: Bei einem Patienten fiel die Drainage nach 5 Tagen durch Verstopfung aus, bei einem weiteren wurde wegen nicht sicher auszuschließender Allergie gegenüber PVP-Jod-Lösung diese nach 5 Tagen abgesetzt und die Spülung mit Elektrolytlösung fortgeführt. Auch bei bekannter jodallergischer Diathese kam es zu keiner nachgewiesenen Jodallergie unter der PVP-Jod-Behandlung. Eine passagere Dermatitis im Wundbereich wurde in der PVP-Jod-Gruppe in 2 Fällen beobachtet.

Bakteriologische Befunde

In regelmäßigen Abständen wurden Proben der abgesaugten Flüssigkeit zur bakteriologischen Untersuchung eingesandt, grundsätzlich auch die im Wundgebiet gelegenen Enden der entfernten Redon-Drainagen.

Präoperativ fand sich überwiegend Staphylococcus aureus als Infektionserreger (20 von 26 Fällen der PVP-Jod-Gruppe, 7 von 10 Fällen der Kontrollgruppe). Als weitere Primärerreger wurden in der PVP-Jod-Gruppe Staphylococcus epidermidis, Streptococcus faecalis, Peptococcus asaccharolyticus, Chlostridium sordellia (je 1 Fall) und Pseudomonas aeruginosa (2 Fälle); in der Kontrollgruppe in je einem Fall Staphylococcus haemolyticus, Klebsiella aerogenes und Pseudomonas aeruginosa identifiziert (Tabelle 2 u. 3).

Durch Bespülung mit PVP-Jod-Komplex-Lösung ergaben sich im Vergleich zur reinen Vollelektrolytspülung auf die jeweilige Patientenzahl umgerechnet 1,5mal so viele negative Kontrollantibiogramme bei etwa gleichbleibender Anzahl von Keimwechseln in beiden Untersuchungsgruppen. Alle Wundproben waren am Ende der Spülbehandlung keimfrei. Negative Keimbefunde wurden jedoch in der PVP-Jod-Gruppe früher gefunden. Die zusätzlich durchgeführte antibiotische Therapie konnte bei negativem Antibiogramm im Durchschnitt nach ca. 15 Tagen abgesetzt werden.

Tabelle 2. Primär- und Sekundärerreger sowie abschließender bakteriologischer Befund bei 26 mit PVP-Jod-Lösung gespülten Patienten

Patienten-Nr.	Primärerreger	Sekundärerreger	Erreger nach Abschluß der Behandlung
2	Staphylococcus aureus	–	–
3	Pseudomonas aeruginosa	Staphylococcus aureus	–
4	Peptococcus asaccharolyticus	–	–
6	Staphylococcus aureus	–	–
7	Staphylococcus aureus	–	–
8	Staphylococcus aureus	Pseudomonas aeruginosa	–
9	Staphylococcus aureus	–	–
10	Staphylococcus aureus	Enterobacter cloacae	–
11	Staphylococcus aureus	Enterobacter cloacae	–
12	Staphylococcus aureus	Staphylococcus epidermidis	–
13	Staphylococcus aureus	–	–
14	Clostridium sordellia	–	–
15	Staphylococcus aureus	–	–
16	Staphylococcus aureus	–	–
18	Staphylococcus aureus	–	–
19	Staphylococcus epidermidis	Streptococcus faecalis	–
20	Staphylococcus aureus	–	–
21	Staphylococcus aureus	Pseudomonas aeruginosa	–
22	Staphylococcus aureus	Enterobacter aerogenes	–
23	Staphylococcus aureus	–	–
24	Streptococcus faecalis	–	–
25	Staphylococcus aureus	–	–
26	Staphylococcus aureus	–	–
27	Pseudomonas aeruginosa	–	–
28	Staphylococcus aureus	Pseudomonas aeruginosa Proteus mirabilis	–
31	Staphylococcus aureus	Pseudomonas aeruginosa	–

Tabelle 3. Primär- und Sekundärerreger sowie abschließender bakteriologischer Befund bei 10 mit Vollelektrolytlösung gespülten Patienten

Patienten-Nr.	Primärerreger	Sekundärerreger	Erreger nach Abschluß der Behandlung
29	Pseudomonas aeruginosa	–	–
30	Staphylococcus haemolyticus	–	–
32	Staphylococcus aureus	–	–
33	Klebsiella aerogenes	Pseudomonas aeruginosa Klebsiella pneumoniae	–
34	Staphylococcus aureus	–	–
35	Staphylococcus aureus	Staphylococcus aureus	–
36	Staphylococcus aureus	Pseudomonas aeruginosa	–
37	Staphylococcus aureus	Staphylococcus epidermidis	–
38	Staphylococcus aureus	Staphylococcus aureus	–
39	Staphylococcus aureus	Enterobacter cloacae	–

Diskussion

Die postoperative Behandlung septischer Erkrankungen des Skelettsystems mit Hilfe von Spül-Saug-Drainagen mit 0,2%iger PVP-Jod-Lösung hat in Abhängigkeit von der Größe und der Beschaffenheit der Resorptionsfläche den Anstieg des freien Serumjodids sowie des proteingebundenen Jods im Serum zur Folge. Bei der sofort einsetzenden kompensatorischen Ausscheidung des freien Serumjodids sowie des PBI durch die Niere konnte festgestellt werden, daß das erstere schneller ausgeschieden wird. Die Ausscheidungskurve des freien Jodids verläuft parallel zur Konzentrationskurve im Serum, während die Ausscheidungskurve des PBI hinter der Serumkurve des PBI zurückbleibt.

Ein Anstieg der Thyroxinwerte war generell zu beobachten, wobei in einigen Fällen der Normbereich überschritten wurde. Nach Absetzen der Jodzufuhr zeigten auch diese Werte Normalisierungstendenz. Es traten in keinem Fall klinische Symptome einer Hyperthyreose auf.

Die Patientenakzeptanz kann als sehr gut bezeichnet werden. Ein anfangs möglicherweise auftretendes Wundbrennen ist nicht als jodspezifisch anzusehen, da es in gleichem Maße auch bei der mit Vollelektrolytlösung gespülten Vergleichsgruppe auftrat.

Die gute bakterizide Wirksamkeit der PVP-Jod-Lösung beweist die Tatsache, daß weniger Sekundärerreger registriert wurden als in der Vergleichsgruppe der mit Vollelektrolytlösung gespülten Patienten. Die Primärerreger wurden mit PVP-Jod-Lösung in jedem Fall abgetötet.

Zusammenfassung

Bei 26 operierten Patienten mit Osteomyelitis und septischer Arthritis sowie Infektionen nach Osteosynthesen und Endoprothesenimplantationen wurden die Spül-Saug-Drainagen mit 0,2%iger PVP-Jod-Komplex-Lösung beschickt, bei 10 weiteren Patienten zum Vergleich mit reiner Vollelektrolytlösung. Die Konzentrationen von Jodid und eiweißgebundenem Jod im Serum und Urin sowie die Thyroxinwerte im Blut wurden regelmäßig bestimmt, desgleichen wurden bakteriologische Kontrolluntersuchungen durchgeführt.

Bei allen Patienten kam es vorübergehend zu einem Anstieg der Jodkonzentrationen, in 7 Fällen zu einer pathologischen Erhöhung des Thyroxinspiegels und in 2 Fällen zu einer hyperthyreoten Stoffwechsellage, jedoch ohne klinische Symptomatik; dennoch ist eine Kontrolle der Schilddrüsenfunktion vor, während und nach der PVP-Jod-Spülbehandlung anzuraten.

Allgemein gute Verträglichkeit, hohe antibakterielle Wirksamkeit und damit verbunden ein nicht unbedeutender Antibiotikaspareffekt empfehlen den PVP-Jod-Komplex kurzfristig in Spül-Saug-Drainagen eingebracht als wertvolle Bereicherung der Therapie von Gelenk- und Knocheninfektionen.

Kontraindikationen bestehen bei Schwangerschaft, nachgewiesener Jodallergie [2] und Schilddrüsendysfunktion. Die rheologischen Eigenschaften von PVP-Jod-Spüllösungen sollten weiter verbessert werden. Grundsätzlich ist die Verwendung von kräftigen Redon-Drainagen größeren Kalibers anzuraten.

Literatur

1. Boda A (1979) Antibiotic irrigation-perfusion treatment for chronic osteomyelitis. Arch Orthop Trauma Surg 95: 31–35
2. Düngemann H (1980) Echte und vorgetäuschte Jod-Allergien. Umweltmedizin 1: 13–14
3. Görtz G, Häring R (1981) Wirkung und Nebenwirkung von Polyvinylpyrrolidon-Jod (PVP-Jod). Therapiewoche 31: 4364–4369,
4. Harper HA, Löffler G, Petrides PE, Weiss L (1975) Physiologische Chemie. Springer, Berlin Heidelberg New York
5. Houang ET, Gilmore OJA, Reid C, Shaw EJ (1976) Absence of bacterial resistance to Povidone Iodine. J Clin Pathol 29: 752–755
6. Knolle P (1975) Alt und aktuell - Keime und Jod. Hosp Hyg 67: 398–402
7. Meyer-Rohn J, Liehr W (1976) Experimentelle Untersuchungen zur Wirkung eines jodhaltigen Breitband-Antiseptikums auf Bakterien und Dermatophyten. Infection 4/4: 215–218
8. Reber H, Knolle P (1976) Desinfizientien, Antiseptika. Klinische Pharmakologie und Pharmakotherapie. Urban & Schwarzenberg, München Berlin Wien
9. Renk E, Görtz G (1979) Praktische Anwendungen der PVP-Jod-Präparate im Op. Symposium 5. Dez. 79, Berlin: Fortschritte in der nicht antibiotischen antimikrobiellen Prophylaxe und Therapie mit Polyvidon-Jod. Braun, Melsungen
10. Ziegler R (1976) Endokrinologie. Fischer, Stuttgart New York

PVP-Jod zur Lokaltherapie in der Proktologie

A. Wondzinski und U. Kania

Abteilung für Allgemein-, Gefäß- und Thoraxchirurgie, Klinikum Steglitz der Freien Universität Berlin (Geschäftsführender Direktor: Prof. Dr. med. R. Häring), Hindenburgdamm 30, D-1000 Berlin 45

Trotz der Manigfaltigkeit der verschiedenen perianalen Erkrankungen (Tabelle 1), ihrer unterschiedlichen Ätiologie und z. T. ihrer Therapie findet sich als Ergebnis der chirurgischen Intervention häufig eine mehr oder minder große, der Sekundärheilung überlassene Wunde (Abb. 1). Diese Wunden werfen durch ihre Lage in einer Feuchtzone, durch die zwangsläufige Kontamination mit häufig gramnegativen Darmkeimen (Tabelle 2) und durch z. T. sehr ausgedehnte Wundgebiete besondere Probleme auf (Tabelle 3) [4].
Störfaktoren für die Wundheilung werden unterteilt in allgemeine Faktoren, wie Alter des Patienten, Ernährungszustand, konsumierende Erkrankungen und lokale Faktoren, wie Wundgröße, Kontamination und Infektion, Anwesenheit von Fremdkörpern und nekrotischem Gewebe und Blutzirkulation. Ziel der Lokaltherapie muß es sein, örtliche Störfaktoren auszuschalten [1].

Tabelle 1. Nach Operation der Sekundärheilung überlassene Wunden im anorektalen Bereich

Analfissur
Analfistel
Analabszeß
Pyodermia fistulans sinifica
Hämorrhoiden
Pilonidalsinus

Tabelle 2. Keimspektrum perianaler Abszesse und Fisteln nach aeroben und anaeroben Kultivierungen (n = 43). (A. Rodloff, Institut für Medizinische Mikrobiologie der Freien Universität Berlin, persönliche Mitteilung 1982)

E. coli	21	Anaerobe Kokken	14
Proteus Sp.	5	Bacteroides distasonis	11
Enterobacter	3	Bacteroides fragilis	8
Citrobacter	1	Andere Bacteroides Sp.	17
Streptococcus faecalis	9	Fusobacterium	1
Hämolysierende Streptokokken	5	Clostridium perfringens	1
Staphylococcus aureus	2	Eubacterium, Bifidobacterium	7
Staphylococcus epidermidis	6		

PVP-Jod in der operativen Medizin
Herausgegeben von G. Hierholzer und G. Görtz

Tabelle 3. Durchschnittliche Dauer der Wundheilung nach operativen Eingriffen bei anorektalen Erkrankungen unter Lokalbehandlung mit PVP-Jod-Salbe

Sphinkterotomie	3 Wochen (n = 64)
Hämorrhoidektomie	4 Wochen (n = 121)
Pilonidalsinusexzision	5 Wochen (n = 51)
Fistelspaltung und Abszeßspaltung	4–10 Wochen (n = 108)
Pyodermia fistulans sinifica	10–20 Wochen (n = 4)

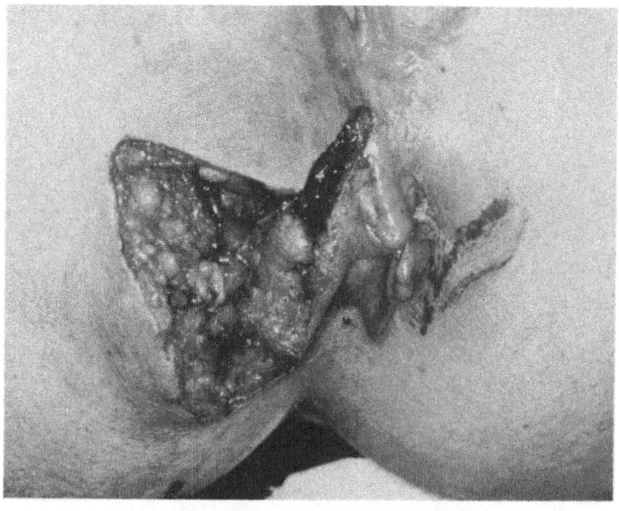

Abb. 1. Frische Wunde nach Eröffnung eines ischiorektalen Abszesses

Die Durchblutung ist im perianalen Bereich immer optimal. Das Hauptaugenmerk liegt jedoch darauf, die kontaminierte Wunde zu reinigen und zu desinfizieren, um die Keimflora zu vermindern und die Wundheilung nicht zu behindern. Wir bevorzugen in unserer Klinik die Anwendung von PVP-Jod-Lösung und -Salbe zur postoperativen Behandlung sekundär heilender Wunden im perianalen Bereich. Der Vorteil besteht darin, mit einem Medikament sowohl eine antiseptische Lösung für die notwendigen Sitzbäder zur Hand zu haben, als auch nach Reinigung der Wunde die Keimbesiedlung mit Salbenauflage vermindern zu können. Die PVP-Jod-Salbe ist eine wasserlösliche Salbe, die sich nach Auflage auf die Wunden langsam verflüssigt und mit dem Wundsekret in den Verband aufgesogen wird. Durch den hygroskopischen Charakter der Salbe kommt es zum langsamen Austrocknen und zu einer adstringierenden Wirkung auf die Wunde [2].

Eine Salbenbehandlung halten wir für notwendig, da es bei den Wunden sonst zum Festkleben des Verbandes mit nachfolgend sehr schmerzhaften Verbandwechseln kommen würde. Tamponaden sind bei perianalen Wunden kontraindiziert, da sie den Sekretfluß behindern und dies zu breiter Narbenbildung mit folgenschweren Störungen der Sphinkterfunktion führt. Dies trifft v. a. für die ausgedehnten Inzisionen nach Abszeß- und Fistelspaltungen zu (Abb. 1). Die folgenden 3 Fallbeispiele sollen dies dokumentieren:

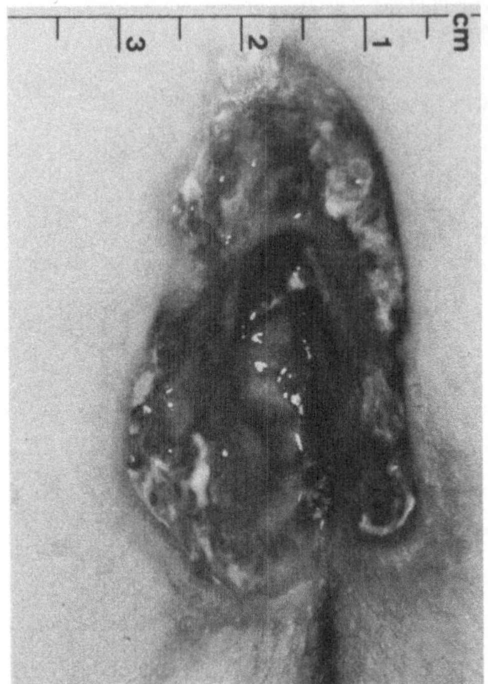

Abb. 2. Zustand nach Exzision eines Pilonidalsinus

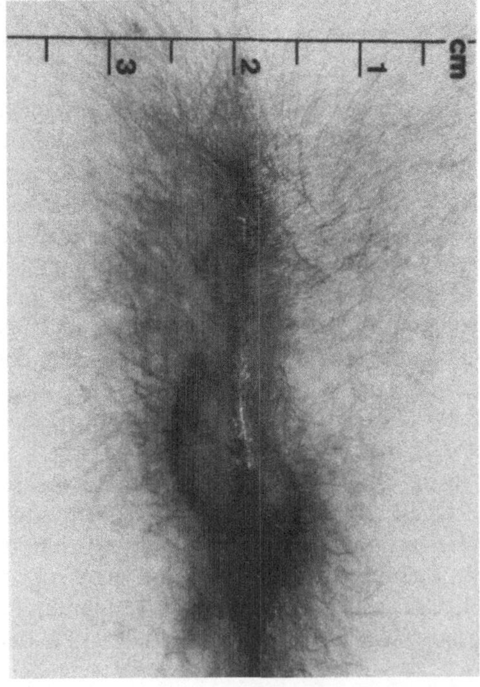

Abb. 3. Abheilung der Wunde 4 Wochen nach Operation (gleiche Patientin wie in Abb. 2)

Beispiele:
Bei dem ersten Fall handelt es sich um eine 20jährige Patientin, bei der ein ausgedehnter Pilonidalsinus exzidiert werden mußte (Abb. 2). Nach einwöchiger Lokalbehandlung mit PVP-Jod ist der Wundgrund schon sauber, und es zeigen sich frische rote Granulationen, 4 Wochen später ist die Wunde abgeheilt (Abb. 3).

Der zweite Patient ist ein 40jähriger Mann bei Zustand nach Spaltung einer anorektalen Fistel und eines Abszesses [5]. Unter täglichen Sitzbädern und Salbenbehandlungen ist nach einer Woche der Wundgrund sauber und gereinigt (Abb. 4). Knapp 2 Wochen später sehen wir nur noch eine ca. pfennigstückgroße Wunde, die nach einer weiteren Woche vollständig abgeheilt ist (Abb. 5).

Bei dem letzten Patienten handelt es sich um einen 45jährigen Mann mit dem seltenen Krankheitsbild einer Pyodermia fistulans sinifica. Die Pyodermia fistulans sinifica ist eine Erkrankung, die meist Männer in mittleren Lebensjahren befällt. Es handelt sich um ausgedehnte Fistelgangsysteme, die sich in der Perianal- und Glutäalregion weit subkutan ausbreiten. Die Therapie besteht in der großzügigen Exzision dieser Gebiete [3]. In der ersten Sitzung erfolgte nun zunächst die Exzi-

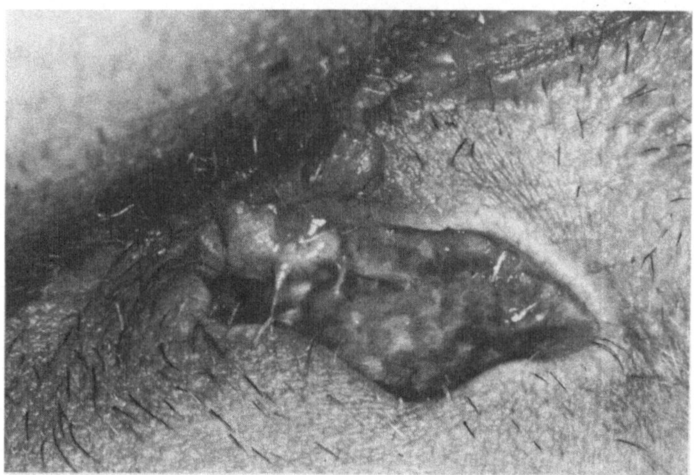

Abb. 4. Zustand nach Spaltung eines anorektalen Abszesses und Fistel

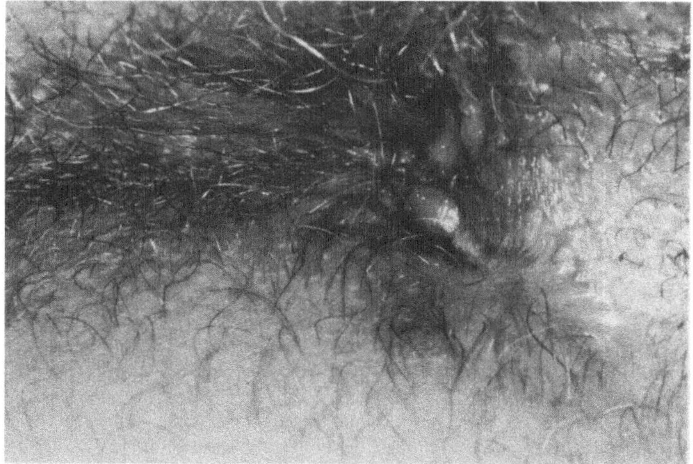

Abb. 5. Abheilung der Wunde 4 Wochen nach Operation (gleicher Patient wie in Abb. 4)

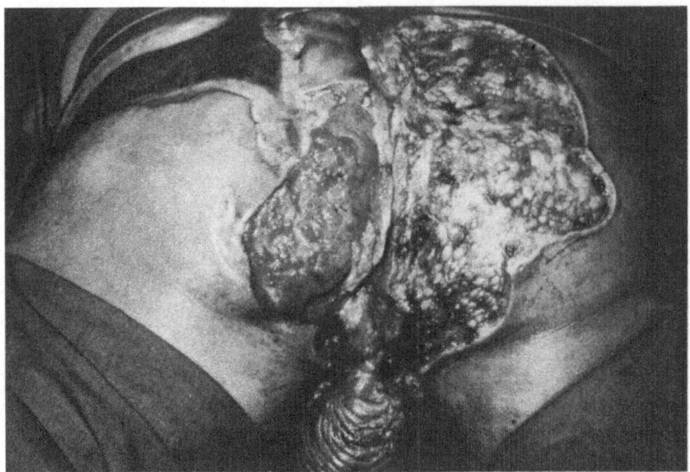

Abb. 6. Patient mit einer Pyodermia fistulans sinifica. 6 Wochen nach Exzision der Fistelgänge links glutäal, Zustand nach frischer Exzision rechts glutäal

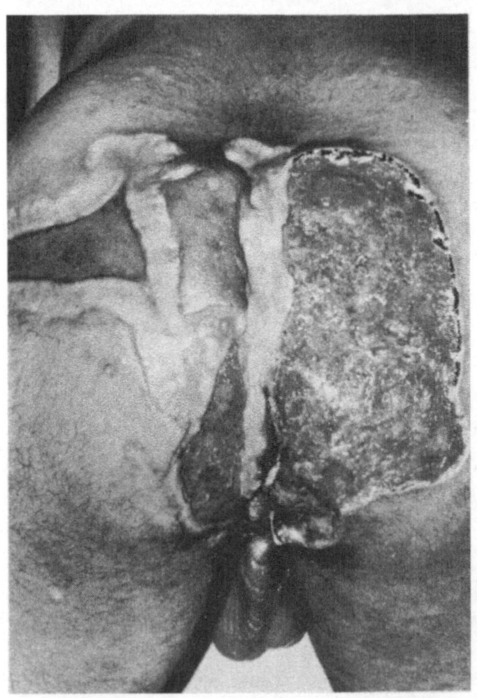

Abb. 7. Zustand nach Fistelgangexzision beidseitig glutäal, 9 Wochen nach Ersteingriff (gleicher Patient wie in Abb. 6)

sion der Fistelgänge linksseitig. Die Wunde wurde der Sekundärheilung überlassen (Abb. 6). 6 Wochen später wurde das Fistelsystem auf der rechten Gesäßhälfte und am Skrotalansatz weitgehend exzidiert. Die 3. Sitzung nach weiteren 3 Wochen ermöglichte dann die Entfernung der restlichen Fistelgänge (Abb. 7). Die Dauer der stationären Behandlung betrug insgesamt 16 Wochen, die weitere Behandlung konnte ambulant durchgeführt werden. Dies dauerte bis zur vollständigen Abheilung noch weitere 18 Wochen. Jetzt ist der Patient völlig beschwerdefrei und kontinent. Innerhalb der letzten Jahre ist kein Rezidiv aufgetreten (Abb. 8).

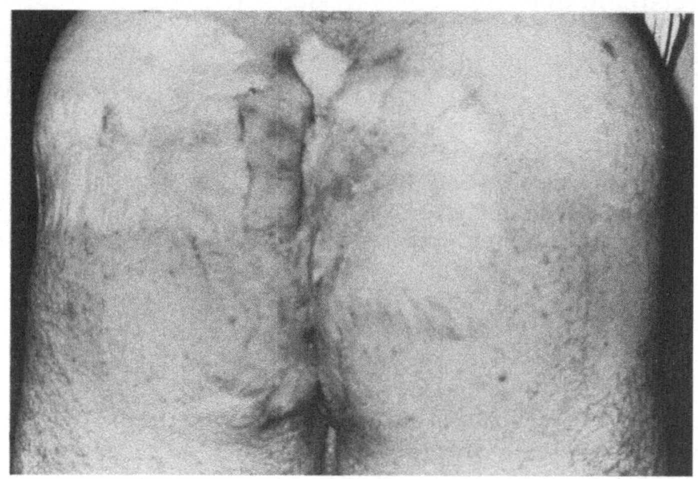

Abb. 8. Zustand nach Fistelgangexzision; Rezidivfreiheit 4 Jahre nach OP (gleicher Patient wie in Abb. 6)

Nach unseren Erfahrungen halten wir PVP-Jod für die Lokalbehandlung perianaler Wunden zur Antisepsis für geeignet. Die Behandlung erstreckt sich meist über 1–2 Wochen; nach Auftreten sauberer Granulationen genügt die Behandlung mit feuchten Verbänden.

Zusammenfassung

Bei allen a priori der sekundären Wundheilung zu überlassenden Wunden im Analbereich wird ein lokal anzuwendendes Antiseptikum zur Wundreinigung, Desinfektion, Verminderung der Keimflora und Verminderung des Verklebens der Wunde mit dem Verbandmaterial benötigt. Gleichzeitig darf die Granulation der Wunde nicht behindert werden. Alle diese Anforderungen erfüllt PVP-Jod-Salbe, welche wir bei diesen Indikationen seit einigen Jahren mit sehr gutem Erfolg verwenden.

Literatur

1. Geronemus RG (1979) Wound healing. Arch Dermatol 115: 1311–1314
2. Görtz G (1979) Möglichkeiten und Grenzen des Einsatzes von PVP-Jod in der Prophylaxe und Therapie von chirurgischen Infektionen. Schwester Pfleger 5: 310–329
3. Krauspe C (1962) Die Pyodermia fistulans sinifica. Chirurg 12: 534–538
4. Riese WD (1982) Die Behandlung von entzündlichen perianalen Prozessen mit PMMA Kugelketten. Aktuel Chir 17: 53–57
5. Stelzner F (1976) Die anorektalen Fisteln. Springer, Berlin Heidelberg New York

Beispiele der Antisepsis in der Urologie

H. Hoffmann[1] und M. Butz[2]

1 Urologische Klinik, Städtische Kliniken (Chefarzt: Prof. Dr. P. Strohmenger), Caprivistraße 1, D-4500 Osnabrück
2 Urologische Klinik (Geschäftsführender Direktor: Prof. Dr. W. Brosig), Klinikum Steglitz der Freien Universität Berlin, Hindenburgdamm 30, D-1000 Berlin 45

Bei den im Krankenhaus erworbenen Infektionen, also den nosokomialen Infektionen, stehen die Harnwegsinfekte an der Spitze. Ihr Anteil ist auf etwa 40% anzusetzen. Aufgrund von Untersuchungen in Ländern mit vergleichbarer Bevölkerungs- und Krankenhausstruktur ist anzunehmen, daß auch in der BRD mindestens 500000 Patienten pro Jahr an Krankenhausinfektionen erkranken. Legt man den Anteil der Harnwegsinfekte von 40% zugrunde, so wird der Krankheitsverlauf von 200000 Patienten in der BRD durch eine nosokomiale Harnwegsinfektion zusätzlich erschwert [6] (Tabelle 1).

Die Urologie hat an diesen Zahlen einen entscheidenden Anteil. Die Gründe liegen auf der Hand: Einmal sind es die invasiven diagnostischen Maßnahmen im Bereich des Urogenitalsystems und zum anderen die operativen Eingriffe in diesem Bereich.

Ursachen und Häufigkeit von urologischen Infektionen

Die entscheidende Keimquelle und das Transportmedium ist der Urin [2].

Da die Keime nicht so sehr bei offenen urologischen Operationen, sondern vielmehr bei diagnostischen und therapeutischen Eingriffen durch die Harnröhre eindringen, kommt der Sondierung der Harnröhre, ob nun mit dem Zystoskop oder dem Katheter, in diesem Zusammenhang eine große Bedeutung zu.

Etwa 70% aller Patienten, die im Krankenhaus eine Harnwegsinfektion erwarben, wurden entweder katheterisiert oder einer anderen urologischen Untersuchung unterzogen. Bereits nach einmaliger Katheterisierung treten Harnwegsinfektionen in 1–5% der Fälle auf [6].

Tabelle 1. Nosokomiale Harnwegsinfektionen pro Jahr

500000	Patienten
Davon 40%	Harnwegsinfektionen pro Jahr
200000	Patienten

PVP-Jod in der operativen Medizin
Herausgegeben von G. Hierholzer und G. Görtz

Die schwerwiegendste Komplikation einer Harnwegsinfektion ist die Sepsis. In einer Untersuchung über 400 Sepsisfälle, die durch gramnegative Keime ausgelöst wurden, fand man in 53% der Fälle als Ursache eine Harnwegsinfektion [1].

Diese Beispiele sollen verdeutlichen, daß Sondierungen der Harnröhre ein hohes Infektionsrisiko darstellen. Die Indikationsstellung zum Katheterismus sollte daher - auch besonders im Hinblick auf die Antisepsis - immer sorgfältig geprüft werden.

Entsprechend der Lokalisation finden wir im Anogenitalbereich, im Bereich der Harnröhrenöffnung und der distalen Harnröhre in den meisten Fällen Keime der Dickdarmflora. Bei Patienten im Krankenhaus haben wir durch Selektionsphänomene, bedingt durch die antimikrobielle Chemotherapie, eine besondere Situation. In einer englischen Untersuchung wurde bei 56 Patienten, die sich einer Prostataoperation mit anschließendem Verweilkatheter unterziehen mußten, präoperativ die Keimflora im Bereich der distalen Harnröhre bestimmt. Diese Patienten hatten keinen Harnwegsinfekt. In einem Zeitraum von 1-3 Tagen nach Einlegen des Katheters gelang bei allen der Nachweis der pathogenen Keime, die zuvor in der vorderen Harnröhre nachgewiesen worden waren [3]. Aufgrund dieser Befunde muß dem Einlegen eines Katheters eine sorgfältige Reinigung und Desinfektion der Umgebung der Harnröhrenöffnung, der Glans bzw. des Vestibulum vaginae vorausgehen. Als Desinfektionsmittel kann PVP-Jod aufgrund seiner Verträglichkeit und guten Wirksamkeit verwandt werden.

Die Harnröhrenschleimhaut ist leicht verletzlich und Untersuchungen haben gezeigt, daß geringfügige Läsionen der Schleimhaut den Übertritt von Keimen in die Blutbahn ermöglichen. Größere Läsionen, wie z. B. eine Via falsa, können zur großflächigen Vernarbung und späteren Strikturierung führen. Läsionen können vermieden werden bei Beherrschung der Technik des Katheterismus, der Anwendung einer ausreichenden Menge von Gleitmittel und beim Gebrauch eines in Größe und Konsistenz adäquaten Katheters. Das Gleitmittel wird direkt in die Harnröhre eingegeben; selbstverständlich sollte es steril sein. Da bei Irritationen der Schleimhaut Muskelkrämpfe im Bereich der hinteren Harnröhre auftreten können, ist dem Gleitmittel ein Lokalanästhetikum beigefügt. Zudem wird der Eingriff für den Patienten durch Verwendung eines Anästhetikums erträglicher. Nach Instillation des Gleitmittels wird mit einer Klemme die vordere Harnröhre im Navicularisbereich komprimiert, so daß das Anästhetikum für etwa 5 min einwirken kann. Ideal wäre die zusätzliche Beimischung eines Desinfektionsmittels, welches den distalen Harnröhrenanteil wirksam desinfiziert.

Anwendung von PVP-Jod in der Urologie

Katheterpflege

Die Grundausstattung für ein Katheterset ist in Abb. 1 dargestellt (die Umhüllung wurde bereits entfernt). Im Set befinden sich eine sterile Nierenschale und zwei Schälchen mit weichen Wattetupfern, jeweils mit PVP-Jod gefüllt. Hinzu kommt

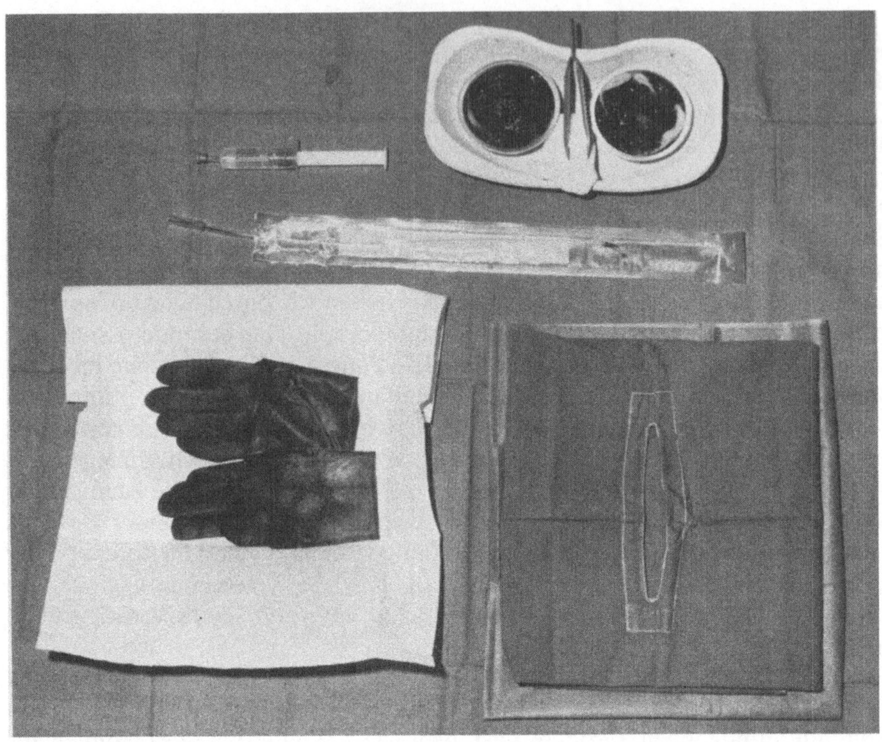

Abb. 1. Katheterset

eine sterile Einmalpinzette; außerdem verwenden wir ein Schlitztuch und sterile Handschuhe. Mit den Tupfern des ersten Schälchens erfolgt die Reinigung von Glans bzw. Vestibulum vaginae; nach einer Einwirkzeit von etwa 2 min erfolgt die endgültige Desinfektion durch Tupfer aus dem 2. Schälchen. Das Gleitmittel befindet sich in einer Einmalspritze, die steril verpackt ist.

Ein Dauerkatheter kann erforderlich werden nach operativen Eingriffen in der Blase, in der Prostata und der Harnröhre. Auch plastische Eingriffe im Bereich der Harnröhre können einen Dauerkatheter erfordern, um das Ergebnis nicht zu gefährden. In Abb. 2 sind die Schwachstellen dargestellt, die ein derartiges Ableitungssystem aufweist.

Beim Kontakt der Katheteraußenwand mit der Harnröhrenschleimhaut entsteht eine sog. mukopurulente Membran, und der Schleim wird zur Keimstraße in das Blaseninnere. Die tägliche Intimpflege und ein mit PVP-Jod bestrichener Gazestreifen, der an der Einmündungsstelle des Katheters befestigt wird, können eine Reduktion der Keiminvasion herbeiführen. Weiterhin stellt die Verbindung von Katheter mit dem Ansatzstück des Auffangbeutels eine Eintrittspforte für Keime dar. Die dritte Schwachstelle ist der Übergang von der Ableitung zum Beutel, wo durch Anheben des Gefäßes ein Reflux bereits kontaminierten Urins in die Blase erfolgen kann. Den Schwachstellen 2 und 3 wäre mit einem geschlossenen Drainagesystem zu begegnen; Verstopfungen durch Blutkoagel oder nekrotische

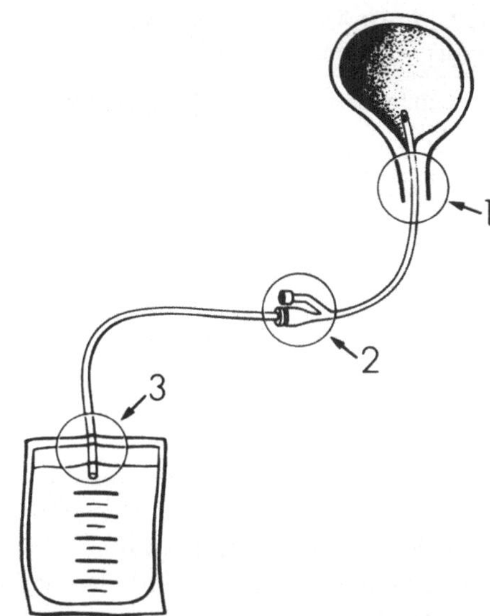

Abb. 2. Schwachstellen eines Ableitungssystems (1, 2, 3)

Tumormassen erfordern eine Unterbrechung in 2, so daß gerade nach operativen Eingriffen das geschlossene System häufig nicht praktikabel ist.

Kollwitz et al. [5] prüften die Wirksamkeit von Spül- und Instillationsmitteln, die in der Urologie am häufigsten verwandt werden, wie Nebacetin, Aristasept, Natrium-Gentrisin, Furadantin, Targesin, Borwasser, Merfen und Rivanol. Insgesamt waren die Ergebnisse enttäuschend [5].

Hubmann setzte die Dauerspülung nach Prostataoperation PVP-Jod-Konzentration in der Verdünnung 1:50 einer 10%igen Stammlösung zu. Nach PVP-Jod-Spülung verließen 74% der Patienten mit primär sterilem Urin die Klinik infektfrei. Bei der Verwendung einer einfachen physiologischen Kochsalzlösung zur Dauerspülung mit primär sterilem Blasenurin blieben nur bei 30% der Patienten die abschließenden Urinkulturen steril [4].

Blasenspülung

Wir wandten die intermittierende Blasenspülung mit einer PVP-Jod-Lösung in der Verdünnung 1:10 einer 7,5%igen Stammlösung an bei fibrinöser Zystitis, jauchiger Blasenentzündung infolge z. B. Blasen-Darm-Fisteln, bei der Urethritis und Nierenfisteln. Von 30 Patienten, die so behandelt wurden, gaben über die Hälfte Schmerzen bei den Spülungen an.

Anfangs verdünnten wir mit Aqua bidestillata: pH-Messungen ergaben in der Verdünnung 1:10, 1:20 und 1:40 der 7,5%igen Stammlösung einen pH-Wert um 3,7. Bei der Verdünnung mit physiologischer Kochsalzlösung erreichten wir in der Konzentration 1:10 einen pH-Wert von 4,1, in der Verdünnung 1:20 einen pH von 4,5, und in der Verdünnung 1:40 einer 7,55%ige Stammlösung einen pH von 4,8. Die Verdünnung des PVP-Jods mit einer 1,5%igen Glykokollösung, wie wir sie als Spüllösung bei den transurethralen Eingriffen verwenden, ergab in der Konzentra-

Tabelle 2. pH-Änderungen des PVP-Jods in Abhängigkeit von der Verdünnung

Verdünnungslösung	Verdünnung	pH
Aqua destillata	1:10[a]	3,7
	1:20	3,8
	1:40	3,9
NaCl 0,9%	1:10	4,1
	1:20	4,5
	1:40	4,8
Glykokoll 1,5%	1:10	5,0

[a] PVP-Jod 7,5%

tion 1:10 der 7,5%igen Stammlösung einen pH von 5,0. Die Schmerzangaben in der Verdünnung mit physiologischer Kochsalzlösung waren deutlich geringer; wurde Glykokoll als Verdünnungsmittel verwandt, war die Toleranz ausnahmslos gut. Die angegebenen Schmerzen sind also deutlich pH-abhängig. Durch Anheben des pH bei entsprechendem Verdünnungsmittel über 4,5 wird die Spülflüssigkeit gut toleriert (Tabelle 2).

Im folgenden noch einige Beispiele der Verwendungsmöglichkeit des PVP-Jods, speziell in der Urologie.

Perioperative Hautdesinfektion und Wundbehandlung

Viele operative Eingriffe im Bereich des äußeren Genitales, wie Vasoresektionen, Hodenbiopsien, Hydrozelen und Spermatozelenabtragungen sowie Zirkumzisionen, führen wir bevorzugt in Lokalanästhesie durch.

Aufgrund der besonderen Empfindlichkeit v.a. im Bereich der Skrotalhaut ist ein alkoholhaltiges Desinfektionsmittel nicht zumutbar. Wir verwenden hier bereits vor Infiltration des Lokalanästhetikums PVP-Jod-Lösung ohne Alkoholanteil.

Diese Art der Hautdesinfektion wurde bisher ausnahmslos gut vertragen und stellt nach unseren Erfahrungen eine vollständig wirksame Desinfektion dar.

Auch führen wir die beidseitige Orchiektomie zur Einleitung der Behandlung des Prostatakarzinoms ebenfalls durch einen Skrotalschnitt in Lokalanästhesie durch; da es sich meist um Patienten des höheren Lebensalters mit z.T. eingeschränkter Mobilität oder auch mangelnder Kooperation handelt, sind Verunreinigungen des Genitalbereiches mit z.T. infiziertem Harn oder auch mit Stuhl nicht immer zu vermeiden. Deshalb bevorzugen einige Autoren bei diesem Eingriff einen infrapubischen Zugang oder den beidseitigen Leistenschnitt; die Verwendung dieser Zugänge ist allerdings in den meisten Fällen mit einer Allgemeinnarkose und Regionalanästhesie und den entsprechenden Risiken verbunden.

Wir tragen am Vorabend des Eingriffes PVP-Jod-Salbe auf das Skrotum auf und decken es mit Kompressen ab. Die präoperative Desinfektion erfolgt dann mit PVP-Jod-Schleimhautdesinfizienz. Auch in den ersten postoperativen Tagen bis zur Stabilisierung der Wundverhältnisse werden weiterhin mit PVP-Salbe bestrichene Kompressen aufgelegt und mit einem Suspensorium fixiert.

Wir haben, nachdem wir so vorgehen, keine Sekundärheilung nach den genannten Eingriffen mehr gesehen.

Zusammenfassung

Eingriffe im Urogenitalbereich sind wegen ihrer hohen bakteriellen Kontamination besonders infektionsgefährdet. Zur Prophylaxe und Therapie von urologischen Infektionen hat sich die lokale Anwendung von PVP-Jod-Lösung und PVP-Jod-Salbe bewährt.

Durch Anhebung des pH-Wertes auf 5,0 und Verdünnung der PVP-Jod-Lösung auf 1% PVP-Jod unter Verwendung von 1,5% Glykokollösung wurde eine bessere lokale Verträglichkeit beobachtet. Das PVP-Jod wird zur Katheterpflege, Blasenspülung und perioperativen Hautdesinfektion und Wundbehandlung eingesetzt.

Literatur

1. Altemeier WA, Todd JC, Inge WW (1967) Gram-negative septicemia. A Growing threat. Ann Surg 166: 530
2. Brühl P (1978) Asepsis und Antisepsis in der Urologie – Gedanken zur klinischen Hygiene. Hyg Med 3: 144
3. Bultitude MI, Eykyn S (1973) The relationship between the urethral flora and urinary infection in the catheterised male. Br J Urol 45: 678
4. Hubmann R (1978) Die postoperative Dauerspülung mit antiseptischen Substanzen nach Operationen an der Prostata. Intern Symposium Wien, 24. u. 25.2. 1978
5. Kollwitz AA, Hence B, Watermann J (1973) Beitrag zur Wirksamkeit von Spül- und Instillationsmitteln in der Urologie. Verh dtsch Ges Urol, 188. Springer, Berlin Heidelberg New York
6. Weber L, Daschner F (1978) Im Krankenhaus erworbene (nosokomiale) nichtchirurgische Infektionen. Hyg Med 3: 156

Experimentelle Beiträge und klinische Untersuchungsergebnisse zur Behandlung mit PVP-Jod Zusammenfassung und kritische Stellungnahme

G. Görtz

Abteilung für Allgemein-, Gefäß- und Thoraxchirurgie, Klinikum Steglitz der Freien Universität Berlin (Geschäftsführender Direktor: Prof. Dr. med. R. Häring), Hindenburgdamm 30, D-1000 Berlin 45

Die Brauchbarkeit eines Chemotherapeutikums zur Behandlung und Vorbeugung von Wundinfektionen muß anhand der Fragen nach der Wirksamkeit und Toxizität beantwortet werden. Die Toxizität steht in diesem Zusammenhang als Oberbegriff für die lokale Verträglichkeit (Zytotoxizität, Allergie) und für systemische Nebenwirkungen aufgrund von Resorptionen einzelner Substanzkomponenten (Jod und PVP).

Schließlich soll die Diskussion auch unter dem Gesichtspunkt geführt werden, ob und welche Alternativen sich zur PVP-Jod-Behandlung aufzeigen lassen.

Zur antibakteriellen Wirksamkeit

Die In-vitro-Untersuchungen und tierexperimentellen Ergebnisse der vorgetragenen Arbeiten (Browne, Mutschler, Brinkkötter) sowie die klinischen Erfahrungen in der Verbrennungsbehandlung (Tiedtke, Charissis) unterstreichen die breite antibakterielle Wirksamkeit von PVP-Jod, die sich auf das gesamte Keimspektrum erstreckt. Zwischenfälle mit Pseudomonas cepacia kontaminierten PVP-Jod-Lösungen (Browne) deuten auf mögliche Wirkungsschwächen des PVP-Jods gegen bestimmte Erreger hin. Eine primäre Jodresistenz konnte jedoch bei dem zitierten Fall nicht nachgewiesen werden.

Die Autosterilität von Desinfektionslösungen kann auch bei massiver Keimkontamination aufgehoben sein. Herstellung, Vertrieb, Aufbewahrung und Benutzung von Desinfektionsmitteln müssen ebenso hygienischen Mindestanforderungen unterliegen wie bei anderen Therapeutika.

Die gute In-vitro-Wirksamkeit von PVP-Jod erstreckt sich auch auf Pilze. Die fungizide Aktivität hat besonders die sekundären Pilzinfektionen in der Wundbehandlung von Verbrennungen zurückgedrängt, die unter früherer langfristiger lokaler Antibiotikatherapie üblich waren (Tiedtke). Bei unsachgemäßer Anwendung von PVP-Jod in der Oberflächenbehandlung von offenen, infizierten Wunden kann eine schwache antibakterielle Wirksamkeit vorgetäuscht werden. So kann bei zu

PVP-Jod in der operativen Medizin
Herausgegeben von G. Hierholzer und G. Görtz

langen Intervallen zwischen den Verbandwechseln und neuem Auftragen von PVP-Jod-Salbe oder -Lösung rasch eine Regeneration von noch überlebenden Keimen eintreten. Einmalige kurzzeitige Wundspülungen führen zu einer vorübergehenden Verminderung der Keimzahlen (Brinkkötter), regenerierende Restkeime führen jedoch alsbald wieder zu hohen Keimzahlen auf der Wundfläche, die Ursache für die mangelhafte, dauerhafte Keimabtötung bei kurzzeitigen Spülungen sein kann (Matthias). Aufgrund der Wasserlöslichkeit der Salbe und dem Ablaufen der Salbe von der Wundfläche ist die Wirkungsdauer relativ kurz. Fetthaltige Gazeauflagen können die Kontaktzeit des PVP-Jods und damit die Wirkungszeit verlängern (Hettich). Häufigere Benetzung der Wunde mit PVP-Jod-Lösung oder Erneuerung der Salbenauflagen gewährleisten eine sichere Reduktion der bakteriellen Wundkontamination (Lilius, Mutschler, Brückl, Tiedtke). Eine eingeschränkte Wirksamkeit von PVP-Jod kann auch vorgetäuscht werden, wenn Wundbeläge nicht sorgfältig entfernt werden. Die Tiefenwirkung von PVP-Jod ist gering, da diese Substanz durch das eiweißreiche Wundexsudat rasch inaktiviert wird. Das PVP-Jod hat einen hohen Eiweißfehler, der besonders bei verdünnten PVP-Jod-Lösungen zum Tragen kommt.

Als Indikator für das Vorhandensein von wirksamer Substanz kann die braune Farbe des Jods angesehen werden. Sobald die Verbandkompresse entfärbt ist, liegt keine antibakteriell wirksame Substanz mehr vor (Schröder).

Zur Zytotoxizität

Die meisten hochwirksamen Desinfektionsmittel sind wegen der Gewebstoxizität auf einen kleinen Anwendungsbereich begrenzt und eignen sich nicht für die antibakterielle Behandlung von infizierten Wunden.

Antiseptika sollten eine möglichst geringe Toxizität auf körpereigene Gewebszellen haben. Das PVP-Jod besitzt in Abhängigkeit von der Konzentration auf vitales Gewebe einen regenerationshemmenden Einfluß (Zühlke). Andererseits kann durch Infektionen das Angehen von Spalthauttransplantaten verhindert werden. Eine prophylaktische temporäre Abdeckung der Transplantate mit PVP-Jod-getränkten Verbänden schützt vor einer Infektion und beschleunigt die Einheilung der Hauttransplantate (Hettich).

Längere Lokalbehandlungen mit PVP-Jod führen zu einer verstärkten Gerbung und Schorfbildung (Mutschler, Hettich). Bei Verbrennungswunden kann der trokkene Wundschorf als eine Zunahme der Gewebsnekrosen fehlgedeutet werden. Experimentelle Beobachtungen, daß PVP-Jod zu einer zusätzlichen Gewebszerstörung führt und eine zweitgradige Verbrennung in eine drittgradige Verbrennung überführen kann, sind möglicherweise durch die Verwendung von für diese Zwecke ungeeigneten Meerschweinchen zu erklären (Mutschler). Besser geeignet ist die Verwendung von Schweinehaut.

Die Empfindlichkeit von PVP-Jod auf verschiedene Zellen ist unterschiedlich. So scheint das Mesothel des Peritoneums empfindlicher zu reagieren als die Epithelzelle. Intraperitoneal appliziertes PVP-Jod führt zu Verwachsungen und Gewebsnekrosen. Die hohe Letalität nach tierexperimenteller intraperitonealer Anwendung wird auf eine hohe Endotoxinfreisetzung und zytosuppressive Wirkung zurückgeführt (Browne).

Überraschend sind demgegenüber Befunde, daß PVP-Jod neben Kochsalzlösung die einzige Substanz mit fehlender ototoxischer Wirkung nach Spülung von Mittelohrräumen ist (Matthias). Im Vergleich zu den ototoxisch wirksamen Aminoglykosiden werden die sensorischen Strukturen des Innenohres nach Spülung des Mittelohres oder äußeren Gehörganges mit PVP-Jod-Lösung nicht von wirksamen Jodanteilen erreicht.

Wenn auch die keimreduzierende Wirkung von kurzzeitigen PVP-Jod-Spülungen gering ist, kann man mit dieser Lösung die Sekundärinfektion mit weiteren Keimen verhindern. In der klinischen Otologie wird deswegen PVP-Jod-Lösung bevorzugt angewendet (Matthias).

Bei fehlender manifester Infektion wird aufgrund der unterschiedlich möglichen zytotoxischen Wirkungen vor Nachteilen bei der langdauernden oder wiederholten Anwendung von PVP-Jod bei hochdifferenziertem Gewebe, wie Knorpelgewebe und Knochenmarkräume, gewarnt (Hierholzer, Mutschler).

Jodallergie

Die Frage nach Bedeutung und Risiko einer Jodallergie bei Verwendung von PVP-Jod konnte nicht klärend beantwortet werden. Die statistische Häufung von Jodallergien bei verschiedenen Autoren ist meistens auf ein dermatologisches Krankenkollektiv zu beziehen (Rakoski). Dieses ist nicht repräsentativ für die epidemiologische Inzidenz einer Allergie der Normalbevölkerung. Gemessen am hohen Verbrauch an jodhaltigen Medikamenten sind echte Jodallergien äußerst selten. Es muß auch daran gedacht werden, daß Salben und Lösungen unterschiedliche Beimengungen von anderen allergenen Stoffen haben können. Den klassischen Jodismus als Folge einer häufigen PVP-Jod-Anwendung hatte man bisher nicht beobachtet (Hierholzer, Hettich, Rakoski, Charissis).

Zur systemischen Toxizität durch Resorption von Jod und PVP

Jodresorption

PVP-Jod besteht aus dem makromolekularen polymeren Trägermolekül PVP und Jod. Beide Bestandteile können in Abhängigkeit von ihrer Anwendung in den Organismus aufgenommen werden. Die Resorption von Jodbestandteilen und die damit verbundene Veränderung des Jod-Serum-Spiegels ist am geringsten bei Anwendung auf intakter Haut.

Deutlich erhöht ist der Serumspiegel bei perinataler Anwendung und bei Anwendung auf Schleimhäuten; eine exzessive Beeinflussung des Jod-Serum-Spiegels findet man nach Anwendung auf frischen Verbrennungswunden und bei Spülungen von serösen Höhlen (Peritoneum, Pleura, Perikard) (Henckel).

Das erhöhte Jodangebot kann den Schilddrüsenhormonhaushalt verändern. Für eine pathologische hyperthyreote Veränderung der Schilddrüsenfunktion sind alle Personen mit autonomen Schilddrüsenanteilen (noduläre, immunogene und disseminierte Autonomien) besonders gefährdet. Die disseminierte Form der Autonomie ist besonders mit zunehmendem Lebensalter ab 40 Jahren zu beachten. Diese Form verläuft meistens symptomarm, kann aber die Lebenserwartung deutlich begrenzen (Winterhoff). Während der Schwangerschaft und in der Neugeborenenperiode ist die Schilddrüse gegenüber erhöhten Jodexpositionen noch nicht adaptationsfähig. Eine Störung der Organreifung und irreparable hirnorganische Fehlentwicklungen können die Folge sein. Bei unvermeidbaren PVP-Jod-Anwendungen bei Kindern sollte daran gedacht werden, auch temporär mögliche Hypothyreosen durch die T_4-Substitution zu behandeln (Sourgens). Dasselbe gilt für die postnatalen Hypothyreosen unterschiedlicher Ätiologie (Gloebel). Bei Patienten mit normaler Schilddrüsenfunktion ist die Manifestation einer pathologischen Schilddrüsenveränderung durch hohe Jodexposition nicht zu erwarten.

Mögliche erhöhte Jodexpositionen sollten bei Patienten mit hyperthyreoten Schilddrüsenerkrankungen sowie bei Schwangeren und Neugeborenen nur aus strenger, vitaler Indikation erfolgen, um jodinduzierte hyperthyreote Krisen oder die Manifestation einer Hypothyreose zu vermeiden.

Resorption von PVP

Auch das polymere PVP wird teilweise vom Organismus aufgenommen. Eine vollständige Resorption findet nach peritonealer Anwendung statt. Geringe Mengen an niedermolekularem PVP sind nach wiederholten Blasenspülungen für kurze Zeit im Blut nachweisbar. Resorbiertes PVP wird vorwiegend renal ohne tubuläre Rückresorption ausgeschieden (Pfeuffer). Das hochmolekulare PVP ist nicht nierengängig und wird lange Zeit im Organismus gespeichert. Die vollständige Resorption von PVP und die unvollständige Ausscheidung ist nur nach peritonealer und früherer intravenöser Applikation beschrieben worden.

Als Hilfsstoff spielt PVP eine große Rolle bei vielen Injectabilia. Auch dieses PVP wird nur unvollständig eliminiert. In jüngster Zeit ist gerade diese Anwendungsform durch das Auftreten von maligne entarteten Fibromen viele Jahre nach langzeitiger Injektion von PVP-haltigen Medikamenten beobachtet worden.

Es stellt sich die Frage nach den möglichen analogen Gefahren nach Anwendung von PVP-Jod. Bei der Anwendung von PVP-Jod auf seröse Häute kann die Aufnahme von PVP nicht allein durch Diffusion, sondern über Lymphspalten lymphogen auch für größere Molekulargewichte erfolgen. Sofern sich eine Indikation für die Anwendung von PVP-Jod auf seröse Häute ergibt, sollte PVP-Jod mit niederem Molekulargewicht unter 40000 verwendet werden.

Wenn auch das hochmolekulare PVP von der intakten Blasenschleimhaut nicht nachweisbar resorbiert wird, sollte auch bei urologischen Spülungen niedermolekulares PVP-Jod verwendet werden, um bei renalen Eingriffen eine Resorption von höhermolekularem PVP zu vermeiden (Hubmann).

Bei der Behandlung von großflächigen Wunden (Verbrennungen) ist die Resorption von PVP bisher nicht beschrieben worden. Auch fehlen nach nunmehr über 20jähriger topischer Anwendung von PVP-Jod Beobachtungen über PVP-bedingte Granulome oder gar Pseudotumoren.

Die saure PVP-Jod-Lösung und -Salbe können den Säurebasenstoffwechsel beeinflussen. Auf das Auftreten von unbeherrschbaren metabolischen Acidosen im Zusammenhang mit PVP-Jod-Anwendungen wurde in der Literatur hingewiesen (Pietsch, Meakins, Lavelle zit. v. Sourgens).

Ein Kausalzusammenhang zwischen PVP-Jod und den aufgetretenen Acidosen kann nicht sicher hergestellt werden, da im Verlaufe der vital bedrohlichen Grunderkrankungen (Peritonitis, Verbrennungen) Acidosen nicht selten sind (Hettich).

Indikationen für PVP-Jod, Möglichkeiten der Einschränkung des Gebrauches von PVP-Jod, Alternativen

Infizierte chirurgische und traumatische Wunden bedürfen in der Regel einer lokalen antibakteriellen Therapie. PVP-Jod besitzt als einziges Desinfektionsmittel eine so geringe Toxizität, daß es als Antiseptikum zur Behandlung von infizierten Wunden verwendet werden kann. Der Einsatz sollte immer als bevorzugte Alternative zur lokalen Anwendung von Antibiotika angesehen werden. Mit Abklingen der entzündlichen Wundreaktionen sollte die Wundbehandlung mit PVP-Jod durch chemotherapeutikafreie Substanzen ersetzt werden. Trockene Verbände oder Dextranomergranulat fördern die Granulation und beschleunigen die Epithelisierung. In der Übergangsphase kann auch eine alternierende Lokalbehandlung von PVP-Jod mit diesen Substanzen Erfolge bringen (Zühlke). Auch in der Behandlung von Verbrennungswunden kann eine alternierende Therapie mit PVP-Jod und feuchten Kochsalzverbänden sowie eine frühzeitige plastische Wunddeckung den Gebrauch des PVP-Jods einschränken, so daß die möglichen Nachteile der Substanz, wie Hemmung der Wundregeneration, und die Jodresorption mit der damit verbundenen Beeinflussung des Schilddrüsenstoffwechsels herabgesetzt werden kann (Hettich).

Zur Haut- und Händedesinfektion ist die Monosubstanz nicht ausreichend rasch wirksam (Werner). Nach neuen Erkenntnissen erfüllen galenische Zubereitungen aus PVP-Jod und spezifischen Tensiden die Prüfrichtlinien der Deutschen Gesellschaft für Hygiene und Mikrobiologie (DGHM) für die hygienische Händedesinfektion sowohl im Suspensionsversuch als auch im Praxistest. Ferner ist für diese Zubereitung die Wirksamkeit gegenüber Hepatitis-B-Viren im MAD-Test belegt (MAD-Test: morphologische Alteration und Desintegration der Dane-Partikel).

Die Spülbehandlung von Peritonitiden mit PVP-Jod kann aufgrund der experimentellen und klinischen Daten nicht länger befürwortet werden. Lediglich bei der Spülung von abgegrenzten intraabdominellen Entzündungsprozessen (Leberabszeß, Schlingenabszesse, subphrenische oder subhepatische Abszesse) kann PVP-Jod antibakteriell wirkungsvoll ohne größere Nachteile eingesetzt werden (Tung).

Für die längerfristige Spülung von Osteitiden und eitrigen Gelenkhöhlen sowie für die prophylaktische Spülung von Operationswunden sollte man PVP-Jod durch nicht-antibiotische Substanzen wie durch das Chemotherapeutikum Taurolin ersetzen. Aus dieser Substanz werden Methylolgruppen abgespalten, deren Übertragung auf die Bakterien letal wirkt. Die Wirksamkeit ist schwächer im Vergleich zu PVP-Jod, erstreckt sich aber ebenfalls auf das gesamte bakterielle Spektrum. Die Substanz wird vollständig verstoffwechselt und ist auch systemisch wirksam (Browne).

Abschließend kann festgestellt werden, daß für die antibakterielle Lokaltherapie von Wundinfektionen die lokale Anwendung von Antibiotika durch Antiseptika ersetzt werden kann. Aber auch bei der Verwendung der Antiseptika sollte immer die antibakterielle Wirksamkeit mit den Nachteilen abgewogen werden, die an der Verträglichkeit und Toxizität für die Wunde und den Gesamtorganismus gemessen werden müssen. Die Vorteile von PVP-Jod sind die breite mikrobizide Wirksamkeit mit raschem Wirkungseintritt, die gute Verträglichkeit und leichte Anwendbarkeit. Die guten Eigenschaften dieser Substanz werden in der Werbung und auf den Produktinformationen nicht selten zu ideal dargestellt. Dieses Symposium hat sich deshalb besonders kritisch mit den Nachteilen von PVP-Jod auseinandergesetzt. Die Kenntnis der Nebenwirkungen soll den wirkungsvollen Einsatz für den Patienten sicherer machen. Die lokale Anwendung von Antibiotika muß Ausnahmesituationen vorbehalten bleiben, um den durch lokale Antibiotikaanwendung provozierten Schaden infolge erhöhter Allergie- und Resistenzentwicklung zu Lasten der systemischen Antibiotikatherapie möglichst gering zu halten. Unter den nicht antibiotischen Wirksubstanzen hat sich das PVP-Jod in der lokalen Prophylaxe und Therapie von Wundinfektionen gut bewährt und kann unter Beachtung der möglichen Nebenwirkungen weiter empfohlen werden, solange kein besseres mikrobizid wirksames Mittel mit geringerer Toxizität gefunden worden ist.

Sachverzeichnis